景和斋

景和斋

敬惜字纸 济世活人

中医药纸本刻印文书综览

北京卷

马捷 著

中医古籍出版社
Publishing House of Ancient Chinese Medical Books

图书在版编目（CIP）数据

景和斋中医药纸本刻印文书综览．北京卷／马捷著
．-- 北京：中医古籍出版社，2025.3
ISBN 978-7-5152-2022-2

Ⅰ．①景… Ⅱ．①马… Ⅲ．①中国医药学－古籍－汇编－北京 Ⅳ．① R2-5

中国国家版本馆 CIP 数据核字 (2023) 第 020897 号

景和斋中医药纸本刻印文书综览．北京卷
马　捷　著

责任编辑　张　磊
文字编辑　庄文元
封面设计　王　磊
出版发行　中医古籍出版社
社　　址　北京市东城区东直门内南小街 16 号（100700）
电　　话　010-64089446（总编室）010-64002949（发行部）
网　　址　www.zhongyiguji.com.cn
印　　刷　北京中献拓方科技发展有限公司
开　　本　710mm×1000mm　1/16
印　　张　13.25
字　　数　193 千字
版　　次　2025 年 3 月第 1 版　2025 年 3 月第 1 次印刷
书　　号　ISBN 978-7-5152-2022-2
定　　价　260.00 元

2021年度北京市社会科学基金青年学术带头人项目
“中医药文告”传播视域下中国古代医疗社会发展研究

2021年度北京市中医药管理局北京中医药文化普查延续项目
北京地区公共卫生事件相关中医纸本刻印文书调查、
整理与初步转化研究阶段性成果

序言

浩如烟海的中医典籍承载着中医药文化绵亘万里、延续千年的历史。然而记载政府与地方机构的防治措施以及药行商铺医药成方传播的史料中，包含了一类特殊的中医文献形式——“中医药纸本刻印文书”。它是一份份有温度的医疗指南，不仅有“敬惜字纸”的那份敬畏，又包含了“济世活人”的医者仁心之情。因此，“中医药纸本刻印文书”是一张带给患者、医疗者、中医药相关从业人员以及社会各阶层人员真实而又充满人情味的文书。

一、初识“中医药纸本刻印文书”

本人创立“景和斋”中医古籍藏书室以来，周游岐黄典籍十余年，集藏两千余种古代文献，在收集的古籍中发现了不少医者或藏书家在书页间夹有随录验方、中医药仿单以及中医药文告，久而久之，对此类“附加”文献产生了浓厚的研究兴趣。这些文献是有温度的，其承载着医者对古籍的研究心绪，对医药的痴迷与眷顾，对药行成药的考量、取用与思考。因此，笔者先后历经十五年，对全国的中医纸本刻印文书进行了收集、整理与研究，在此期间收集相关各地区药店名药仿单五百余张、中医药文告一千两百余幅。近年来，在研究相关医疗社会史的过程中，先后获得国家社科基金项目、教育部人文社科项目、北京市社科基金的资助，更坚定了这一研究方向。2019 年、2021 年又分别得到了北京市中医药管理局中医药文化普查延续项目的支持，方才落笔行文。此间研究也经历了“七进七出”，逐渐发现了不同地域、不同时代的中医纸本刻印文书的鲜明特点，逐渐将研究范围聚焦于所居之地——北京地区的中医纸本刻印文书，所以欣然开始了地域性医疗社会史的探索。

二、初探北京地区“中医药纸本刻印文书”

本书以近代北京地区中医药仿单类（以北京地区著名中医药商号与分号中成药、参茸贵重药材仿单为代表）、药行告示类（以不同历史时期药行商铺针对药物改良、商标防伪等措施的告示为代表）、中医药文告类（以近代北京地区有记载的重大公共卫生疾病防控发布的“中医药文告”为代表）为研究主体，并从制版工艺、语言文字、疾病谱系、社会生活等方面展示了近代北京地区在全国文化、医药、政治特殊环境下的中医药纸本刻印文书发展状态。

同时，在研究过程中，笔者也发现了北京地区知名药店原址地点的诸多信息，遂将清代100家北京地区中医药商行药店的位置逐一标注在嘉庆年间丰斋刻本《首善全图》（影印件）中，并取名《京都百家知名药店首善全图》，全景式展示了近代百年之间北京中医药商号的分布状态与历史传承风貌，“视可及方位、辨可知传承、寻可访名店”，以一图揭示百年古都药行之盛景。

以上是我在“北京地区中医药纸本刻印文书”研究中的一些体悟，随笔记录下来，既是对过往的一份怀念，又是对未来研究的一次积淀。因此，写下这段序言以记述我对“中医药纸本刻印文书”的热爱。

在编写过程中，得到了恩师李峰教授与诸多同道师友的帮助，以及我的家人们的默默支持，特别是夫人和紫珊女士的深情陪伴与帮助！在此难以一一谢过，谨以认真完成的此部拙作，表达对师友与亲人的感谢！

最后，希望通过本书能为大家讲述“中医药纸本刻印文书”这一中医特殊文献的璀璨华章。

马 捷

壬寅年四月十一日记于景和斋

目录

上篇 文以载道

下篇 岐黄示告

文以载道

上篇

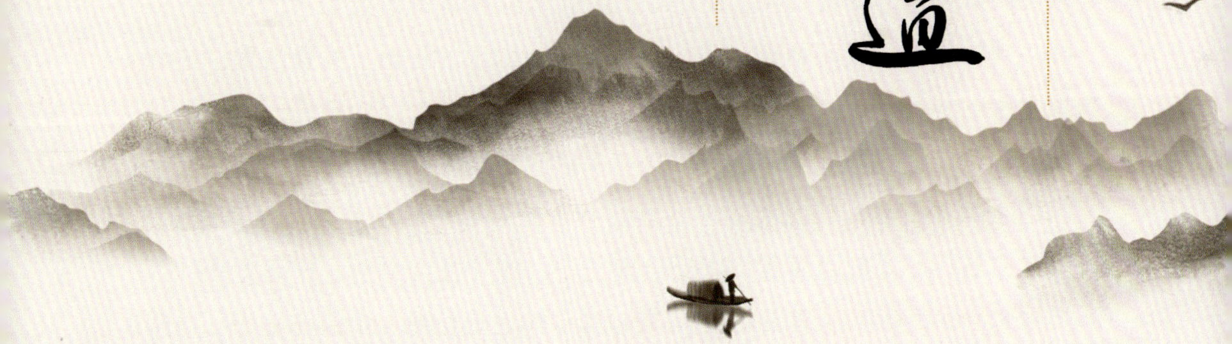

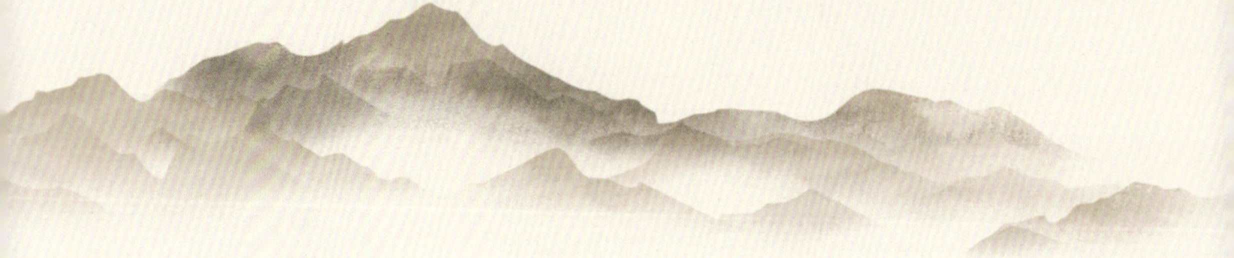

第一章
敬惜字纸：中医药纸本刻印文书钩沉

“敬惜字纸”是中国古代文化传统理念，代表着古代先贤敬重文化的思想与美德。在出版业高度发达的今天，我们对于古籍并不陌生，那些发黄的古卷已不再是束之高阁的典籍卷帙，它们已经成为学者研究的案头参考、藏家手中的珍赏之物，更是中国文化大众传播的重要工具。自宋代以降，规模化的刻板印刷开始盛行，一册册一函函的古籍，卷叠浩繁，记载着千年的华夏文明。作为中国传统文化重要组成部分的中医药，同样也借助医药著作传递着疾病防控的信息与中医药文化。在我们身边还有一些中医药文献并不是以传统装帧形式展露在大众视野中，而是以“单页成文”的“文书”形式刻印而成，广泛出现于中国医疗社会之中。这类文献可以被称为“中医药纸本刻印文书”。其包括了中医药仿单、中医药文告、宣传册、防控通告、调查报告、文件档案等。所以，“中医药纸本刻印文书”不仅成了古代中国各地区中医药医疗与文化传播的重要形式之一，也体现了中医药在全国公共卫生事件防控中的突出作用。因此，“中医药纸本刻印文书”不仅记录了不同时期的中医药文化、历史、地理以及商业信息，而且还原出了生动的古代医疗生活场景与医疗社会文化风貌。所以，这些被大众遗漏的珠贝需要将其重拾起来并加以研究。

第一节 “纸本”“刻印”“文书”小识

“纸本刻印文书”，从构词角度来说，可以分为三个词段：“纸本”“刻印”和“文书”。其中，“纸本”是文献的有形载体，然而“纸”有着千差万别的内涵。根据材质的种类与制作工序的不同，我们常见的书籍用纸门类，大致可以分为“白棉纸”“竹纸”“宣纸”“机器纸”等等。

一、“纸本”小识

（一）白棉纸

白棉纸的生产始于汉代，即“蔡侯纸”。据《后汉书·蔡伦传》记载：“自古书契，多编以竹简；其用缣帛者，谓之为纸。缣重而简贵，并不便于人。伦乃造意，用树肤、麻头及敝布、鱼网以为纸。”

棉纸又称皮纸，分黑、白两种。白棉纸色白，质地细柔，纤维多，韧性强。明弘治年间白棉纸洁白细腻，薄而软，韧性好，多用于吸墨、印书、拓片。因此，成为印刷品的重要载体①。

在我国唐宋时期出现了“鹤庆白棉纸”。唐宋时期“鹤庆白棉纸”被称为“俄坤纸”“漾共纸”②，到元代至元八年（1271 年），才始称“鹤庆白棉纸”③。关于鹤庆白棉纸，从北宋《五代会要》至清代《鹤庆州志·物产》均有记载。尤其在清代，云南鹤庆县已成为白族造纸业的中心，历史

① 王会梅．古籍概述 [M]. 芜湖：安徽师范大学出版社，2018：7.

② 俄坤、漾共为鹤庆的古称。

③ 李森．鹤庆风物志 [M]. 昆明：云南民族出版社，2004：252.

上它曾对云南很多少数民族的造纸业产生过重大影响，直到今天仍保留有传统工艺造纸法。

（二）竹纸

竹纸取自竹与草茎，色微黄，稍脆，宋元至明初间有使用，明嘉靖朝后较普遍[①]。早在宋代赵希鹄所著《洞天清禄集·古翰墨真迹辨》中即载："若二王真迹，多是会稽竖纹竹纸，盖东晋南渡后难得北纸，又右军父子多在会稽故也。其纸止高一尺许，而长尺有半，盖晋人所用，大率如此。"如施宿《高泰会稽记》言："竹纸滑，一也；发墨色，二也；宜笔锋，三也；卷舒虽久，墨终不渝，四也。"而竹纸也可根据质地特征分成连史纸、玉扣纸、毛边纸等等[②]。

1. 连史纸

连史纸，又称连四纸、连泗纸，原产江西、福建，素有"寿纸千年"之美誉。连史纸洁白纯净，正面光滑，背面稍粗糙，纸料较细，乾隆后使用较多。清乾隆十六年《连城县志》载："纸以竹穰为之……又有连史、官边、烟纸、夹板等纸。"此为我国最早记载"连史纸"的史料。

连史纸采用嫩竹作原料，碱法蒸煮，漂白制浆，手工竹帘抄造，共有72道工艺，道道精湛。它纸白如玉，厚薄均匀，永不变色，防虫耐热，着墨鲜明，吸水易干。所印刷的书，清晰明目，久看眼不易倦。由于连史纸制作复杂烦琐，因此造价相对比较昂贵，所以在刻印文书中很少应用。如上海商务印书馆出版的《四部丛刊·重广补注黄帝内经素问》等医书即用此纸印制，可谓锦上添花。

2. 玉扣纸

《天工开物》就有"玉扣纸"的记载，即"凡造竹纸，事出南方，而闽

① 王会梅．古籍概述[M]. 芜湖：安徽师范大学出版社，2018：7.

② 刘仁庆．中国手工纸的传统技艺[M]. 北京：知识产权出版社，2019：55.

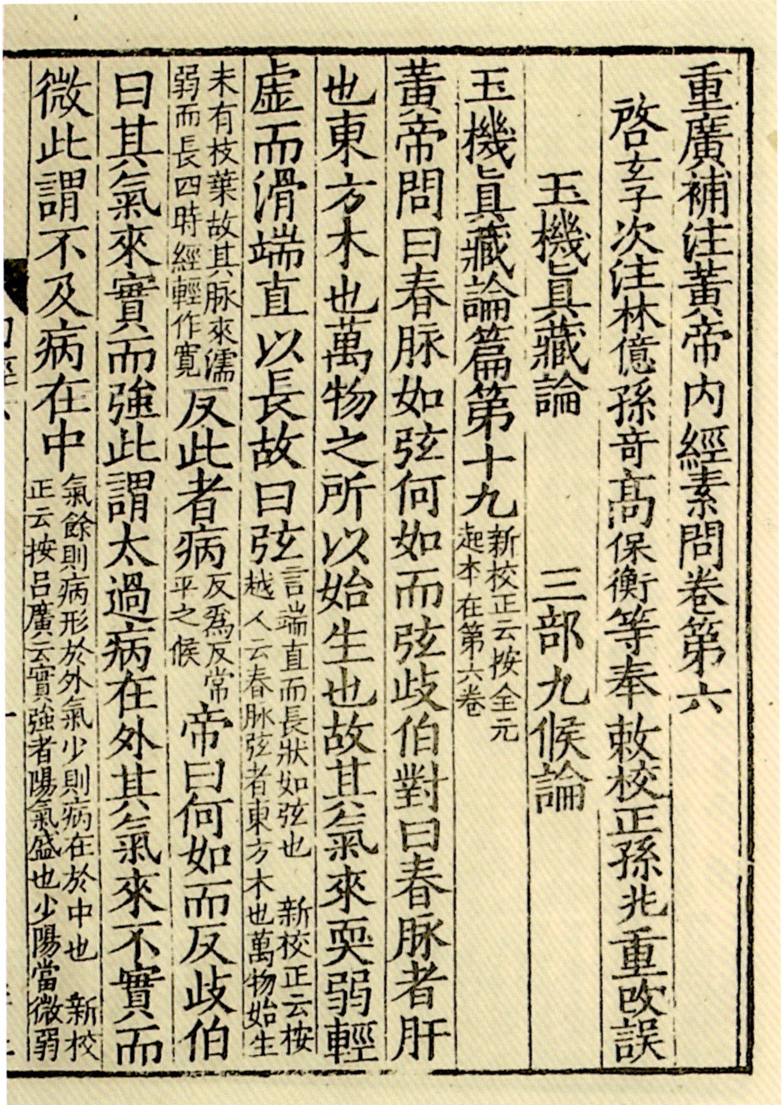

重廣補注黃帝内經素問卷第六
啓玄子次注林億孫奇高保衡等奉敕校正孫兆重改誤
玉機眞藏論　三部九候論
玉機眞藏論篇第十九 新校正云按全元起本在第六卷
黃帝問曰春脉如弦何如而弦岐伯對曰春脉者肝也東方木也萬物之所以始生也故其氣來耎弱輕虛而滑端直以長故曰弦 言端直而長狀如弦也　新校正云按越人云春脉弦者東方木也萬物始生未有枝葉故其脉來濡弱而長四時經輕作寬 反此者病 反爲反常平之候 帝曰何如而反岐伯曰其氣來實而強此謂太過病在外其氣來不實而微此謂不及病在中 氣餘則病形於外氣少則病在於中也　新校正云按呂廣云實強者陽氣盛也少陽當微弱

▲ 图 1《四部丛刊 · 重广补注黄帝内经素问》
（连史纸，134mm × 200mm，藏于“景和斋”）

省独专其盛”。宁化盛产土纸，普通的叫毛边纸，其上品称“玉扣纸”，与同为生料造纸的连城宣纸齐名。福建宁化、长汀所产玉扣纸全用嫩竹，质地良好，具有纤维细长、光滑柔韧、色泽洁白、莹润如玉、清晰透度、墨色易干不褪、易防虫蛀等特点。玉扣纸用于印书，始于宋代，盛行于明、清。近现代影印古籍也多有应用，如 1988 年江苏广陵古籍刻印社影印的《医学指归》，即用玉扣纸印行。

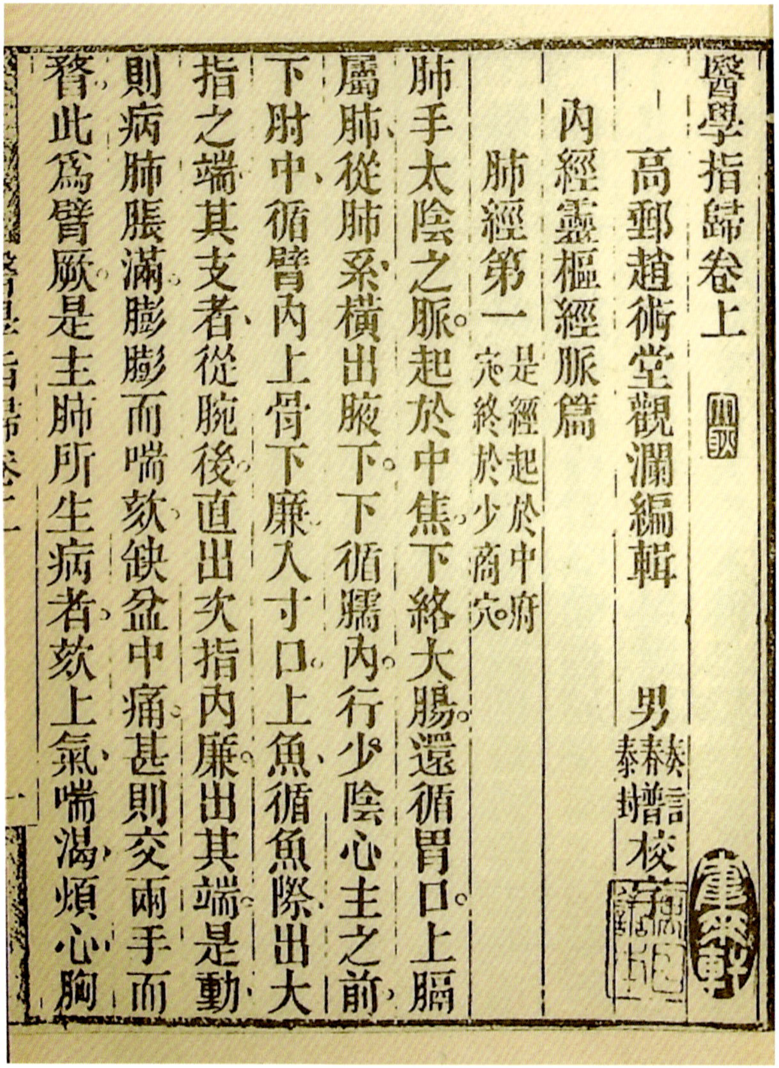
醫學指歸卷上

高郵趙術堂觀瀾編輯　男 秦騄言 秦封楷 校字

內經靈樞經脈篇

肺經第一 是經起於中府穴終於少商穴

肺手太陰之脈起於中焦下絡大腸還循胃口上膈屬肺從肺系横出腋下下循臑內行少陰心主之前下肘中循臂內上骨下廉入寸口上魚循魚際出大指之端其支者從腕後直出次指內廉出其端是動則病肺脹滿膨膨而喘欬缺盆中痛甚則交兩手而瞀此爲臂厥是主肺所生病者欬上氣喘渴煩心胸

▲ 图 2《医学指归》(玉扣纸，158mm × 262mm，藏于“景和斋”)

（三）宣纸

宣纸因产于安徽宣城而得名，纸薄而质地细，色洁白，绵软有弹性，

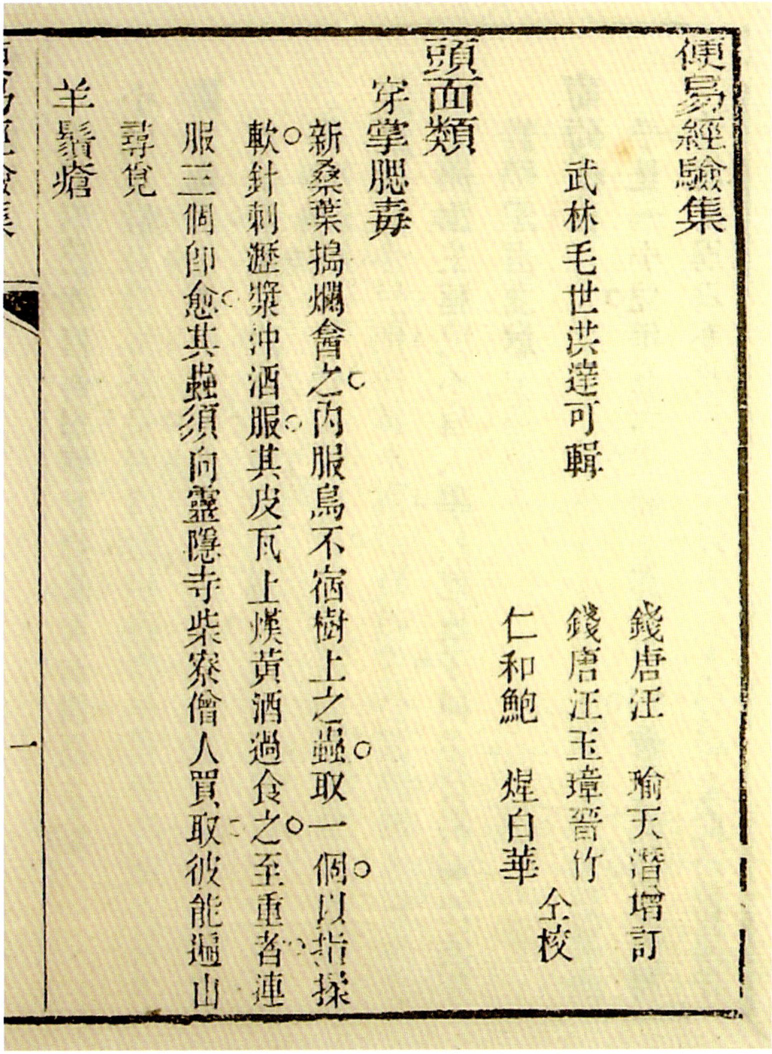
便易經驗集
武林毛世洪達可輯
錢唐汪瑜天潛增訂
錢唐汪玉璋晉竹
仁和鮑煌白華仝校
頭面類
穿掌腮毒
新桑葉搗爛罨之內服鳥不宿樹上之蟲取一個以指採軟針刺瀝漿沖酒服其皮瓦上煤黃酒過食之至重者連服三個即愈其蟲須向靈隱寺柴寮僧人買取彼能遍山尋覓
羊鬚瘡

▲ 图 3《汇刻经验良方 · 便宜经验集》

（宣纸，179mm × 268mm，藏于“景和斋”）

能吸水，晚清、民国用于印金石、书画册，摹拓铜器、碑刻等[①]。印书者常用的有“玉版宣”“棉连宣”“料半宣”等，玉版宣纸，色白，质细而厚，吸水性强，不变色，韧性比棉纸稍差[②]。清末民初印刷金石、考古、印谱、

① 王会梅 . 古籍概述 [M]. 芜湖：安徽师范大学出版社，2018：8.

② 田洪生 . 纸鉴 [M]. 太原：山西古籍出版社，2007：169.

书画册等，往往应用此纸。如中医古籍出版社、北京科学技术出版社等出版影印中医古籍，多用宣纸印刷。

（四）洋粉连纸

洋粉连纸，纸色灰白，正面极为光滑，背面手感很涩，整体薄而略柔软，质地较脆，不甚延年，是机器纸的一种，也称“光纸”或“洋纸”。在

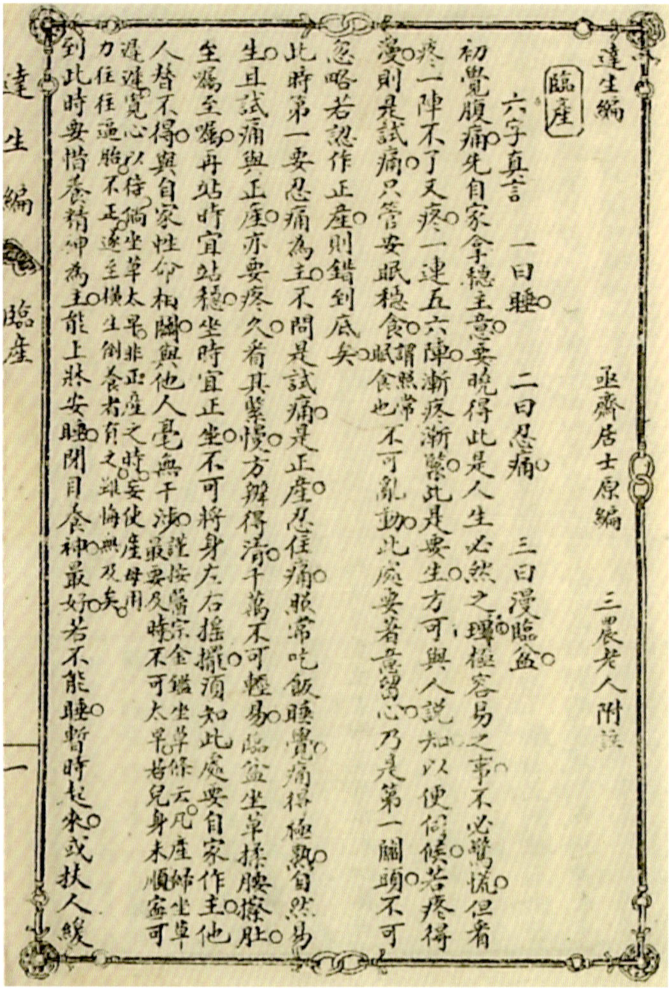
達生編　亟齋居士原編　三農老人附註

臨產

六字真言　一曰睡　二曰忍痛　三曰漫臨盆

初覺腹痛先自家拿穩主意要曉得此是人生必然之理極容易之事不必驚慌但看疼一陣不了又疼一連五六陣漸疼漸緊此是要生方可與人說知以便伺候若疼得漫則是試痛只管安眠穩食（眠謂照常睡食也）不可亂動此處要著意留心乃是第一關頭不可忽略若認作正產則錯到底矣

此時第一要忍痛為主不問是試痛是正產忍住痛照常吃飯睡覺痛得極熟自然易生且試痛與正產亦要疼久看其緊慢方辨得清千萬不可輕易臨盆坐草揉腰擦肚至囑至囑再站時宜站穩坐時宜正坐不可將身左右搖擺須知此處要自家作主他人替不得與自家性命相關與他人毫無干涉（謹按醫宗金鑑坐草條云凡產婦坐草最要及時不可太早若兒身未順產母遲遲寬心以待偏坐草太早非正產之時妄使產母用力任在逼胞不正遂至橫生倒養者有之雖悔無及矣）

到此時要惜養精神為主能上床安睡閉目養神最好若不能睡暫時起來或扶人緩

達生編　臨產　一

▲ 图 4《寿世编 · 达生编》

（洋粉连纸，98mm × 166mm，藏于“景和斋”）

清末民国时期普遍应用此纸[1]，如民国戊午年石印的中医古籍《寿世编》即用此纸。

二、"刻印"小识

（一）雕版刻印

古代刻印的方式也有多种，如"雕版刻印""活字印刷""油墨石印""铅印"等。"木板刻印"是印刷术盛行时最为普遍的一种印刷方式，简单来说就是在长方形整版上进行书籍"筒子页"的刻版。在古代一本书印刷出版时，需要相应的刻印书版。一部完整的书籍，则需要大量的刻板进行刷印。印刷古籍时，在雕版完毕、刻板大量印书之前，需要进行试印校对，常常先刷朱红色，这样的红色字古籍又称"红印本"。"红印本"一般刷版五部以内，如红印本《验方续编》。

需要指出的是，"活字印刷"在古代其实是一种较奢侈的印刷手段，需要人工雕刻字模，而字模的材质有很多，上到贵金属，如铜等，下到木制等等。同时，在制版过程当中，要细致地"码字"，所以印刷成了一件劳心、劳力、劳物的出版活动。因此，"活字版"书籍的价值相对来说就较为突出，也受到了古籍藏家的追捧。

宋代发明了活字印刷技术。造纸业发达，使各种纸张成为供应社会需要的廉价商品。这时，出现了印刷广告。第一份印刷广告由北宋济南刘家功夫针铺推出。针铺生产缝衣针和医用针，其广告用铜版印刷，顶部印店名"济南刘家功夫针铺"；下部印经营方针："收买上等钢条造功夫细针，不误宅院使用，客转为贩，别有加饶，请记白"；两侧有"认门前白兔儿为记"的导引；中间为白兔捣药图商标；是一张功能较全、高水平的印刷广告。原件现存

① 田洪生．纸鉴[M]．太原：山西古籍出版社，2007：167.

中国历史博物馆。

此后，官药局和一些民营药铺，用铜版或木版印刷药品仿单、外包装上的图文内容，起到印刷广告的宣传作用。清末，主产沙苑子的陕西大荔县，在每包1斤重的商品外包装的封面红纸金字上，印“同州蒺藜”4个大字，两旁印有“唐为贡品，金塔最佳”“补肾固本，清心明目”的竖条，品名、产地、功效、历史、商标都说得清楚明白。[1]

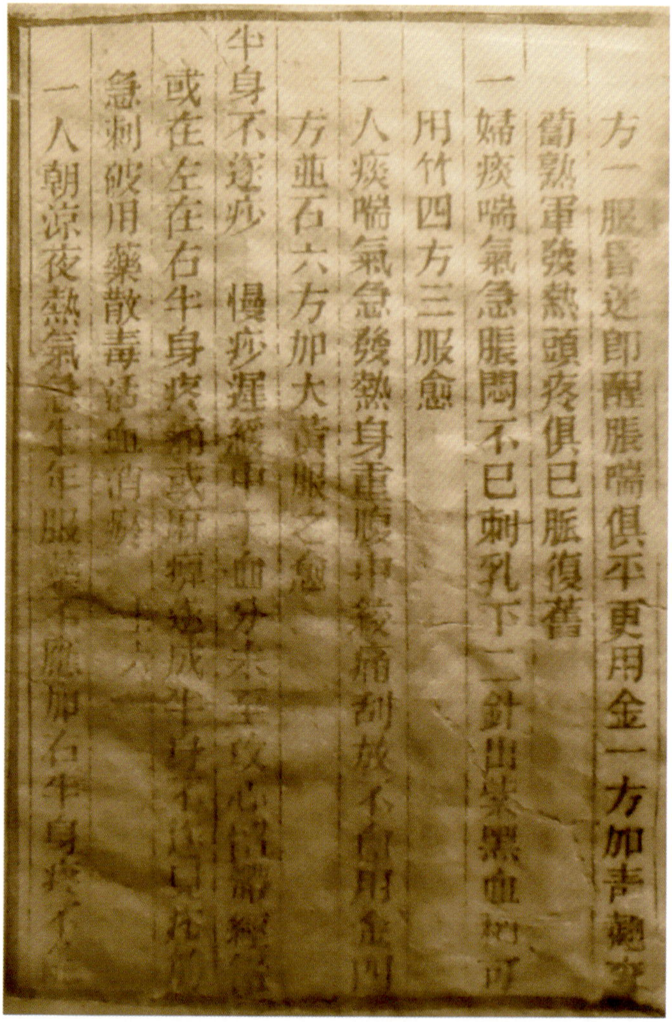
方一服昏迷即醒脹喘俱平更用金一方加青黛[illegible]
衛熱軍發熱頭疼俱已脹復舊
一婦痰喘氣急脹悶不已刺乳下二針出紫黑血[illegible]可
用竹四方三服愈
一人痰喘氣急發熱身重腹中絞痛刮放不自用金四
方並石六方加大黃服之愈
半身不遂痧　慢痧遲緩中[illegible]血分未至攻心[illegible]經絡
或在左在右半身疼痛或麻痺遂成半身不遂[illegible]
急刺破用藥散毒活血消瘀[illegible]
一人朝涼夜熱氣急半年服藥不應加右半身疼[illegible]

▲ 图5《验方续编》(朱色刻印本，118mm×180mm，藏于“景和斋”)

① 唐廷猷．中国药业史[M].2版．北京：中国医药科技出版社，2007：351.

（二）石印

在清代，随着西方科学技术进入中国，同时也带来了一种“石印”技术。其于1798年由德国人A.逊纳菲尔德发明。石印也是平版印刷的一种方法，分单色和彩色两种。中国已知最早的石印品是1834年在广州出现的外国人所张贴的布告（即纸本刻印文书）。由于本书涉及的清、民国期间的中医药文书多涉及此类印刷方法，所以有必要花些笔墨介绍一下“石印”技术。

“石印”是根据石材吸墨及油水不相溶的原理创制的。其基本程序是：先将文稿平铺在石版上，上面涂上脂肪性的药墨，使原稿在石版上显印出来，然后涂上含酸性的胶液，使字画以外的石质略为酸化再开始印刷，因酸化的石材受水拒墨而无色，未酸化的部分拒水着墨而显色，这样便将字画按原样印在空白纸页上。石印版也非常适合在宣纸上印刷，且版面能够

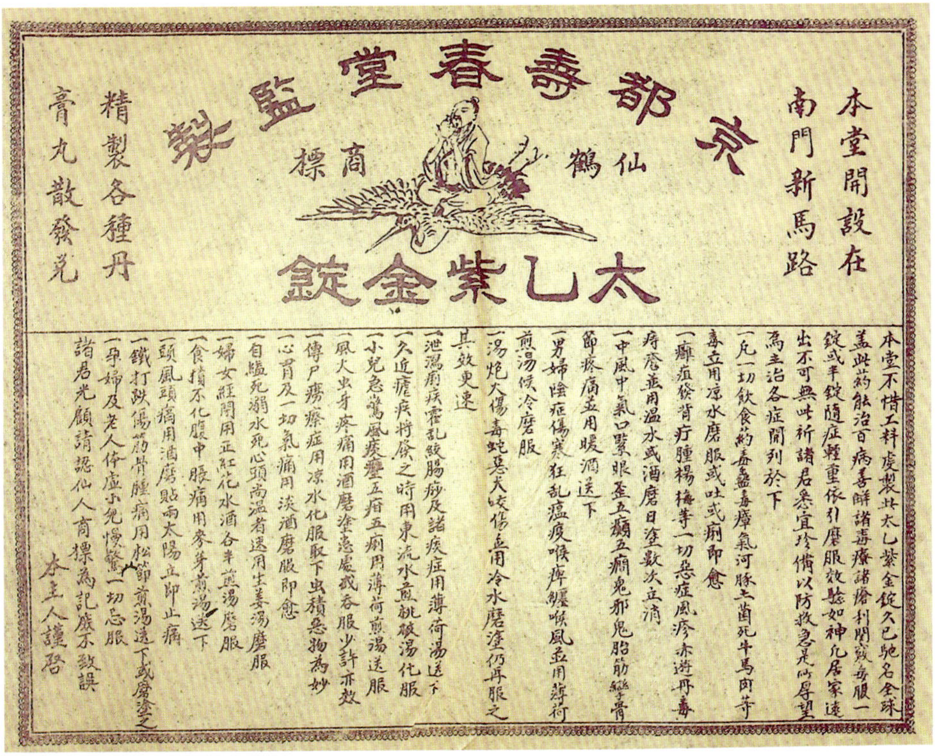

▲ 图6《太乙紫金锭》（紫色石印，225mm×265mm，藏于“景和斋”）

根据需要随意缩放，大部头的丛书、类书体积因此大为缩小，而一些稀见的字画碑帖、名人手迹通过石版影印，也得以化身千万，给读者带来了极大的便利。很多近代医书多以此方法得以印刷流传，而很多近代中医药纸本文书也是“石印”的“受益者”。

在中国用石印技术印刷彩色图画的，以鸿文堂五彩书局为最早，该局专印彩色钱票，经理是邬金亭；此后魏允文、魏天生于1882年创设中西五彩书局，专印彩色图画；富文阁、藻文书局及后来的彩文书局、崇文书局等也经营彩印；俞复、廉泉等创办的文明书局，于1904年开设彩色石印部，印刷彩色课本、图画和地图，色彩鲜艳；中国图书公司也出版了彩色石印地图、教学挂图等。1920年，上海商务印书馆开始采用直接照相石印法，次年又采用彩色照相石印法。中医的针灸挂图，也有引用“彩色石印”的方法。中医药文书中的“防伪标识”也近乎应用此法。

清末，随着西风东渐，西方的一种石印技术开始进入中国，使中国古老的木刻雕版印刷走向了衰落。

1837年，法国人恩格尔门发明联色石印法。1869年，英国人浩洞发明用减色法做三原色的彩色石印。以往的彩色图画，是根据图上的颜色多少，分别一次次地印上去的，如图上有五种颜色就要分五次印刷。应用减色法印刷，原则上，只要用红、黄、青三色就可以印制出任何颜色来，这就大大地简化了彩色印制工艺。……彩色石印与绘石（单色）石印不同，彩色石印采用落石制版法。落石制版是通过书写、描绘、照相等方法，先将图文制作在转印材料上，然后再将转印材料上的图文转移到石面上的一种工艺技术。彩色石印是以石板为版材，按彩色原稿设色、分版、套版印刷的工艺技术。[1]

（三）铅印

石印技术早在19世纪初的欧洲就已经普及，但是随着工业技术革新，

① 韩丛耀．中华图像文化史（插图卷）[M]．北京：中国摄影出版社，2016：362.

逐渐被后来的“铅印”技术所替代。“铅印”，其实准确说也是“活字印刷”的一种，在晚清至民国期间，尤为盛行。铅印是一种印刷形式，常见工序有拣字、接引、拼版、刻字、铸字等，字架用来存放铅字，手盘用来挪动铅字铅条使之形成一定宽高规格的标题和文章。因为其排字简单，价格相对低廉，“铅印”技术的普及，也极大惠及中医药的传播，无论是书籍还是文书都常应用铅印的方法。

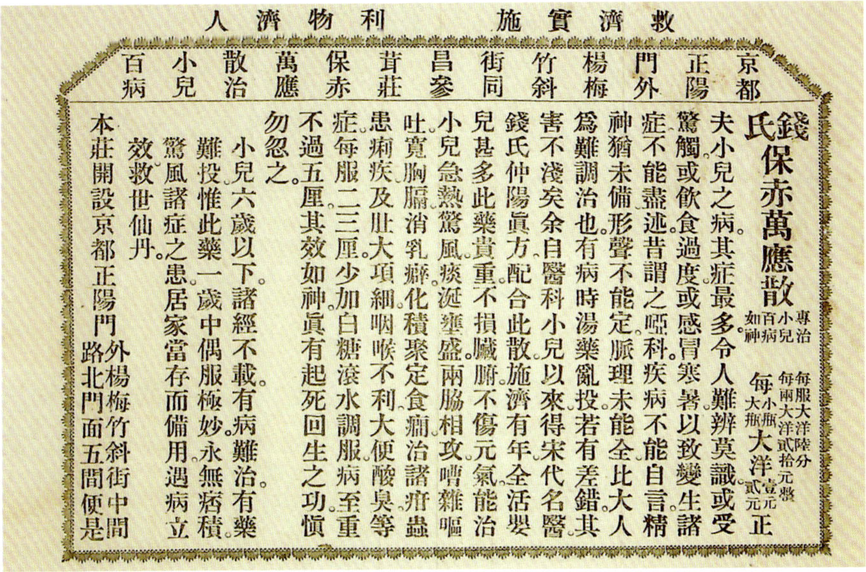
救濟實施　利物濟人

京都正陽門外楊梅竹斜街同昌參茸莊　保赤萬應散治小兒百病

錢氏保赤萬應散　專治小兒百病如神

每服大洋陸分　每兩大洋貳拾元整　每小瓶大洋壹元　每大瓶大洋貳元正

夫小兒之病。其症最多。令人難辨莫識。或受驚觸。或飲食過度。或感冒寒暑。以致變生諸症。不能盡述。昔謂之啞科。疾病不能自言。精神猶未備。形聲不能定。脈理未能全比大人爲難調治也。有病時湯藥亂投。若有差錯。其害不淺矣。余自醫科小兒以來。得宋代名醫錢氏仲陽眞方。配合此散。施濟有年。全活嬰兒甚多。此藥貴重。不損臟腑。不傷元氣。能治小兒急熱驚風。痰涎壅盛。兩脇相攻。嘈雜嘔吐。寬胸膈。消乳癖。化積聚。定食癎。治諸疳蟲患痢疾。及肚大項細。咽喉不利。大便酸臭等症。每服二三厘。少加白糖滚水調服。病至重不過五厘。其效如神。眞有起死回生之功。愼勿忽之。

小兒六歲以下。諸經不載。有病難治。有藥難投。惟此藥一歲中偶服極妙。永無痞積。驚風諸症之患。居家當存而備用。遇病立效。救世仙丹。

本莊開設京都正陽門外楊梅竹斜街中間路北門面五間便是

▲ 图 7《钱氏保赤万应散》（铅印，175mm × 192mm，藏于“景和斋”）

三、“文书”小识

文书是一类文献的总称，翻译成英文是“document”。现在大多指公文、书信、契约等[①]。其在中国有着悠久的历史，自文字始创，公牍之学则生。

① 宋代王昭禹《周礼详解》载：“要之八成皆文书也。比居、简稽、版图、礼命、要会，文书之用于公者也；傅别、书契、质剂，文书之用于民者也。”此处提及“文书”之意与现代文书含义较为相近。参见：甘生、康希英主编，《最新办公室工作实务全书》，北京燕山出版社 1995 年版，第 674 页。

公牍之起也，自生民知治其群始也。民之初生，其卧徐徐，其觉于于，饥则求食，饱则弃余。当此之时，无所谓生令政教也。有睿知者出，为之君长焉，为之号令焉。有君长，有号令，则非口舌语言可以遍喻而尽晓也，于是文字生焉。文字者，古人所以为临民治事之具者也。①

"文书"一词，最早见于西汉贾谊的《新书》。《新书·过秦论（下）》载："禁文书而酷刑法。"其后，东汉王充在《论衡》中也使用了"文书"一词。《论衡·别通》载："萧何入秦，收拾文书。汉所以能制九州者，文书之力也。"这里所说的"文书"，泛指古代的文籍图册②。李零先生在《简帛古书与学术源流》一书中解读了中国古代文书的存在状态，并利用出土文献分析了商周至秦汉时期中国古代文书的形式，如掌故类、政令类、刑法类、戒敕类、军令类、占卜类、遣册类、狱讼类、诏书类、署书类、檄书类、奏章类、案卷类、簿籍类、符传类、契约类等③。按照文书的适用范围，可以分为日常应用文、机关事务文书、党政文书、规章文书、司法文书、经济文书、科技文书、外事文书、礼仪文书等④。而按照文书的写刻方式可以分为书写文书与刻印文书。

（一）书写文书

1. 字据契约 一般是指双方或多方共同协议订立的有关买卖、抵押、租赁等关系的文书。元代关汉卿在《窦娥冤》中写道："你本利少我四十两银子，兀的是借钱的文书，还了你；再送与你十两银子做盘缠。"

2. 书札信札 又称手札、尺牍。古代一般指书信。明代冯梦龙《东周列

① 许同莘．公牍学史 [M]．王毓，孔德兴，校点．北京：中国档案出版社，1989：1.

② 魏成春．大学写作实用教程 [M].2 版．武汉：华中科技大学出版社，2018：117.

③ 李零．简帛古书与学术源流 [M]．北京：生活·读书·新知三联书店，2020：63-70.

④ 肖兴辉，刘新萍．文书与档案管理 [M]．北京：对外经济贸易大学出版社，2014：5.

国志》写道：“两处俱有文书到于洛京，奏闻桓王，说郑兵盗割麦禾之事。”[1]

3. 文章书法 古代一般著作、作品，如诗歌等。宋代张潞《语溪诗》写道：“两朝功罪乾坤定，二子文书日月光。”[2]

4. 公文案牍 一般指官府的公文案卷。《汉书·刑法志》：“文书盈于几阁，典者不能遍睹。”

（二）刻印文书

1. 典籍文章 汉代以前，一般指先祖法度，或指国家法则，或指记载法则、制度等重要的书籍。如《史记·秦始皇本纪》：“秦王怀贪鄙之心，行自奋之智……禁文书而酷刑法，先诈力而后仁义。”汉代以后，典籍成为各种书籍和重要的文献名录之总称。如《后汉书·崔宣传》记载：“（崔宴）少沉静，好典籍。”

2. 广告布告

（1）广告 中国古代的一种印刷广告，一般为商业的纸本文字宣传活页，又称“仿单”。我国现存最早的印刷广告板是中国历史博物馆收藏的北

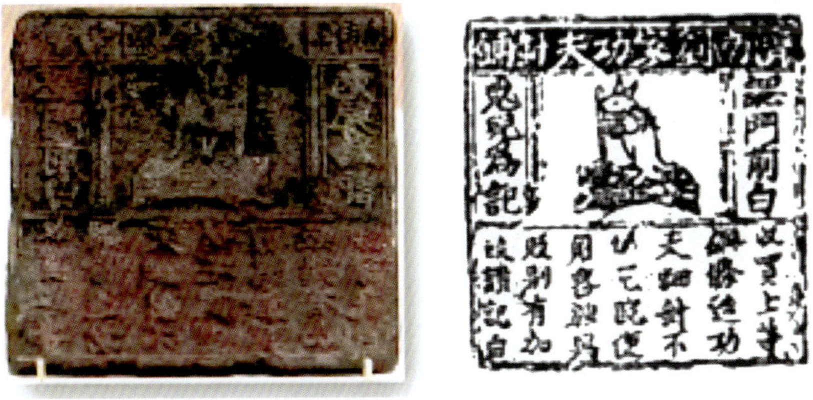

▲ 图 8 北宋《济南刘家功夫针铺》（藏于上海博物馆）

① 冯梦龙．东周列国志 [M]. 长沙：岳麓书社，2018：32.

② 此句“文书”意指唐代元结撰、颜真卿书所写《中兴颂》。

宋时期济南刘家针铺的广告铜版。铜板成类正方形，顶端为“济南刘家功夫针铺”的广告标题，上方两侧为“认门前白兔儿为记”的副标题，上方正中描记有“兔儿”（白兔抱铁杵捣药）商标，下方为“功夫针”的用料、质量、制作方法和购买优惠方式的说明[①]。

（2）**文告**　又称公告、布告。公告是“适用于向国内外宣布重要事项

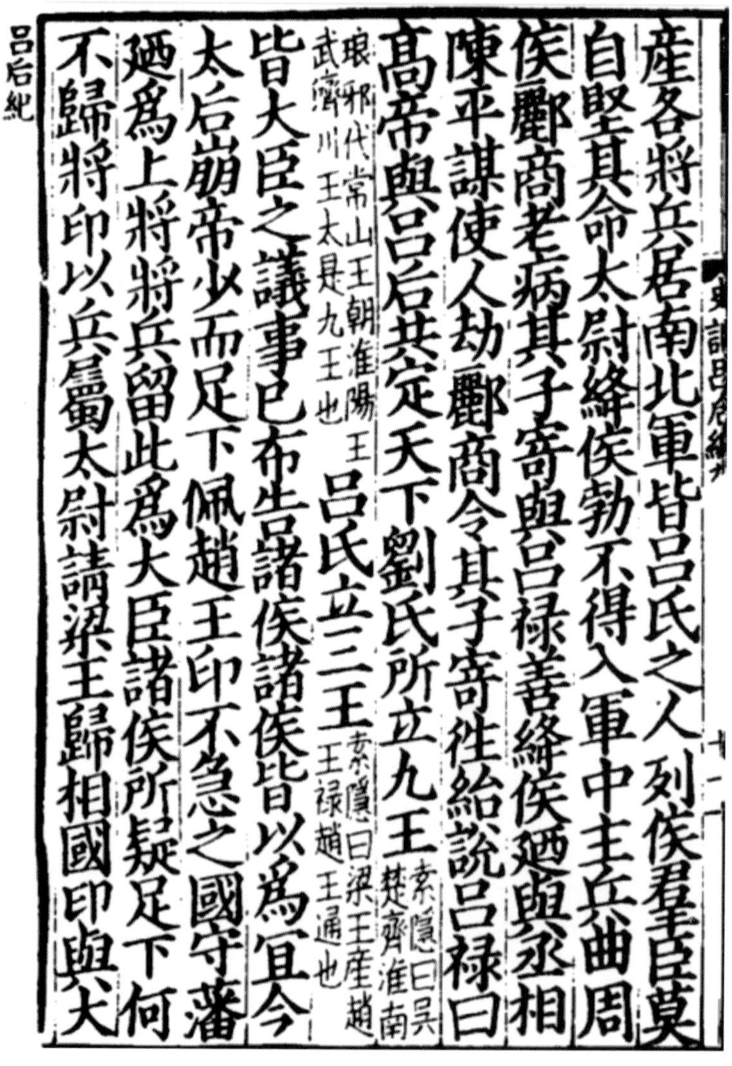
史記呂后紀　十一

產各將兵居南北軍皆呂氏之人列侯羣臣莫
自堅其命太尉絳侯勃不得入軍中主兵曲周
侯酈商老病其子寄與呂祿善絳侯廼與丞相
陳平謀使人劫酈商令其子寄往紿說呂祿曰
高帝與呂后共定天下劉氏所立九王索隱曰吳楚齊淮南
琅邪代常山王朝淮陽王武濟川王太是九王也呂氏立三王索隱曰梁王產趙王祿趙王通也
皆大臣之議事已布告諸侯諸侯皆以爲宜今
太后崩帝少而足下佩趙王印不急之國守藩
廼爲上將將兵留此爲大臣諸侯所疑足下何
不歸將印以兵屬太尉請梁王歸相國印與大

呂后紀

▲ 图 9《史记 · 吕太后本纪》（《四部丛刊本》）

① 陈先枢 . 实用广告辞典 [M]. 长沙：湖南科学技术出版社，1993：323.

或者法定事项”的公文。通告是“适用于公布社会有关方面应当遵守或者周知的事项”的公文[①]。

布告，语出《史记·吕太后本纪》：“刘氏所立九王，吕氏所立三王，皆大臣之议，事已布告诸侯，诸侯皆以为宜”[②]。其意是指国家机关在向人民群众公布政策法令和重大事件，以及宣布其他需要人民群众了解、遵守和执行的事项时使用的一种公文，一般以书面或印刷的形式通告公众。

因此，纵观历代文献，文告多为存留于档案、地方志、“会要”等政府机构的存档文件，是反映当时政府颁布诏令的具体文字形式。此外还有石刻类告示，用于公告一些重要的政府政事公告、大型建筑建造经过、重要诉讼事件、历史人物事迹等等[③]。以上这些版式风格在中医药文告中也有所体现。

本书所讨论的医疗相关“文书”据于“刻印”的范围，因此以“广告布告”为主。广告布告的服务人群是“大众群体”，因而其成为大众医疗生活的缩影，并能很好地反映出社会发展中医疗活动的“普适”与“特殊”这一对相辅相成的特点。

第二节　中医药纸本刻印文书

上文花了大量的笔墨描述“纸张特征”与“刻印方式”，是为了给大家描述一下文书的基本文献特征，从而可以立体地去感受文书的外观特征。本节将回归到“纸本刻印文书”的内涵。

“中医药文书”所涉及的含义，从使用范围上看，多为“经济文书”

① 张德实．应用写作[M].北京：高等教育出版社，2003：39.

② 司马迁．史记[M].北京：国家图书馆出版社，2006：323.

③ 师昌璞．京华通览·斋堂[M].北京：北京出版社，2018：45.

“事务文书”与“党政公文”[①]；从形式上仅包括了上面提到的“文字图籍”“书籍文章”“公文案牍”“广告布告”，而后四种是以书写为主，自然也被排除于“刻印”之外。那么，“纸本”“刻印”又包括哪些呢？

“文书”的涵盖范围多为手写之文卷，古代药行商号的药物简介，疾病认识与治疗方法，疫病、急性病、地方性疾病的防治，多以书写的形式展示于众，但是誊写烦琐，流传不便，只有大量的商号招牌与店幌及涉及医药的留档官文沿用手写，而大量的药物说明或医事文告，渐渐改用印刷的形式，使其以一化千，惠及民众，形成了中医药的纸本刻印文书。换句话说，常见的四类用纸（白棉纸、竹纸、宣纸、洋粉连纸）与三种印刷形式（雕版刻印、石印、铅印），都有相关实物为证。可见，“中医药纸本刻印文书”在中国印刷史上应该有其一席之地。然而，“中医药纸本刻印文书”的价值不仅体现在其传播形式，而且还体现在特有的文献信息与史料价值。

通过多年的研究发现，可以归属为“中医药纸本刻印文书”的多为三类实用类文献，即“中医药行仿单类”“中医疾病防控文告类”“中医政（商）务告示类”。

中医药行仿单类：以地区著名中医药商号与分号的中成药、参茸贵重药材仿单为代表。

中医疾病防控文告类：以地区有记载的重大公共卫生疾病防控发布的“中医药文告”为代表。

中医政（商）务告示类：以地方政府及医药管理机构、著名药堂在不同历史时期针对药物改良、商标防伪等措施的告示为代表。

---

① “经济文书”是涉及经济内容的应用文书，常用的有经济合同与意向书、市场调查报告、可行性研究报告、商品说明书、商品广告文案、商业信函等。“事务文书”是机关、团体、企事业单位在处理日常事务时用来沟通信息、安排工作、总结得失、研究问题的实用文体，主要有计划、总结、简报、调查报告、会议记录、大事记、述职报告等。“党政公文”是指《中国共产党机关公文处理条例》所规定的 14 种公文：决议、决定、指示、通知、通报、公报、报告、请示、批复、条例、规定、意见、函、会议纪要；以及《国家行政机关公文处理办法》所规定的 13 种公文：命令（令）、决定、公告、通告、通知、通报、议案、报告、请示、批复、意见、函、会议纪要。参见：杨锋主编，《应用写作》，暨南大学出版社 2011 年版，第 5 页；邱相国主编，《事务文书写作》，武汉大学出版社 2011 年版，第 3 页。

一、中医药行仿单类

中医药行仿单，即“中医药仿单”，这个名称大家应该很熟悉，很多人将其冠以更加直白的名称——“中医药广告”。其实在古代，“中医药仿单”的性质与当前“广告”意义相似，但有所区别。“中医药仿单”具有传播和影响功能，体现在对药物功效的描述上，任何一件“中医药仿单”都会包括几个要素：药名、功效、服用方法、店铺名。因为这四者是“仿单”的核心，患者买药之时的问题都可以通过这张单页小纸得到回答。

〔现存最早的药材价目单与熟药铺仿单〕

武威出土汉代医简中，载有当时的药价，简文如下：“牛膝半斤直五十，卑□半斤直廿五，朱臾二升半廿五，方风半斤百，慈石一斤半百卅，席虫半斤半廿五，小椒一升半五十，山朱臾二升半直五十，黄芩一斤直七十，黄连半斤直百，□□二斤直廿七、子威取，河蕞半斤直七十五，续断一斤百、子威取，□□□取药凡直九百廿七。”这可说是我国现存最早的药材价目单实物，距今已近二千年了。①

然而，本人根据研究所收藏历代“中医药仿单”，发现很多特殊元素体现在其中，如：

（1）药物服用药引，为了辨证论治而立；

（2）药店地址，为了便于寻找店铺而写；

（3）商标、花押，为了防伪辨识而设等等。

这也构成了“中医药仿单”独特的文化历史信息，其折射出不同地区、不同时代的中医药发展趋势，能体现出更多的信息。

① 上海中医学院．中医年鉴（1987）[M]. 北京：人民卫生出版社，1988：349.

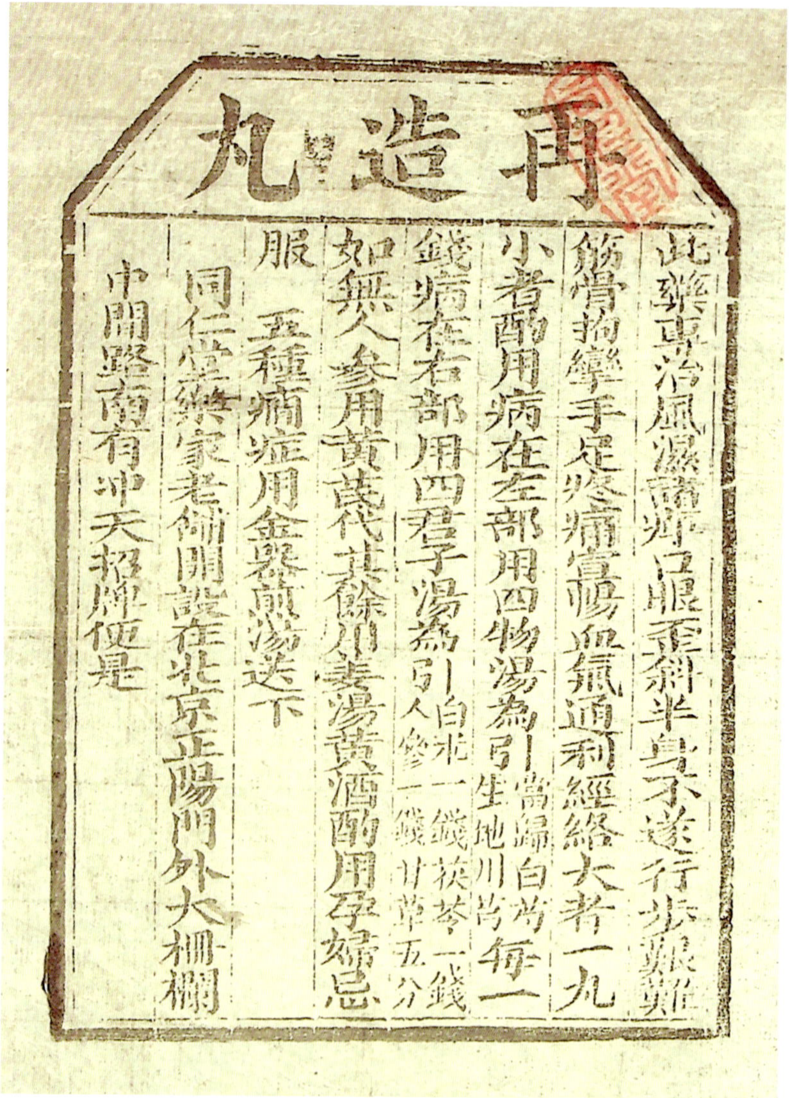

再造丸

此藥專治風濕痰迷口眼歪斜半身不遂行步艱難筋骨拘攣手足疼痛宣暢血氣通利經絡大者一丸小者酌用病在左部用四物湯為引當歸生地白芍川芎每一錢病在右部用四君子湯為引人參白朮一錢一錢茯苓甘草一錢五分如無人參用黃芪代其餘用薑湯黃酒酌用孕婦忌服 五種病症用金器煎湯送下

同仁堂藥室老舖開設在北京正陽門外大柵欄中間路南有洪天招牌便是

▲ 图 10《再造丸》（刻印，145mm × 212mm，藏于“景和斋”）

二、中医疾病防控文告类

在各历史时期突发的重大公共卫生事件（如疫病、传染性疾病、初生儿疾病、妇科急性病、喉科疾病以及鸦片成瘾等）的防控中，中医药文告发挥了重要的作用。记载政府与地方机构的防治措施以及向国内各区、县、府、镇乃至丝绸之路沿线地域传播的史料，其主要载体包含了中医典籍中一类特殊的文献形式——“中医疾病防控文告”（又称“中医药文告”）。其内容包括了疾病名称、效方名称、主要症状、适应人群、方药（药名、剂量）、随症加减法、服用方法、调护方法、记载时间、流传地点、敬献者（州县府衙，庙宇道观，药堂，善堂，个人中医从业人员如名医、游医、祖传医生）等，传播形式为“单页印刷成文”，并具有“易于携带、传播迅捷、受众广泛、语言浅白、应用简便、效验明显”等特点。“中医疾病防控文告”不仅是中国急性病中医药防控的重要形式之一，也体现了中医药在全国及丝绸之路沿线国家地区重大突发公共卫生事件中的突出作用与“简、便、廉、验”的应用特点。因此，其自身具有独特的医学、史料、文化价值与现代医疗的借鉴价值。但是由于其版式的独特性（多为单页），且流动性大等特点，所以难以保存，存世量极少。

“中医药类文告”（下文简称“文告”）是国家医疗机构拟定或地方医疗机构及个人向政府或民众捐赠的疾病诊疗方法、效验方剂及预防措施的文书布告，符合“文告”的属性 。因此，将此类中医药文献统称为“中医药文告”。

“文告”内容一般包括：疾病名称、效方名称、主要症状、适应人群、方药（药名、剂量）、随症加减法、服用方法、禁忌证（部分文告缺少）、记载时间、流传地点、敬献单位（府州县府衙、庙宇道观、药堂等）或敬献者（私人）、流传体系（效方捐赠人、年代、流传地域等）。

根据文告发布单位进行分类，大致可以分为以下四大类。

第一，政府性中医药文告：包括府、州、县、村等各级区域发布的关于预防、治疗疾病（症状、药物、药量、服用方法、加减法等）的公文布告。

第二，医疗机构中医药文告：包括药堂、善堂等医疗机构敬献的治疗某一种疾病的效方、验方的文书布告。

第三，私人中医药文告：包括中医从业人员（名医、祖传医生等）敬献的治疗疾病的效方、验方的文书布告。

第四，宗教机构中医药文告：包括庙宇、道观等宗教机构敬献的相关（佛医学、道教医学）治疗疾病的效方、验方的文书布告①。

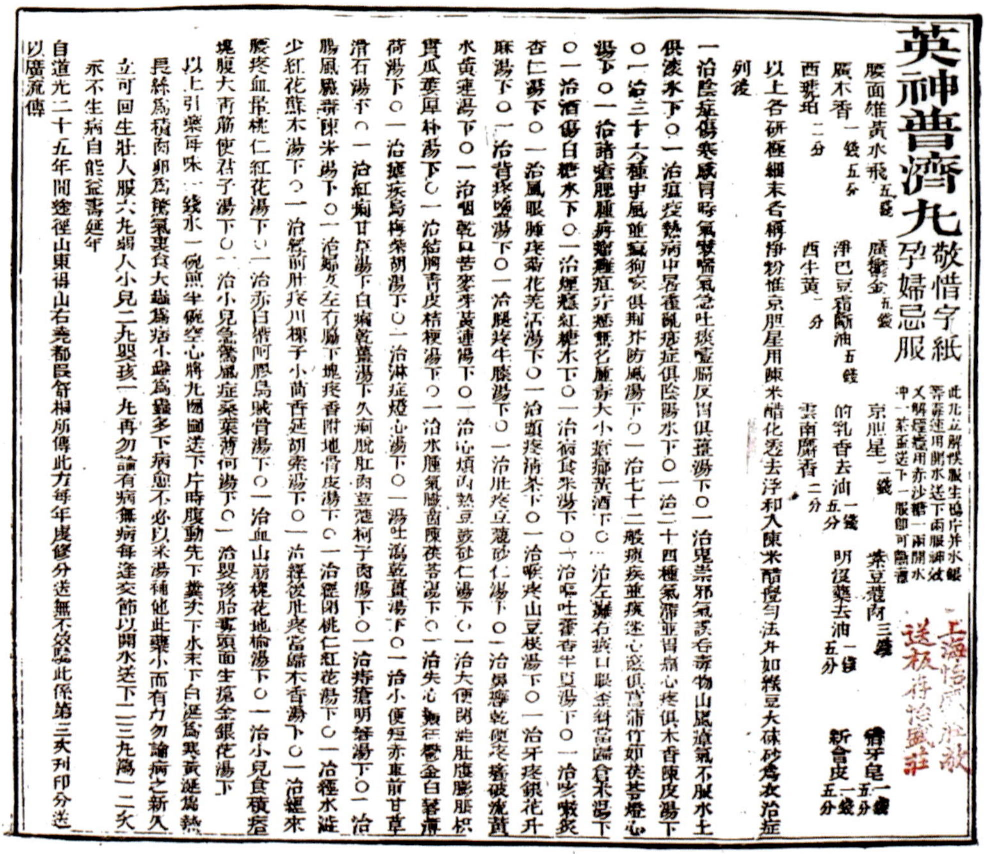

英神普濟丸 敬惜字紙 孕婦忌服

腰面雄黃水飛五錢　廣鬱金五錢　京胆星一錢　紫豆蔻肉三錢　猪牙皂一錢五分
廣木香一錢五分　淨巴豆霜斷油五錢　的乳香去油一錢五分　明沒藥去油一錢五分　新會皮一錢五分
西琥珀二分　西牛黃一分　雲南麝香二分

以上各研極細末合稱淨粉惟京胆星用陳米醋化烝去浮和入陳米醋徵勻法丹如綠豆大硃砂爲衣治症列後

一治陰症傷寒感冒時氣發喘氣急吐痰霍亂反胃俱薑湯下〇一治鬼祟邪氣誤吞毒物山嵐瘴氣不服水土俱淡水下〇一治瘟疫熱病中暑霍亂痧症俱陰陽水下〇一治二十四種氣滯並胃痛心疼俱木香陳皮湯下〇一治三十六種中風並瘋狗咬俱荊芥防風湯下〇一治七十二般痰疾並痰迷心竅俱菖蒲竹茹茯苓燈心湯下〇一治諸瘡腫病癰疽疔癤無名腫毒大小瘡癤黃酒下〇一治左癱右瘓口眼歪斜當歸蒼术湯下〇一治酒傷白糖水下〇一治煙癮紅糖水下〇一治宿食米湯下〇一治噎吐藿香半夏湯下〇一治咳嗽痰杏仁湯下〇一治風眼腫疼菊花羌活湯下〇一治頭疼荊茶下〇一治喉疼山豆根湯下〇一治牙疼銀花升麻湯下〇一治背疼喀湯下〇一治腿疼牛膝湯下〇一治肚疼豆蔻砂仁湯下〇一治鼻???????黃水黃連湯下〇一治咽乾口苦麥芽黃連湯下〇一治心煩內熱豆蔻砂仁湯下〇一治大便閉結肚腹膨脹枳實瓜蔞厚朴湯下〇一治結胸青皮桔梗湯下〇一治水腫氣臌茵陳茯苓湯下〇一治失心瘋症鬱金白礬薄荷湯下〇一治瘧疾烏梅柴胡湯下〇一治淋症燈心湯下〇一湯吐瀉乾薑湯下〇一治小便短赤車前甘草滑石湯下〇一治紅痢甘草湯下白痢乾薑湯下久痢脫肛肉豆蔻訶子肉湯下〇一治痔瘡明礬湯下〇一治腸風臟毒陳米湯下〇一治婦女左右脅下塊疼香附地骨皮湯下〇一治經閉桃仁紅花湯下〇一治經水澁少紅花蘇木湯下〇一治經前肚疼川楝子小茴香延胡索湯下〇一治經後肚疼當歸木香湯下〇一治經來腰疼血崩桃仁紅花湯下〇一治赤白帶阿膠烏賊骨湯下〇一治血山崩槐花地榆湯下〇一治小兒食積痞塊腹大青筋使君子湯下〇一治小兒急驚風症桑葉薄荷湯下〇一治嬰孩胎毒頭面生瘡金銀花湯下

以上引藥每味一錢水一碗煎半碗空心將丸用湯送下片時腹動先下糞次下水末下白涎爲寒黃涎爲熱長絲爲積肉卵爲蟲氣裹食大蟲爲痞小蟲爲蠱多下病愈不必以米湯補他此藥小而有力勿論病之新久立可回生壯人服六丸弱人小兒二丸嬰孩一丸再勿論有病無病每逢交節以開水送下二三丸爲一二次永不生病自能益壽延年

自道光二十五年間途徑山東得山右堯都段奇桐所傳此方每年虔修分送無不效驗此係第三次刊印分送以廣流傳

▲ 图 11《英神普济丸》（刻印，240mm × 270mm，藏于“景和斋”）

然而，现在大量存世的药肆流传的“仿单”〔仅包括药名、功效、药堂号、服用方法（部分仿单缺少）、售价〕，虽然具有一定的史料特征，但是其医学价值有限。所以，二者有着本质的区别，不可同类视之。

① 马捷，李峰，李小林，等．“中医药类文告”研究初探[J]. 中医文献杂志，2017，35（6）：9-11.

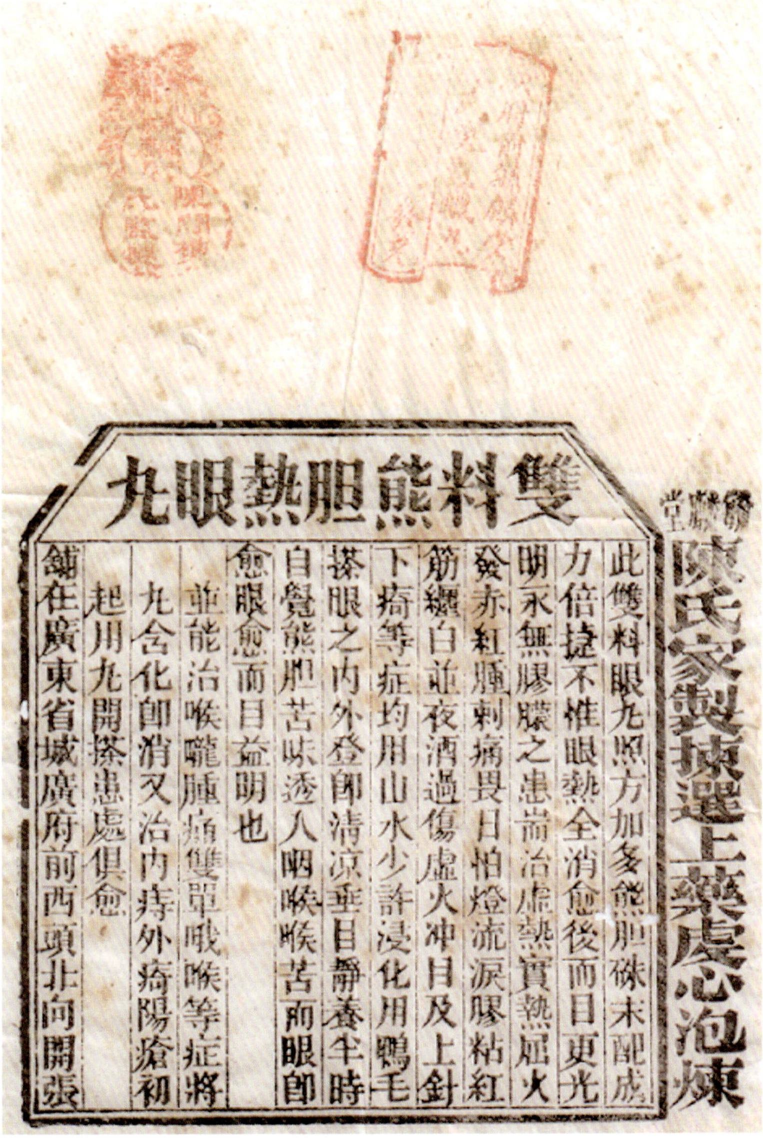
發勝堂
陳氏家製揀選上藥虔心泡煉

雙料熊胆熱眼丸

此雙料眼丸照方加多熊胆砵末配成力倍捷不惟眼熱全消愈後而目更光明永無膠朦之患尚治虛熱實熱風火發赤紅腫刺痛畏日怕燈流淚膠粘紅筋纏白並夜酒過傷虛火冲目及上針下瘡等症均用山水少許浸化用鴨毛搽眼之內外登即清涼垂目靜養半時自覺熊胆苦味透入咽喉苦而眼即愈眼愈而目益明也

並能治喉嚨腫痛雙單蛾喉等症將丸含化即消又治內痔外痔陽瘡初起用丸開搽患處俱愈

舖在廣東省城廣府前西頭北向開張

▲ 图 12《双料熊胆热眼丸》

（刻印，160mm × 270mm，藏于“景和斋”）

表 1　中医药文告 / 中医药仿单 / 中医类布告比较[①]

文献信息		中医药文告	中医药仿单	中医类布告（告示）
文字信息	主体文字	疾病名称、效方名称、主要症状、适应人群、方药（药名、剂量）、随症加减法、服用方法、调护方法	成方或单味药物名称及功用	古代政事涉医类文字（医类官衔任职内容文字、疫情事件告示文字）
	附加文字	1. 敬献单位：政府机构（州县府衙）、医疗机构（善堂、药堂）、宗教机构（庙宇、道观）、私人敬献（名医、祖传医生）； 2. 敬献时间； 3. 敬献地区； 4. 附录文字：疾病防控状态、中药成方形成过程、中药成方流传过程等历史背景	1. 成方或单味药物价格； 2. 售卖者名称（药堂、个人等）； 3. 制药宗旨	医类官衔任职 1. 授予官衔品级； 2. 宣布时间； 3. 任职地区； 疫情事件告示 1. 疫情发生时间； 2. 疫情发生地点； 3. 刊发单位：政府（州县府衙）、政府医疗机构等
制版形式		单页 木刻、石印、活字、铅印	单页或宣传册 木刻、石印、铅印	单页 木刻、石印、活字、拓印本
现实用途		1. 地区公共卫生事件防控； 2. 政府机构、药堂、善堂公告	1. 成方或单味药物介绍； 2. 药堂、个人售卖宣传	1. 地区公文公布； 2. 地区重要医疗事件公布
文献特点		易于携带、传播迅捷、受众广泛、语言浅白、应用简便、效验明显	易于携带、传播迅捷、受众广泛、语言浅白	便于传播、实时记录、语言规范

① 马捷．中国近代社会转型期霍乱防控中“中医药文告”的传播与思考[J]．中医药文化，2021，16(1)：20-31.

三、中医政（商）务告示类

中医政务告示，包括两种文献内容：一是政府机构或地区性权威医疗机构为某一医务条例或工作发布的医事资文，如颁布的医文条例、医类官衔任职布告、地方行医规章、药物采挖条例等。其文字以规范行文内容为主，具有“便于传播、实时记录、语言规范”的特点。其受众人群一般为地方医事官员、中医从业人员等。

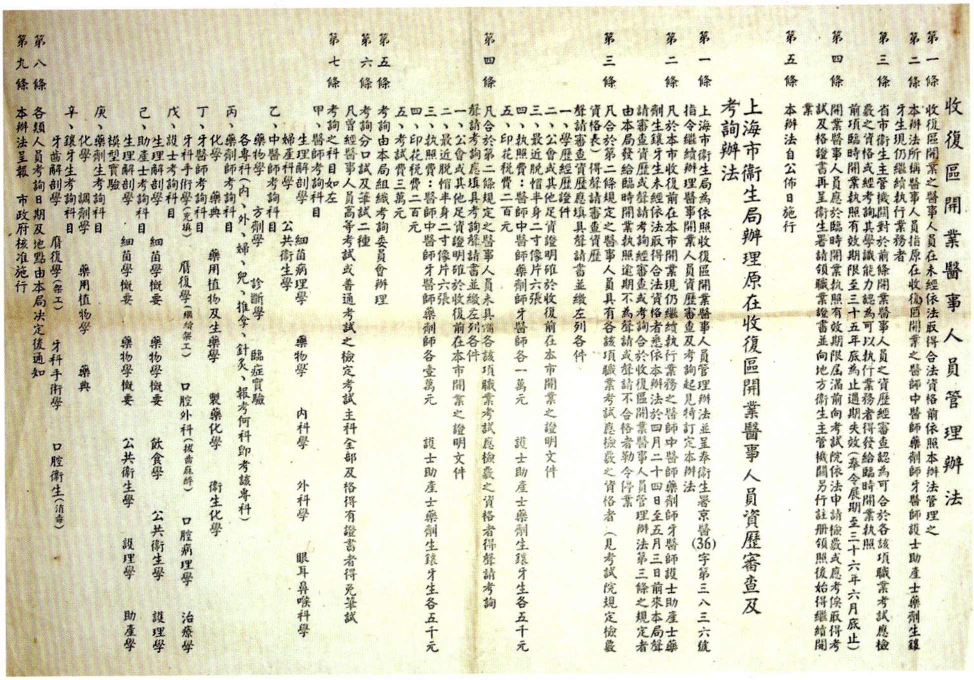

收復區開業醫事人員管理辦法

第一條　收復區開業之醫事人員在未經依法取得合法資格前依照本辦法管理之

第二條　本辦法所稱醫事人員指原在收復區開業之醫師中醫師藥劑師牙醫師護士助產士藥劑生鑲牙生現仍繼續執行業務者

第三條　省市衛生主管機關對於前條開業醫事人員之資歷經審查認為可合於各該項職業考試應檢覈之資格或經考詢其學識能力認為可以執行業務者得發給臨時開業執照前項臨時開業執照有效期限至三十五年底為止逾期失效（奉令展期至三十六年六月底止）

第四條　開業醫事人員應於臨時開業執照有效期限屆滿前向考試院依法申請檢覈或應考俟取得考試及格證書再呈衛生署請領職業證書並向地方衛生主管機關另行註冊領照後始得繼續開業

第五條　本辦法自公佈日施行

上海市衛生局辦理原在收復區開業醫事人員資歷審查及考詢辦法

第一條　上海市衛生局為依照收復區開業醫事人員管理辦法並呈奉衛生署京醫(36)字第三八三六號指令繼續辦理醫事開業人員資歷審查及考詢起見特訂定本辦法

第二條　凡於本市收復前在本市開業現仍繼續執行業務之醫師中醫師藥劑師牙醫師護士助產士藥劑生鑲牙生未經依法取得合法資格者悉依本辦法於四月二十四日至五月三日前來本局聲請審查資歷或聲請考詢經審查或考詢合於收復區開業醫事人員管理辦法第三條之規定者由本局發給臨時開業執照逾期不為聲請或聲請不合格者勒令停業

第三條　凡合於第二條規定之醫事人員具有各該項職業考試應檢覈之資格者（見考試院規定檢覈資格表）得聲請審查資歷

聲請審查資歷應填具聲請書並繳左列各件

一、學歷經歷證件

二、公會或其他足資證明確於收復前在本市開業之證明文件

三、最近脫帽半身二寸像片六張

四、執照費：醫師中醫師藥劑師牙醫師各一萬元　護士助產士藥劑生鑲牙生各五千元

五、印花稅費二百元

第四條　凡合於第二條規定之醫事人員未具備各該項職業考試應檢覈之資格者得聲請考詢

聲請考詢應填具考詢聲請書並繳左列各件

一、公會或其他足資證明確於收復前在本市開業之證明文件

二、最近脫帽半身二寸像片六張

三、執照費：醫師中醫師牙醫師藥劑師各壹萬元　護士助產士藥劑生鑲牙生各五千元

四、印花稅費二百元

五、考試費三萬元

第五條　考詢由本局組織考詢委員會辦理

第六條　考詢分口試及筆試二種

凡曾經醫事人員高等考試或普通考試之檢定考試主科全部及格得有證書者得免筆試

第七條　考詢之科目如左

甲、醫師考詢科目

生理解剖學　細菌病理學　藥物學　內科學　外科學　眼耳鼻喉科學

婦產科學　公共衛生學

乙、中醫師考詢科目

藥物學　方劑學　診斷學　臨症實驗

各專科（內、外、婦、兒、推拿、針灸、報考何科即考該專科）

丙、藥劑師考詢科目

化學　藥典　藥用植物及生藥學　製藥化學　衛生化學

丁、牙醫師考詢科目

牙科手術學（充填）　脩復學（鑲嵌架工）　口腔外科（拔齒麻醉）　口腔病理學　治療學

戊、護士考詢科目

生理解剖學　細菌學概要　藥物學概要　飲食學　公共衛生學　護理學

己、助產士考詢科目

生理解剖學　細菌學概要　藥物學概要　公共衛生學　護理學　助產學

模型實驗

庚、藥劑生考詢科目

化學　調劑學　藥用植物學　藥典

辛、鑲牙生考詢科目

牙齒解剖學　脩復學（架工）　牙科手術學　口腔衛生（消毒）

第八條　各類人員考詢日期及地點由本局決定後通知

第九條　本辦法呈報　市政府核准施行

▲ 图 13《收复区开业医事人员管理办法》

（铅印，253mm × 356mm，藏于“景和斋”）

第二类文献则是中药商行的公告，其文字中不再涉及药物及商品信息，内容多涉及“药行防伪变化”（药行防伪标识的改变、药行位置的重申等）、“药行理念”（药行制药理念、药行开办理念等）、“药行商标保护”（药行商标的解释、冒用商标者的惩戒方式、民众识别商标的方法等）、“药行商铺位置的变更”等。此类文献也是“中医政（商）务告示类”最为多见的形式。

不少中药铺，对此类文献一般采用红蓝两色的木刻套印，多为醒目与警示之用[①]。

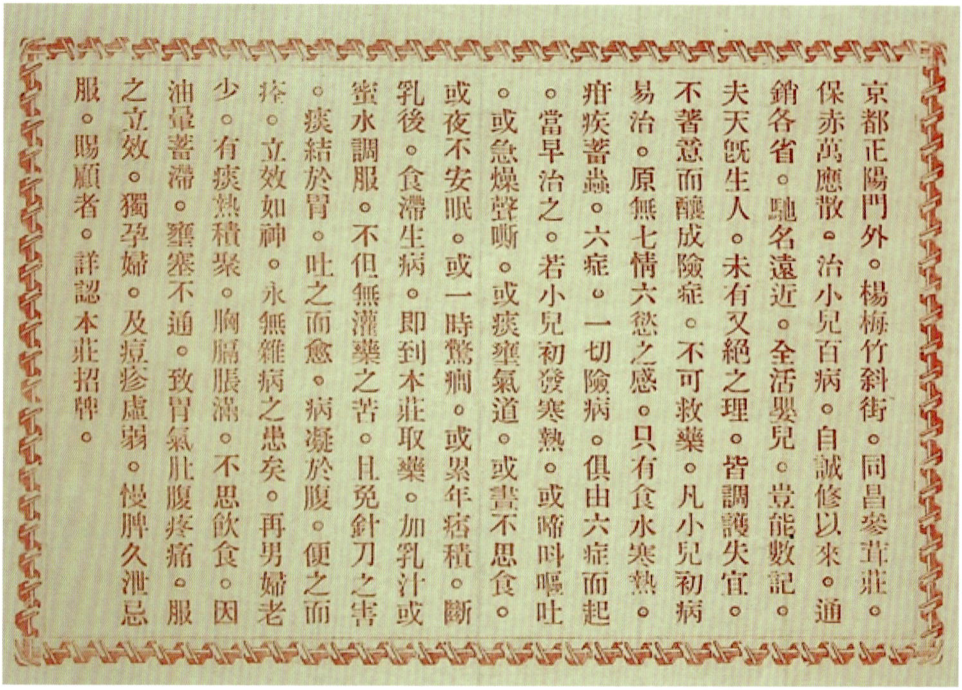
京都正陽門外。楊梅竹斜街。同昌蔘茸莊。保赤萬應散。治小兒百病。自誠修以來。通銷各省。馳名遠近。全活嬰兒。豈能數記。夫天旣生人。未有又絕之理。皆調護失宜。不著意而釀成險症。不可救藥。凡小兒初病易治。原無七情六慾之感。只有食水寒熱。疳疾蓄蟲。六症。一切險病。俱由六症而起。當早治之。若小兒初發寒熱。或啼叫嘔吐。或急燥聲嘶。或痰壅氣道。或晝不思食。或夜不安眠。或一時驚癇。或累年痞積。斷乳後。食滯生病。即到本莊取藥。加乳汁或蜜水調服。不但無灌藥之苦。且免針刀之害。痰結於胃。吐之而愈。病凝於腹。便之而痊。立效如神。永無雜病之患矣。再男婦老少。有痰熱積聚。胸膈脹滿。不思飲食。因油暈蓄滯。壅塞不通。致胃氣肚腹疼痛。服之立效。獨孕婦。及痘疹虛弱。慢脾久泄忌服。賜顧者。詳認本莊招牌。

▲ 图 14《保赤万应散（声明）》

（朱色铅印，140×195mm，藏于“景和斋”）

纸质媒介受众群仅为当时的部分知识分子与精英阶层，对于普通民众而言难以明晰与应用。因此，在药行发布通告时，具有“单页成文、传播迅捷、语言浅白”等特点的中医药行告示得到了有力的发展，成为各大药行服务民众的主要宣传阵地，也成为药行商业行为的重要传播媒介。

① 国家工商行政管理局广告司、人事教育司 . 现代广告专业基础知识 [M]. 北京：经济管理出版社，1994：13.

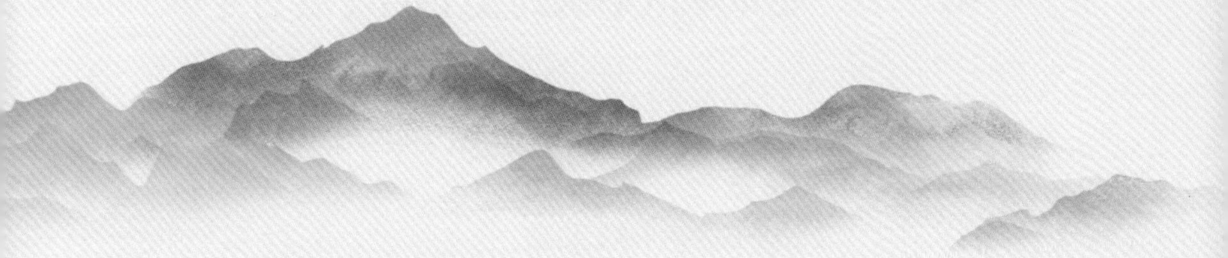

第二章
京都医华：近百年北京地区中医药纸本刻印文书发展探赜

古代一般的纸本文书，通常受众单一，主要面向医生、文人、官员等具有一定知识背景的知识分子；而中医药刻印文书具有普适性，面向大众，展现了不同时代、不同地区、不同社会的医疗社会风貌。

本章聚焦于北京地区，调研与整理相关中医药纸本刻印文书的存世状况，解析北京地区中医药纸本刻印文书的馆藏与私藏的分布趋势，并对存世量小、区域医疗性突出、地方历史意义较大的中医药纸本刻印文书，如北京地区著名药堂、善堂的名药仿单、效验方剂的中医药文告等进行重点研究，推进北京地区名方、名药的深层次学术挖掘。

在文献挖掘的基础上，从“北京地区中医药文书的发展与变革”“近代北京药堂中医药传播的嬗变”两个方面，勾勒近代百年北京中医药文化、商业发展的变迁与革新过程，从“小文献”展示“大北京”的中医药文化气象。同时，也将此类文献展示于中医药领域专家及相关领域专家的视野中，增强大众对北京地区中医药文化的认同感与文化自信。

第一节　北京地区中医药文书的发展与变革

一、仿单形制之辨识

近代时期，北京居于京畿重地，所谓“天子脚下”，在发布一系列的文字信息时，行文、格式都相对庄重。同时，文字表述也较为严谨。所以，北京地区较之南方的中医药仿单与文告的“不拘一格，色彩斑斓”，则显得颇为“拘谨”但不失大气之貌。

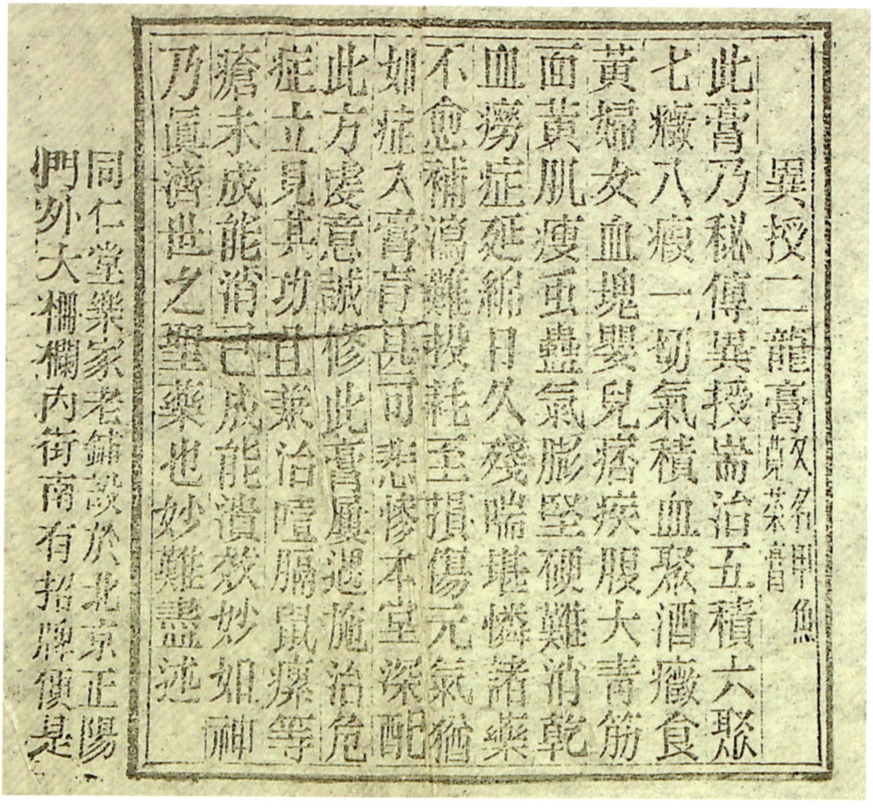
異授二龍膏

此膏乃秘傳異授專治五積六聚七癥八瘕一切氣積血聚酒癥食黃婦女血塊嬰兒痞疾腹大青筋面黃肌瘦重疊氣膨堅硬難消乾血癆症延綿日久發喘難憐諸藥不愈補瀉難投耗至損傷元氣猶如症入膏肓豈可悲慘本堂深酌此方虔意誠修此膏屢遞施治危症立見其功且兼治噎膈鼠瘰等瘡未成能消已成能潰效妙如神乃真濟世之靈藥也妙難盡述

同仁堂樂家老鋪設於北京正陽門外大柵欄內街南有招牌便是

▲ 图 1《异授二龙膏》(雕版刻印，210mm × 178mm，藏于“景和斋”)

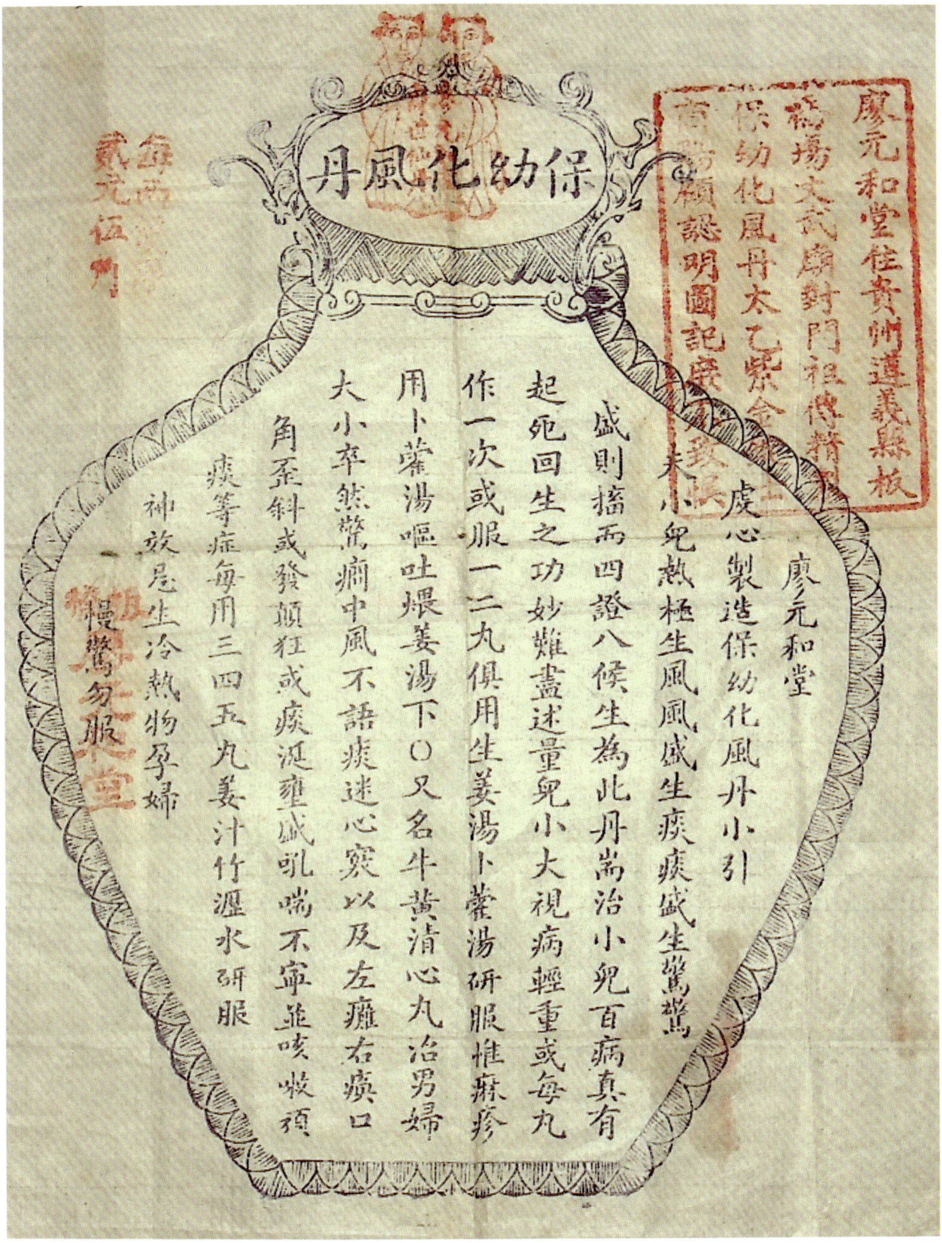

▲ 图 2《保幼化风丹》（石印，202mm×246mm，藏于“景和斋”）

北京地区医药文书形式多为墨色纸本。行文规矩，内容一般涵盖：药名，主治病证，药物加减或药引提示，药行地点，药行名称（部分有防伪章、花押等）。而南方地区除了上述内容之外，还会将政府名流的题词印入仿单中，以示药行的价值。同时，有些省市药行会加入大量的色彩对仿单进行调色，如红、蓝、紫、青等颜色，使得仿单面貌更加“夺目”，而使内容更富有灵动之气。

北京地区的一般仿单主版面状态为正方形或长方形，而其他地区有些药行则一改此风，形成了嵌套版面（主版面与副版面叠加），甚至主版面改为异形，如贵州省遵义县廖元和堂宝瓶状仿单“保幼化风丹”等。这一现象在北京地区各类药行是极为少见的。其原因仍是上述所提到的北京地区的特殊社会情态所造成。虽然南北或是京外与北京地区的刻印有所区别，但是仿单和文告中的主要内容，各地区大致相同，均将中成药自身的应用方法与献方人的想法呈现于纸上。

二、仿单发展之防伪

近现代时期的中医药商行已经对自己的品牌有了强烈的保护意识，所以，在中医药仿单中出现了大量的“商标”。这些“商标”大多还处于原始的经营思路的朴素展示状态，即以与其他药行醒目地区分，以及让患者印象深刻为主要目的。在近代时期，北京地区的药业商行萌生了新型的经济生态现象，有一些商家已经开始“注册商标”，逐渐形成了“商业模式”。另外，还有的地区药行将发起人或成药的发明人的头像印入仿单之中，这样就成为中成药的商标。

（一）北京地区中药仿单防伪妙术

中医药行是中国商业的一种重要形式，所以需要对其经营的内容进行宣传。因此，作为中医药宣传的广告——“仿单”，必然担负起了宣传中医

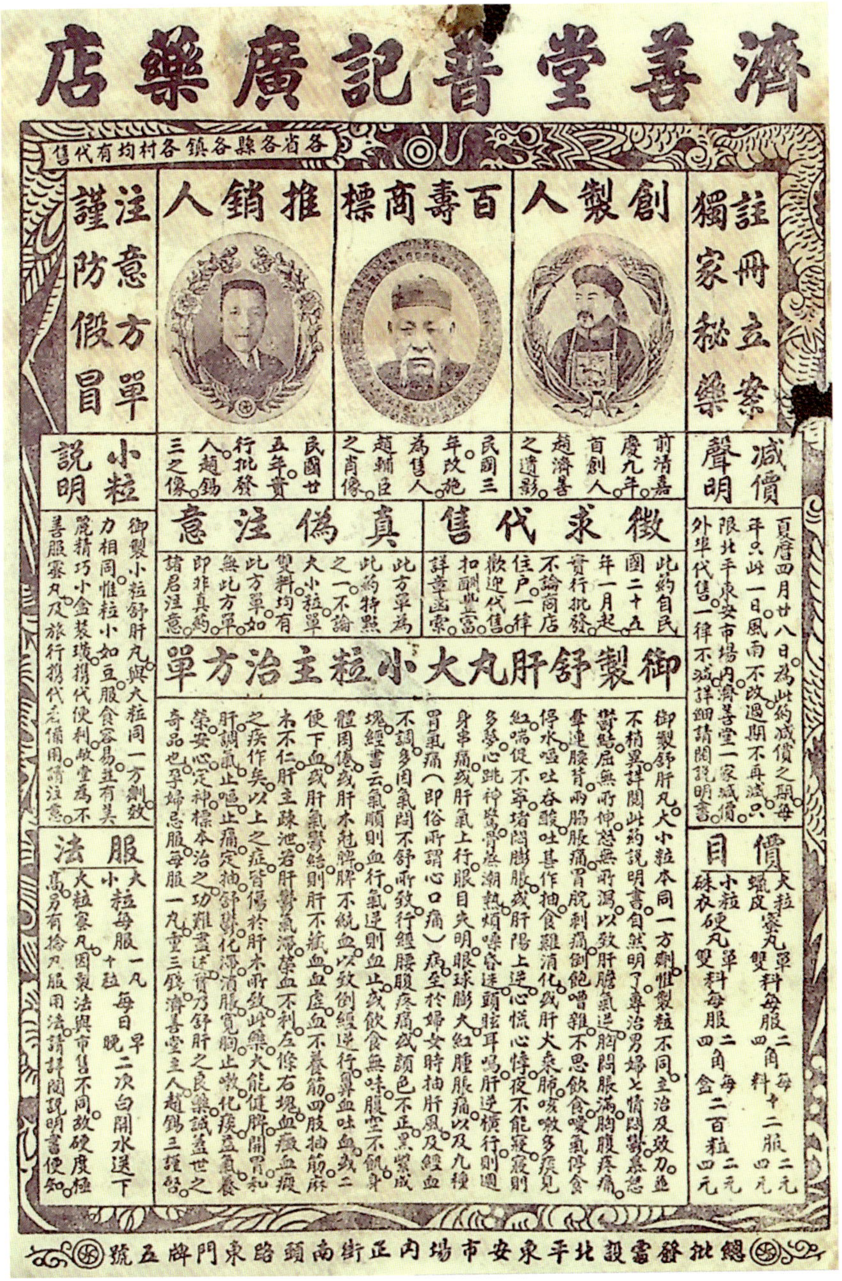

▲ 图 3《御制疏肝丸》（石印，120mm × 185mm，藏于“景和斋”）

药成方药材、辨识药行以及鉴别真伪的作用。然而对于鉴别真伪，仿单中还隐藏着大学问。

1. 按“章”索“堂”：药材行的堂号章

药物仿单上的“章”就是药堂的名号章。很多药堂把自己的名号刻印成章，在每一份仿单或是抓药的处方上都需要盖印，以明示药物的药行出处。一者可以与其他药行区别，以便防伪；二者，提高了药行的知名度。随着时间的推移，堂号章已成为仿单防伪的另外一种形式，一直沿用至新中国成立初期。北京地区的药行仿单中也出现很多堂号章，虽然与南方药堂的堂号章相比略显朴实敦厚，但亦可谓异彩纷呈。

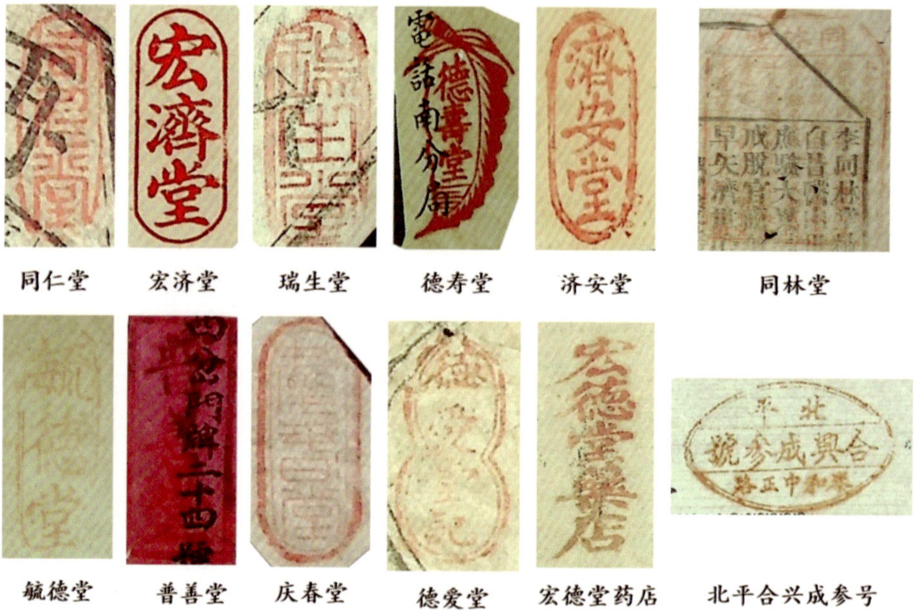

▲ 图 4 堂号章展示图（具体见“下篇 岐黄示告”）

2. 雅识真伪：亦商亦儒盖“花押”

“花押”是为了防伪而在仿单之上进行的刻印或钤印章。北方地区以后者为多。第一，刻印者，多使用刻版印刷，防伪为主，又以单色或多色石印的方法印刷名人题词或门额相片全景，以作为防伪之用。第二，钤印者，其应用方式则更为广泛。钤印以朱印为主，印文内容多为“吉语”，或药堂的“经营理念”，或药堂名称。这种方式防伪则更加隐秘，常以某一字“缺笔”或“多笔”作为防伪判定之用，与古代银票防伪相仿。同时，药行的防伪方法，也多借鉴了其他商贾运作中的花押方法，就是用一种特殊的有某种寓意的“花样章”来代表一店的特色，这样区别度更高，防伪效能也更高。除了“一店一章，章章不同”的特点以外，据老商家讲述，每一章花押只有药行的内行人才知道它的要穴所在，也就是说每一章花押从外表上看就是一个图案，但是难以仿刻，因为原始刻印者会在花押的某一处留有特别记号，仿刻者不识此道，一旦让行家看到，一眼就会被识破，这也是古代花押防伪的精妙所在。

北京地区的仿单中多有花押章，和堂号章相仿①，虽然没有南方药行花押来的繁复，但是也体现出北方的独有特色和京畿要地的特有气息。

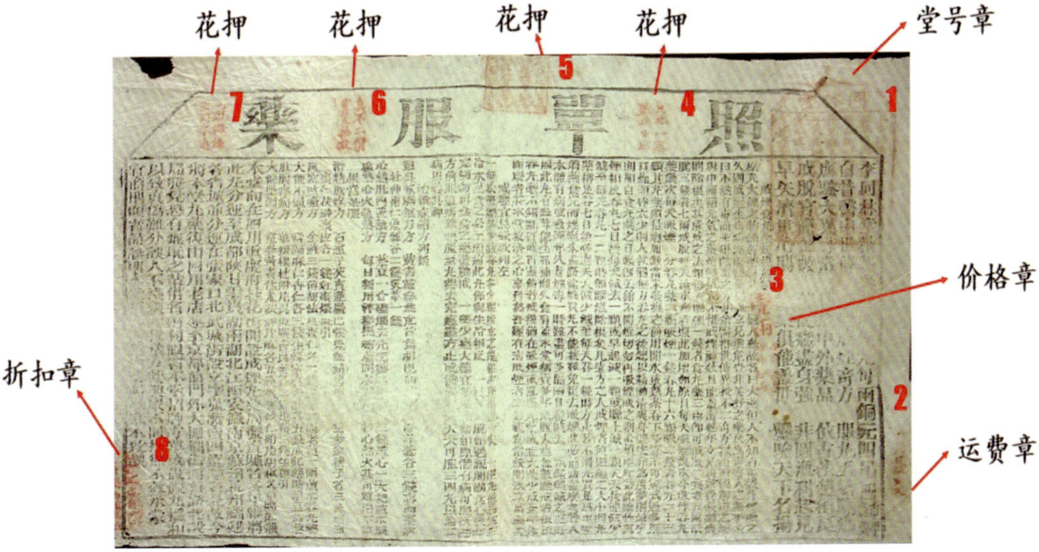

▲ 图 5《李同林堂精制参茸戒烟丸》(刻印，308mm×559mm，藏于“景和斋”)

① 近代时期的北京地区药行仿单主要以钤印“堂号章”“花押章”为主，但仍有其他特殊印章，如“价格章”“折扣章”“运费章”等，这一现象可以通过仿单《李同林堂精制参茸戒烟丸》窥探一二。

3. 追本溯源：药行历史小布告

部分北京地区药行将其发展历史经过细致提炼，撰写为文字，刻印于仿单上，告知民众药行发展之历程，名药应用之日久，同时也记录了药行变迁、仿单变化、真伪辨识方法的文字，如下图《薛家保赤万应散》仿单。这些文字丰富了中医药仿单的内容，体现了京都药行发展的历程，更加鲜活地展示了中医药医疗社会的风貌。

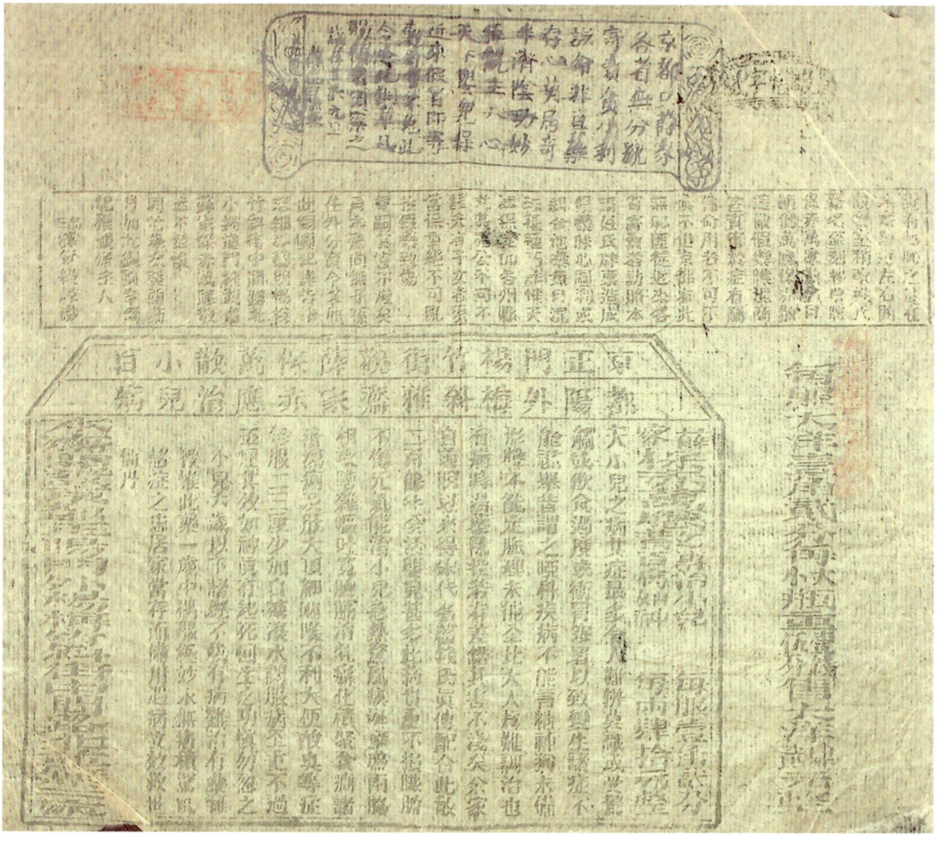

▲ 图 6《薛家保赤万应散》(刻印，225mm × 245mm，藏于“景和斋”)

（二）仿单与书籍的中间体：老药行的折子仿单

在书籍与仿单装帧形式之间还有一种中间形式，即为“折子仿单”，其区别于传统的册页装古籍[①]，有类似经折装（Concertina Binding）[②]的特点。这是一种宣传药行成药的易于携带的大尺寸仿单。本节以濒临失传的《京都同仁堂乐家老铺丸散膏丹价目》为例介绍一下药行的折子仿单。《京都同仁堂乐家老铺丸散膏丹价目》折子装有别于传世的刻本《同仁堂药目》，其以折子装的形式印制（石印，每折页有防伪水印“同仁堂乐家老铺”），纸张应用“洋粉连纸”，全长 305cm，宽 25cm。每折长 10.5cm，宽 25cm，共计 30 折。

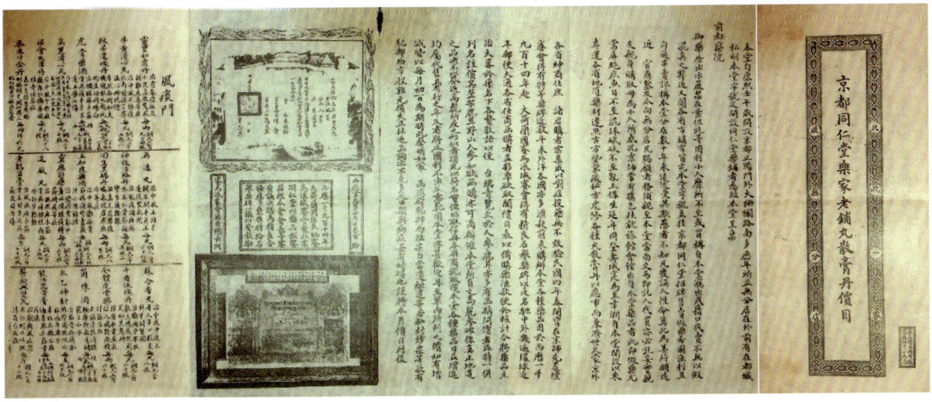

▲ 图 7《京都同仁堂乐家老铺丸散膏丹价目》封面

（石印，250mm × 3050mm，藏于“景和斋”）

正文包括刊记、执照页（中英文）、主体文字（丸散膏丹功用、价目）。内容介绍了同仁堂经典成药与功效，包括风痰门（32 方）、伤寒门（26 方）、瘟疫门（10 方）、暑湿门（11 方）、燥火门（26 方）、参茸门（48 方）、补益门（86 方）、脾胃门（27 方）、泻痢门（6 方）、眼目门（19 方）、妇科门（44 方）、咳嗽门（27 方）、气滞门（36 方）、疮科门（54 方）、小儿门（34 方）。

① 册页装古籍，是由许多单张书页为单元集合而成，并按顺序装订成册。其形式包括了梵夹装（Chinese Pothi Binding）、经折装（Concertina Binding）、龙鳞装（Dragon Squamae Binding）、缝缋装（Sewn Binding）、蝴蝶装（Butterfly Binding）等等。

② 经折装，是将长卷反复折叠成为折子形态，又称“折子装”或“折装”。经折装形式始见于唐代，因佛家经典多用此式，故而得名。其由卷轴装逐渐发展而来，与卷轴装相比，更加便于携带与阅读。

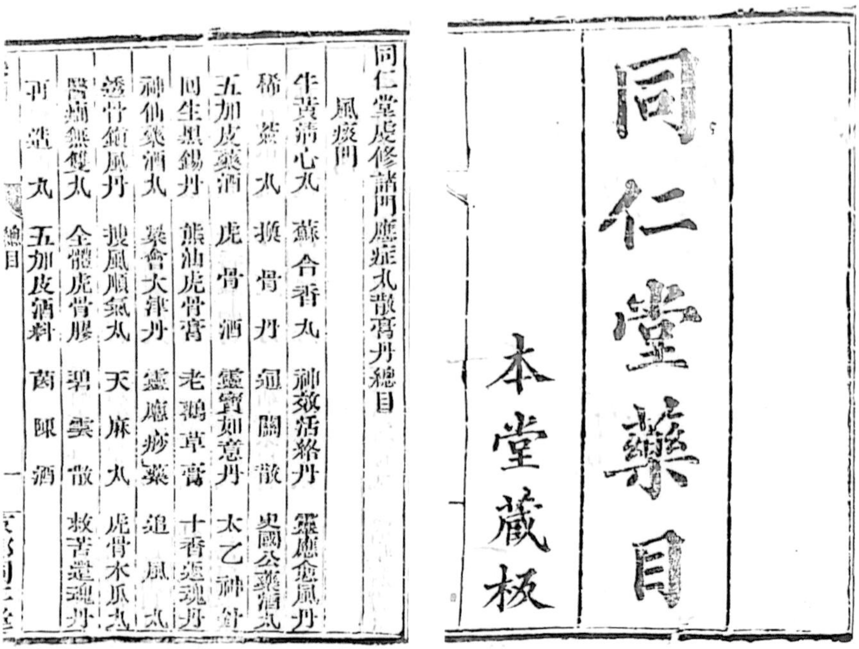
同仁堂藥目
本堂藏板

同仁堂虔修諸門應症丸散膏丹總目
風痰門
牛黃清心丸 蘇合香丸 神效活絡丹 羅應愈風丹
豨薟丸 換骨丹 通關散 史國公藥酒丸
五加皮藥酒 虎骨酒 靈寶如意丹 太乙神針
回生黑錫丹 熊油虎骨膏 老鸛草膏 十香返魂丹
神仙藥酒丸 參會大律丹 靈應痧藥 追風丸
透骨鎮風丹 搜風順氣丸 天麻丸 虎骨木瓜丸
醫痛無雙丸 全體虎骨膠 碧雲散 救苦還魂丹
再造丸 五加皮酒料 茵陳酒
總目 一

▲ 图 8《同仁堂药目》(刻印，216mm × 135mm，光绪己丑年刊)

折子形式，一般在中医药活动中多应用于学徒记录用药方法、抄录中药医学内容、中医药文告(字数较多者)。但是，刊刻“药目”在全国尚属首次发现，且为名店“同仁堂”刊刻印制，难能可贵。值得注意的是，“折子仿单”中涵盖了一类特殊的药物门类——参茸药目。这一药目体现了其宣传商业销售的理念，因为在北京地区中医药行还有特殊的销售形式，就是参茸贵重药材与成药销售。其销售重点为贵重药材，包括人参、鹿茸、燕窝等等。所以，在折子仿单中单列一栏进行宣传，这也是其区别于《同仁堂药目》的一个鲜明特点。因此，同仁堂出现的“药目折子”这种形式，也反映出晚清民国期间战乱与通货膨胀的经济形势下中医药药堂的变迁，即将书籍形式的“药目”转变为便于携带、成本低廉的“折子”形式。

表 1 《同仁堂药目》与《京都同仁堂乐家老铺丸散膏丹价目》比较

	《同仁堂药目》	《京都同仁堂乐家老铺丸散膏丹价目》
形式	线装	折子装
刻印方式	刻印	石印
时间	光绪己丑年（1889 年）仲春刊	1914 年 10 月 3 日
序言告示	1. 康熙丙戌年　乐凤鸣字志 2. 本堂自启 3. 都察院　谨白 4. 本堂自启 5. 本堂特白 6. 钦命巡视中城察院　咸丰二年告示　实贴同仁堂 7. 本堂谨启 8. 钦命巡视中城察院　为严禁晓谕事奉都察院剳开准　同治八年特示	1. 本堂自启（同左栏 2） 2. 前都察院 注：①御药房出示严禁在案……同登寿域（同左栏 3）。 ② 其余文字《同仁堂药目》未见
商标	未见	三幅
条目	风痰门：31 方；伤寒门：27 方；瘟疫门：7 方；暑湿门：15 方；燥火门：28 方；补益门：86 方；脾胃门：28 方；泻痢门：6 方；眼目门：19 方；妇科门：44 方；咳嗽门：31 方；气滞门：38 方；疮科门：56 方；小儿门：55 方；咽喉口齿门：13 方；补遗：11 方、求嗣说、治小儿出痘方	风痰门：32 方；伤寒门：26 方；瘟疫门：10 方；暑湿门：11 方；燥火门：26 方；参茸门：48 方；补益门：86 方；脾胃门：27 方；泻痢门：6 方；眼目门：19 方；妇科门：44 方；咳嗽门：27 方；气滞门：36 方；疮科门：54 方；小儿门：34 方；咽喉口齿门。 注：① “门”下方目顺序与《同仁堂药目》不同。 ②景和斋藏《京都同仁堂乐家老铺丸散膏丹价目》为残卷，自“咽喉口齿门”后应尚有文字。 ③ “参茸门：48 方”，《同仁堂药目》未见

三、仿单传播之延伸：药堂幌子

中医药仿单与药堂幌子，对于中医药商行的发展至关重要[①]，因为它们是中医药行对外展示的一个主要窗口，所以在功用上二者具有同等的传播效力。同时，药堂幌子也是患者辨识中医药商行与药堂商铺的一个重要“指示标识”。

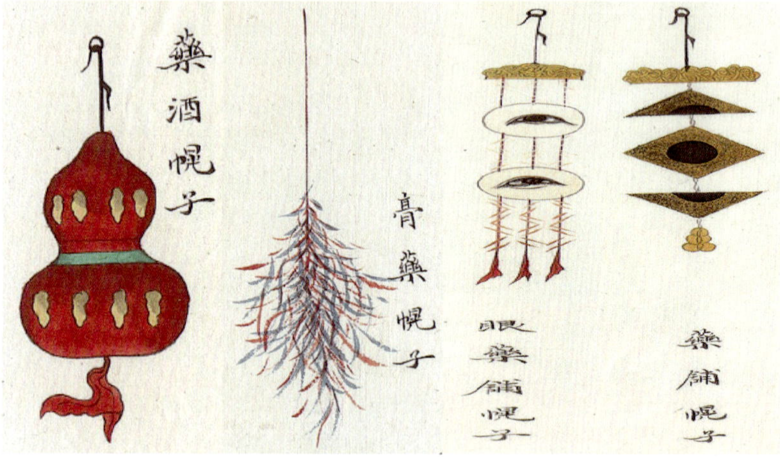

▲ 图 9 北平中药堂幌子图[②]

在诸多仿单文字内容的结尾，多用文字提示了很多中医药幌子辨识的方法，如“有冲天招牌便是”“有黑字招牌便是”“招牌为记”“有专门眼科

---

① 据《老北京店铺的招幌》一书所引清代翟灏《通俗篇·器用·望子》云：“今江以北，凡市贾所悬标帜，悉呼望子，讹其音，乃云幌子。”后说：“幌，最初特指酒旗，逐渐扩展为各种行业标记的专称。”可见幌子是酒旗的发展。幌子和店铺的招牌又有不同，幌子主要表示经营的商品类别或不同的服务项目，可称为“行业的标记”；招牌多用来指示店铺的名称和字号，可称为“店铺的标记”。参见：国家工商行政管理局广告司、人事教育司编，《现代广告专业基础知识》，经济管理出版社 1994 年版，第 12-13 页；张茂华、亓宏昌主编，《中华传统文化粹典》，山东人民出版社 1996 年版，第 552 页。

② 参见：周培春绘，《京城店铺幌子图》，第 18 帧。

牌匾便是”“有红字招牌便是”等等。因此，药堂幌子是中医药仿单的延续，二者相辅相成，构成了中医药药堂、商行对外销售的重要宣传途径。

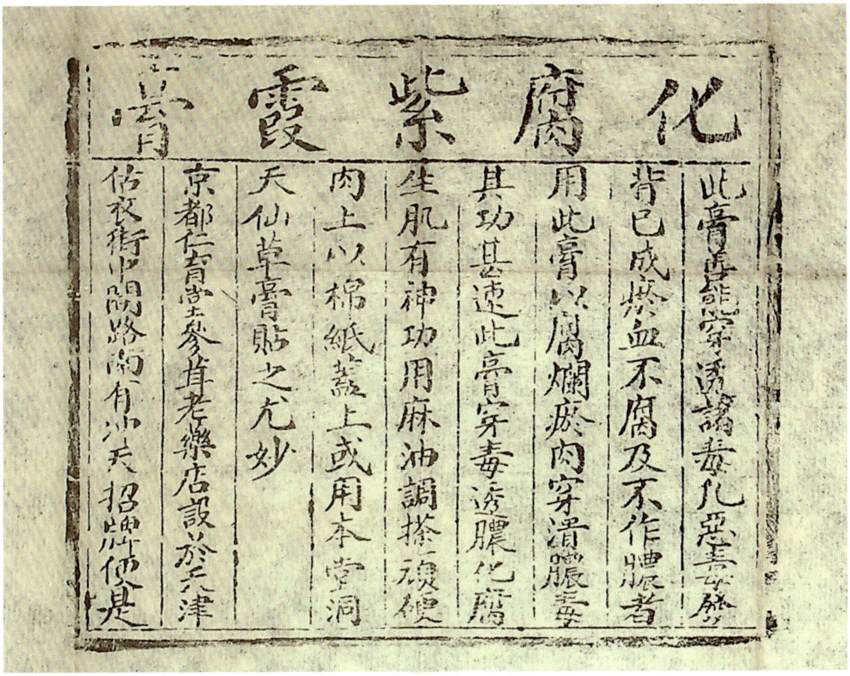

化腐紫霞膏

此膏專能穿透諸毒凡惡毒生於發背已成瘀血不腐及不作膿者用此膏以腐爛瘀肉穿潰膿毒其功甚速此膏穿毒透膿化腐生肌有神功用麻油調搽硬肉上以棉紙蓋上或用本堂洞天仙草膏貼之尤妙

京都仁育堂參茸老藥店設於天津估衣街中間路南有小天招牌便是

▲ 图 10《化腐紫霞膏》（刻印，195mm × 235mm，藏于“景和斋”）

第二节　近代北京药堂中医药传播的嬗变

本节主要介绍笔者对近代北京地区中医药行商业行为之管见。

（一）北京中药药堂特点：“三多一少”现象

北京地区的中医药仿单体现了中药药堂“三多一少”的特点，即“药行多，名药多，分号多，少革新（版面）”。其中，北平四大行（同仁堂、鹤年堂、万全堂、长春堂）以及它们的分号，已成为北京地区药行的主要力量，占有了大部分北京地区的药行业务，其他的小药行则互相竞争，艰难前行，从而形成了北京异彩纷呈的药行状态。

北京地区的药行与其发行的仿单分布比较复杂，是因为北京地区的政治经济态势造就了药行林立，竞争激烈。因此，出现了三类非常显著的特点。一者，药行多，不同药行产生的仿单鳞次栉比。二者，名药多，如安宫牛黄丸、乌鸡白凤丸等等，多出现在仿单之中。三者，北京药行分号比较多，无论在北京地区的分号，还是在各省份的分号，都显得异常繁多。

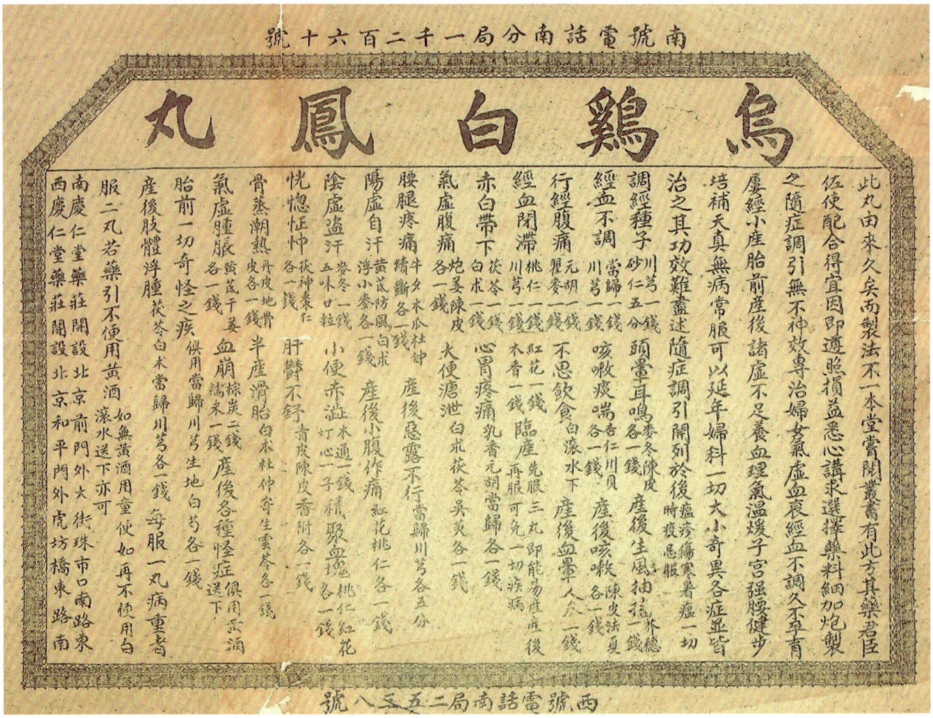
南號電話南分局一千二百六十號

烏鷄白鳳丸

此丸由來久矣而製法不一本堂嘗閱叢書有此方其藥君臣佐使配合得宜因即遵照損益悉心講求選擇藥料細加炮製之隨症調引無不神效專治婦女氣虛血衰經血不調久不孕育屢經小產胎前產後諸虛不足養血理氣溫煖子宮强腰健步培補天真無病常服可以延年婦科一切大小奇異各症並皆治之其功效難盡述隨症調引開列於後 瘟疹傷寒暑瘟一切時疫忌服

調經種子 川芎一錢 砂仁五分　頭暈耳鳴 麥冬陳皮各一錢　產後生風抽搐 荊芥穗一錢
經血不調 當歸一錢 川芎一錢　咳嗽痰喘 杏仁川貝各一錢　產後咳嗽 陳皮法夏各一錢
行經腹痛 元胡一錢 瞿麥一錢　不思飲食 白滾水下　產後血暈 人參一錢
經血閉滯 桃仁一錢 川芎一錢 紅花一錢 木香一錢　臨產 先服三丸即能易產 產後再服可免一切疾病
赤白帶下 茯苓一錢 白朮一錢　心胃疼痛 乳香元胡當歸各一錢
氣虛腹痛 炮姜陳皮各一錢　大便溏泄 白朮茯苓吳萸各一錢
腰腿疼痛 牛夕木瓜杜仲續斷各一錢　產後惡露不行 當歸川芎各五分
陽虛自汗 黃芪防風白朮浮小麥各一錢　產後小腹作痛 紅花桃仁各一錢
陰虛盜汗 麥冬一錢 五味廿粒　小便赤澀 木通一錢 灯心一子　積聚血塊 桃仁紅花各一錢
恍惚怔忡 茯神棗仁各一錢　肝鬱不舒 青皮陳皮香附各一錢
骨蒸潮熱 丹皮地骨皮各一錢　半產滑胎 白朮杜仲寄生雲苓各一錢
氣虛腫脹 黃芪干姜各一錢　血崩 棕炭二錢 糯米一錢　產後各種怪症 俱用黃酒送下
胎前一切奇怪之疾 俱用當歸川芎生地白芍各一錢
產後肢體浮腫 茯苓白朮當歸川芎各一錢 每服一丸病重者服二丸若藥引不便用黃酒滾水送下亦可 如無黃酒用童便如再不便用白

南慶仁堂藥莊開設北京前門外大街珠市口南路東
西慶仁堂藥莊開設北京和平門外虎坊橋東路南

西號電話南局二五三八號

▲ 图 11《乌鸡白凤丸》（石印，210mm × 290mm，藏于“景和斋”）

同时，本人在整理“景和斋”藏北京地区中医药纸本刻印仿单中，发现很多药行还开展了代卖业务，大到同仁堂，小到街巷小药行，都有此种业务，在仿单中也体现得淋漓尽致。这可能也是竞争压力过大，所以采用了经济学所提到的“分包”方法，以减轻药行的运行压力。因此，通过仿单研究，也发现在晚清民国这个动荡时期，中医药行业也难免受到波及，除去了医学的外衣后，药行仍然是一个追求盈利的商业单体。所以，药行的运转还需要趋向于获得经济利益的更高回报。

（二）北京中药药堂变迁：药行分号现象

在北京设立的中医药的名店作为总号都得到了很好的发展，但是由于经济版图的延伸，很多药店都在其他省份开设分店。北京地区中药名店的分支分号跨省甚至跨江，深入到南方。其中较为著名的是同仁堂在南京设立的分号，其为同仁堂的重要分号之一。

同时，由于其他各省都有自己独立且有名望的中药商号，所以北京知名药店在其他省市的经济延伸以及中医药的传播发展，或多或少都受到了一定的阻滞。即使这样，北京药行的分号仍然在诸多省份扩散开来，尤其是在一些省会城市，或者是大型的城镇，比如南京、上海，以及山西等西北地区，形成了全国各地中药名店的北京分号。下面以庞大的同仁堂分号为例，介绍一下北京知名药店省外分号的发展情况。

同仁堂是北京地区的著名老药铺之一，创建于清康熙八年（1669年）。清末乐家繁衍为四大支，分别由乐孟繁、乐仲繁、乐叔繁、乐季繁兄弟四家掌管，并形成了大量的京城内外分号，但分号的地理位置也折射出各分支的传承脉络与经济状态。其中，“大栅栏”“杨梅竹斜街”“东四牌楼”“西四牌楼”是乐家总店与分支店铺的重要聚集地区。广渠门的“颐龄堂”、大堤路的“乐舜记”，也有零散分布。再加上天津“达仁堂”、山东“宏仁堂”、南京“同仁堂分号”，从而形成了一点（大栅栏）两翼（东四、西四牌楼）四地（京、津、鲁、宁）联动的乐家“医药商业脉络”。

同仁堂总号设立在北京大栅栏，其重要的分号为“北平同仁堂京都乐家老铺南京分号”（南京同仁堂药业有限公司的前身）。南京分号始建于民国十五年（1926年），由同仁堂乐氏家族第十三代嫡传乐笃周受命筹办。北平同仁堂南京分号的生产工艺、成药配方、经营方式皆承继北京老店。新中国成立后直至1955年10月，最终更名为“公私合营南京同仁堂国药号股份有限公司”，后几经改制、重组，才有了南、北同仁堂的格局。

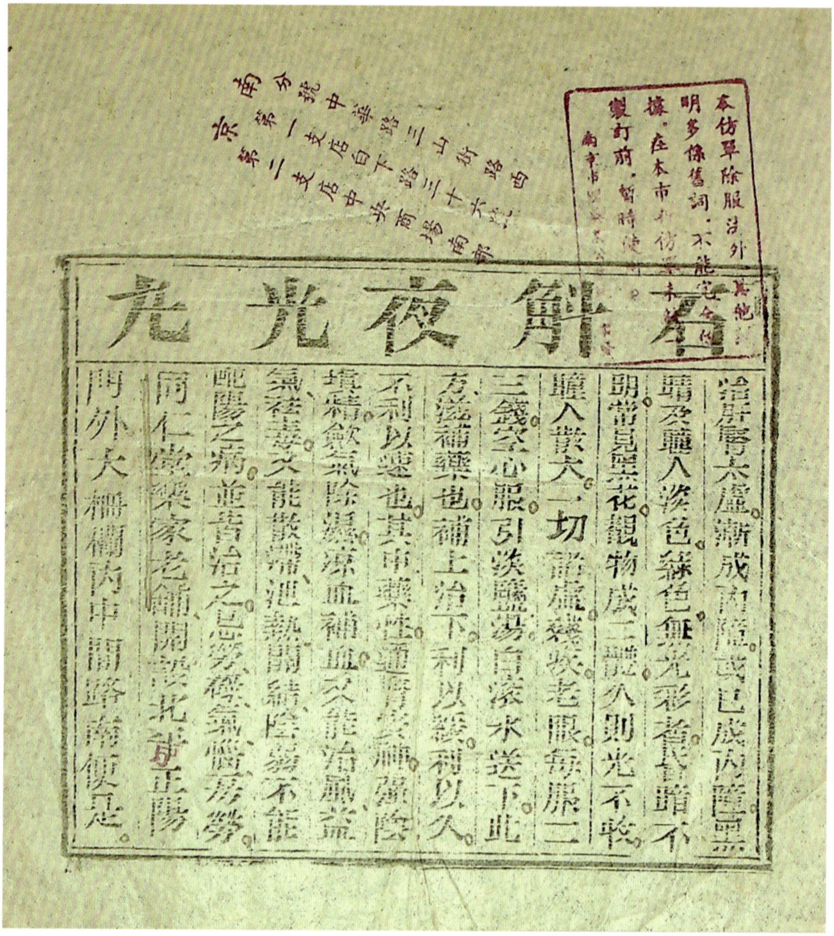
石斛夜光丸

治肝腎大虛，漸成內障，或已成內障，黑睛及瞳人淡色、綠色、無光彩者，皆暗不明，常見黑花，觀物成二體，久則光不收，瞳人散大，一切諸虛證，凡老眼，每服二三錢，空心服，引淡鹽湯，白滾水送下。此方係補藥也，補上治下，利以緩，利以久，不利以速也。其中藥性通腎，養神，強陰，填精，斂氣，除濕，涼血，補血，又能治風蠱，氣毒，又能散滯泄熱，開鬱，陰弱不能配陽之病，並皆治之。忌勞碌、氣惱、房勞。

同仁堂樂家老舖開設北平正陽門外大柵欄內中間路南便是。

▲ 图12《石斛夜光丸》（刻印，157mm × 182mm，藏于“景和斋”）

同时，同仁堂乐家老铺以北京同仁堂为核心，乐孟繁开设了乐家老铺宏仁堂，乐仲繁开设了乐家老铺颐龄堂，乐叔繁开设了乐家老铺宏济堂，乐季繁开设了乐家老铺达仁堂。其中，即乐孟繁支开设了南京同仁堂一家，乐仁堂五家，宏仁堂四家；乐仲繁支开设了颐龄堂一家，永仁堂三家，怀仁堂一家，沛仁堂一家；乐叔繁支开设了继仁堂二家，乐舜记一家，宏济堂一家；乐季繁支开设了达仁堂十家，树仁堂一家。同仁堂乐家老铺在京内京外衍生药铺（含支店）约有 56 家。因此，“乐家老铺”遍及天津、上海、长春、西安、长沙、福州、香港等地，逐渐扩大了北京同仁堂总号在国内外的影响[①]。

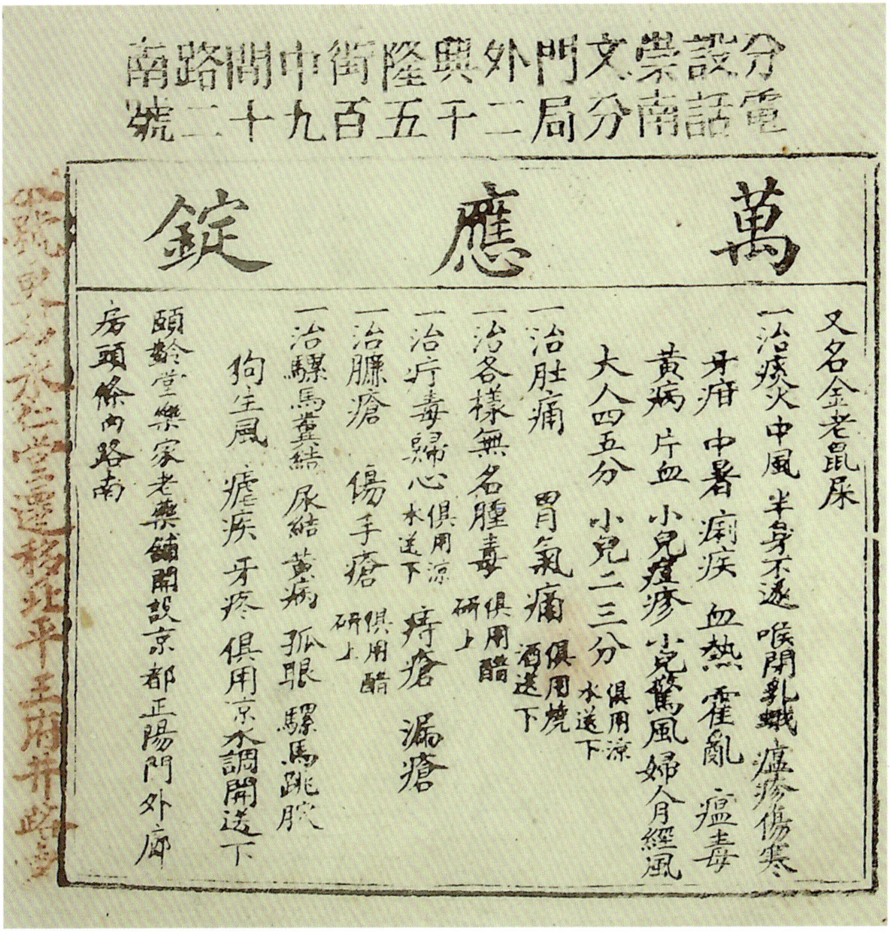

分設崇文門外興隆街中間路南
電話南分局二千五百九十二號

萬應錠

又名金老鼠屎
一治痰火中風 半身不遂 喉閉乳蛾 瘟疹傷寒
牙疳 中暑 痢疾 血熱 霍亂 瘟毒
黃病 片血 小兒痘疹 小兒驚風 婦人經風
大人四五分 小兒二三分 俱用涼水送下
一治肚痛 胃氣痛 俱用燒酒送下
一治各樣無名腫毒 俱用醋研上
一治疔毒歸心 俱用涼水送下 痔瘡 漏瘡
一治臁瘡 傷手瘡 俱用醋研上
一治騾馬糞結 尿結 黃病 孤眼 騾馬跳脫
狗生風 瘧疾 牙疼 俱用京水調開送下
頤齡堂樂家老藥舖開設京都正陽門外廊
房頭條內路南

▲ 图 13《万应锭》（刻印，177mm×203mm，藏于“景和斋”）

① 王永斌．北京大栅栏 [M]. 北京：北京燕山出版社，1991：34.

表 2　同仁堂家族药堂铺号一览表

家族排序	开设时间	铺面名号	主管	地址
祖店	清康熙八年（1669 年）	京都同仁堂[1]乐家老铺	乐尊育	北京正阳门外大栅栏内中间路南五十五号
大房	1926 年乐孟繁支	北平同仁堂京都乐家老铺南京分号[2]	乐笃周（乐衍孙）	总号：南京中华路三山街路西二百二十八号
				第一支店：南京白下路珠宝廊路南三十六号
				第二支店：南京中央商场南部
	1921 年乐孟繁支	宏仁堂	乐笃周（乐衍孙）	总号：北京前门外大栅栏路南
				分号：北京东四牌楼北路东
				上海南京路七百六十号
				天津东马路官银号路东
				天津一区罗斯福路路东
				参茸药庄：天津大沽路小白楼路东
				青岛山东路北头路西（1931 年）
		乐仁堂	乐佑申	总号（乐寿堂）：北平西单北大街路西 285 号[3]
				天津官银号路西
				天津北门外大街路东
				天津估衣街
				天津东马路北首路西
				天津第一区法租界梨栈大街
				开封相国寺后街路北
				太原城内柳巷街北首路东
				石门大桥街路南
				保定城内西大街路北
				石家庄中山大街路南

---

① 安冠英，韩淑芳，潘惜晨．中华百年老药铺 [M]. 北京：中国文史出版社，1993：10-18.

② 中国人民政治协商会议北京市委员会文史资料研究委员会．驰名京华的老字号 [M]. 北京：文史资料出版社，1986：12.

③ 潘秋平．话说国医（北京卷）[M]. 郑州：河南科学技术出版社，2017：27.

续表

家族排序	开设时间	铺面名号	主管	地址
二房	1919 年 乐仲繁支	颐龄堂[1]	乐咏西	总号：京都正阳门外廊坊头条路南
				分支：京都崇文门外兴隆街路南
		永仁堂	乐咏西	总号：北平王府井大街东安市场南门迤北路东门牌六十一号[2]
				第一支店：山东烟台北大街路南门牌十一号
				第二支店：绥远包头前街中间路北四十九号
		恒仁堂	乐元可[3]	总店：北京王府井大街[4]
				分支：沈阳市沈河区中街路 131 号[5]
		怀仁堂	乐东屏	北京东四牌楼北路东
		居仁堂		北京和平门外骡马市大街东口内路南
				济南商埠二大马路中原公司附近
		沛仁堂[6]	乐朴荪	北平和平门外打磨厂兴隆街[7]
三房	1902 年 乐叔繁支	宏济堂	乐镜宇	总号：济南省垣撫院前大街东路北
				济南商埠二大马路纬一路东路南
				济南商埠二大马路纬五路西路北
		宏济堂阿膠厂		济南西关东流水街

① 参见：《颐龄堂药目》，1919 年版，第 1-2 页。

② 参见：《永仁堂简便药目一览表》，1934 年版，尾。

③ 乐崇熙．清平乐：北京同仁堂创始人乐家轶事 [M]. 北京：东方出版社，2013：8.

④ 北京市政协文史资料委员会．北京文史资料（第 66 辑）[M]. 北京：北京出版社，2002：143.

⑤ 沈阳市统计局．沈阳商业概览 [M]. 北京：中国统计出版社，1993：80.

⑥ 参见：《沛仁堂药目》，1933 年版，第 1-2 页。

⑦ 乐崇熙．清平乐：北京同仁堂创始人乐家轶事 [M]. 北京：东方出版社，2013：4.

续表

家族排序	开设时间	铺面名号	主管	地址
三房	1902 年 乐叔繁支	继仁堂	乐鉴秋	总号：北京东四牌楼迤南大街路东
				奉天（沈阳）小东关上头路北
				奉天（沈阳）小西关中间路南
				营口老爷阁东大街路北
				安东新安街大马路南内
		乐舜记[①]	乐舜慕	西安门外丁字街路南
				北平地安门外锣鼓巷北口内路东
		宏达堂[②]	乐绍虞	北平宣武门内西单牌楼迤北西单商场正门内路北
		宏德堂		济南商埠二大马路中市路北（宏济堂分号）
四房	1921 年 乐季繁支	达仁堂	乐达仁	北京正阳门外大栅栏西头路南
				天津二区估衣街九十三号
				天津一区滨江道一三五号
				上海南京东路抛球厂西首
				上海金陵中路八仙桥
				汉口中山大道交通路对面
				西安竹市街北头路西
				福州南大街黄巷口路东
				长沙城内南正街路东
				长春南大街三道街口
		树仁堂[③]	乐树孙	上海英租界南京路贵州路迤西路南

① 参见：《乐舜记药目》，1920 年版，第 1–4 页。

② 参见：《北平宏达堂乐家老铺丸散膏丹价目》，1934 年版，第 1–2 页。

③ 参见：《北平树仁堂乐家老药铺丸散膏丹价目》，1938 年版，第 1–2 页。

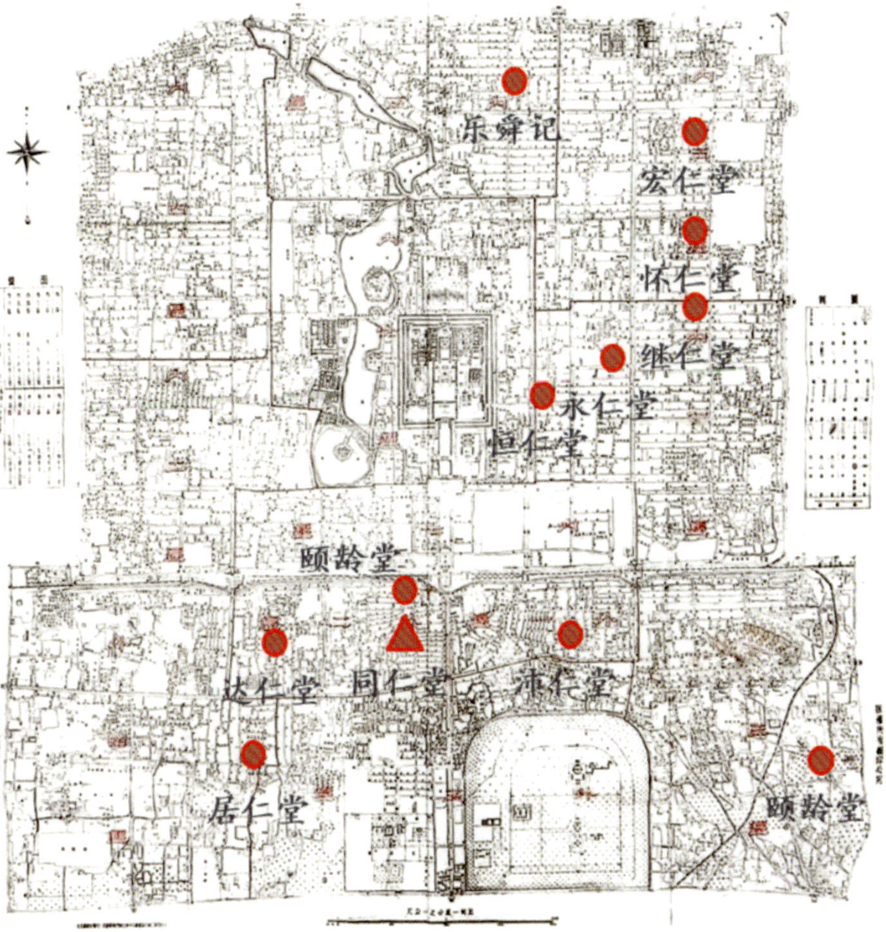

▲ 图14 近代同仁堂及分号示意图（红色标记处）
（地图来源：《北平市内外城地图》，1946 年）

（三）北京中药堂发展："参茸号"现象

部分中医商号除了买卖草药饮片与售卖本家成药、寄卖他行名方成药外，还进行一种大宗的中药材生意，就是以"参茸"冠称的名贵药材买卖。这里主要包括了名贵药材饮片买卖，如羚羊角、吉林人参、鹿茸等。

日本帝国主义侵占华北以前，同仁堂在美商花旗银行存有四十个保险箱。太平洋战争爆发，花旗银行被日本封闭。这四十箱中存放药材七个品种：野山参、黄毛鹿茸、西牛黄、麝香、犀角、羚羊角、珍珠。其中至少有十箱麝香，每箱可存一百斤；犀角有两箱。这也可以看出同仁堂资本的雄厚。为了从日本人手中赎回这四十个箱子，至少花了四十万元，还不算其他小费。[①]

名贵中成药的买卖，如安宫牛黄丸、龟龄集等，还有名贵药材的来料加工，这些生意都要在独立环境中完成，所以大型药行就独自开办所谓的“参茸号”。

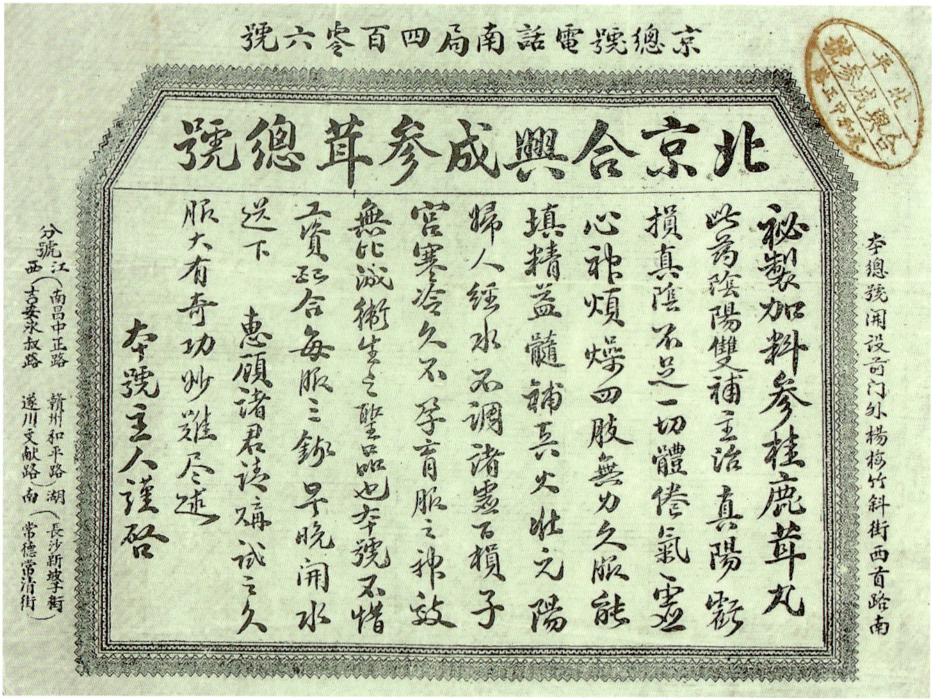
京總號電話南局四百零六號
北京合興成參茸總號
本總號開設前門外楊梅竹斜街西首路南
秘製加料參桂鹿茸丸
此藥陰陽雙補主治真陽虧損真陰不足一切體倦氣虛心神煩燥四肢無力久服能填精益髓補真火壯元陽婦人經水不調諸虛百損子宮寒冷久不孕育服之神效無比誠衛生之聖品也本號不惜工資配合每服三錢早晚開水送下　惠顧諸君請鑑試之久服大有奇功妙難盡述
本號主人謹啓
分號 江西（南昌中正路 吉安永叔路 贛州和平路 遂川文献路）湖南（長沙新坡子街 常德常清街）

▲ 图 15《秘制加料参桂鹿茸丸》（蓝色石印，205mm×230mm，藏于“景和斋”）

① 中国人民政治协商会议北京市委员会文史资料研究委员会．驰名京华的老字号 [M]．北京：文史资料出版社，1986：13.

“参茸号”的出现，是将药行销售门类进行细化的集中体现。中药商行将普适性药材和中成药与贵重药材及贵重中成药分隔开来进行销售，使销售人群与销售门类更加细化与精准，提高了销售效率，这也是中医药商业发展一个非常重要的趋势。这一销售方法在南北药行均有应用。以北京、上海[①]设立的参茸号最著。因为二者，一为晚清、民国的政治文化中心，一为同时期的金融商贸中心，进而为药行的贵重药材交易与发展提供了良好的条件。

第三节　北京地区疾病防控中的医疗与慈善

一、北京地区疫病防控剪影

明、清时期北京地区重大疫病的中医防控出现了变革性发展，并在传播过程中反映出诸多特殊医疗社会现象，如御医针对不同群体疫病献方的差异，北京地区政府纸质媒体（报纸）、善堂（慈善机构）、药堂（同仁堂、鹤年堂等）在疫病防控中的重要作用，体现了在大疫背景下中西医结合、政府制度规范演进、慈善事业变革等中医药防控与传播状态[②]。同时，北京地区中

① “参燕行业也有大小同行之分，大同行就是阜昌、德昌、葆大、元昌、裕生德，这五家商号基本垄断了最优质的参茸燕耳，国外进口来的高丽参也是先由这五家承买下来，再转卖给其他药号。参茸业中最赚钱的就是参类，鹿茸鹿角次之，银耳和燕窝最薄，因为银耳和燕窝在很多南货店中就有出售，竞争较大，获利较薄。参燕业以参为主要业务，次及燕窝、鹿茸、银耳等高级补品。因为这种高级补品价格非常昂贵，都是一些富商显贵能服用的，所以对品质和产地要求极高，且分类繁多。”参见：荆丽娟编，《药肆文化》，上海科学技术出版社 2019 年版，第 42 页。

② 参见：杨念群．如何从“医疗史”的视角理解现代政治 [J]. 中国社会历史评论，2007（1）：27-37；周秋光，徐美辉．晚清时期中国近代慈善事业的兴起 [J]. 西南交通大学学报（社会科学版），2006，7（4）：133-138；杨鹏程，张凤．民国以前湖南疫灾流行与环境的关系 [J]. 历史教学，2018（8）：13-19.

医药文告在传播过程中涉及了疫病防控下“国家—地区—医疗机构—其他机构—个人”的深层社会关系、纸媒在疫病防控中的联动效应、南方北方重要城镇疫病中医药防控的差异、近代北京地区发展衍生疫病新的传播形式，以及近代转型期中西医“博弈”情态等，从而反映出近代时期中国重大疫病中医防控的“简、便、廉、验”的应用特点与特有的医疗人文背景。

下面以“霍乱”为例，以其防治的主方、主药剂量、加减方法以及具体防护方法，加以详细阐明。

表 3　近代北京地区霍乱疫情情况简表

年份	疫情	地点	资料来源
1840年	（霍乱）借英兵及印兵传入，波及北京	北京等地	伍连德 . 中国霍乱流行史略及其古代疗法概况 [J]. 同仁医学，1935（4）：321.
1862年	京师出现大疫。涿州、天津、通州流行转筋痧（霍乱），死亡人数难计其数	北京、天津	张剑光 . 三千年疫情 [M]. 南昌：江西高校出版社，1998：519.
1902年	1902 年，京津地区霍乱流行，死人无算，“有顷刻死者、有半日死者”。同年，黑龙江爱辉也出现严重的霍乱转筋，半个月后，“市断人稀，街面几无人迹”，每日死亡有七八百人	北京、天津等地	张剑光 . 三千年疫情 [M]. 南昌：江西高校出版社，1998：516.
1903年	京城又见疫病。“城内外人多瘰疖”	北京	张剑光 . 三千年疫情 [M]. 南昌：江西高校出版社，1998：519.
1919年	本年霍乱死亡人数在 30 万人左右。6 月，霍乱先由上海流行，后波及各省，北至黑龙江，南至福建、台湾均有霍乱流行。据不完全统计，全国死于霍乱人数约 20 万至 30 万人；其中黑龙江哈尔滨发病 11 502 例，死亡 6775 人；辽宁发病 33 793 例，死亡 21 485 人；台湾发病 3835 例，死亡 2696 人；上海租界死 648 人，崇明死 100 余人；北京死 213 人	全国性	蔡勤禹，王林，孔祥成，等 . 中国灾害志・断代卷（民国卷）[M]. 北京：中国社会出版社，2019：122–123.
1932年	全国性霍乱造成数十万人死亡	全国性	蔡勤禹，王林，孔祥成，等 . 中国灾害志・断代卷（民国卷）[M]. 北京：中国社会出版社，2019：122.

（一）中医药文告传播视域下的北京地区防疫状态

由于北京居于重要的地理位置以及人群高密集程度，由此引发瘟疫的流行往往可传布到其他各省。同时，其防治方法也可以传到其他各省，成为各地区治疗疫病的有效治疗方法。这些内容在中医药文告中有详尽的记载。如崇祯辛巳年（1641 年）中医药文告“时疫雷公霹雳丸”，先后传至今贵州、江苏、浙江三省，经过多地疫情的检验，并于光绪十七年（1891 年）浙江省再次刊布为霍乱防治文告。

1. 霍乱防控药方的跨省传递

疫情防控所体现出来的渠道是多种多样的，它包括政府乃至晚清时期的政府医疗机构如太医院。近代时期，社会力量开始转型，取而代之的是新型的诸如商会、清洁会等社会团体[①]。同时，各地区的机构，如药堂、善堂、出版社等社会机构，以及寺院、道观等宗教机构，为了防控区域性的传染性疾病，也利用纸质媒介（中医药文告）参与到疫病防控的活动中来。虽然防疫的出发点是共同的，但是，由于各自对待疾病防控的认识不同，自身的社会背景不同，因此各自所宣扬的内容也具有鲜明的特点，进而形成了近代社会复杂的医疗社会现象。

在近代霍乱防疫的过程中，中医药堂扮演着重要的角色，所以，留存有较多的药堂刊布的中医药文告，这也成了霍乱防控主要的纸质宣传途径。如绍城大路至大药栈、浙绍信大药行合刊的《雷公霹雳丸》，记录了“吊脚痧”的治疗方案。从文告的行文布局推敲，药堂刊布文告其目的有二：一者，宣传霍乱防控中药效方，施治于大众；一者，以文告的形式宣传药堂，树立形象。

---

① 方旭红．论 1926 年吴门大疫与苏州的疫病防治 [J]. 苏州大学学报，2006（6）：73-76.

专治……上吐下泻，腹中绞痛，面青肢冷，气闭脉伏，霍乱转筋，俗名吊脚痧。……

敬惜字纸　　　　　　　　绍城大路至大药栈虔制

　　　　　　　　　　　　浙绍信大药行同人募赠[①]

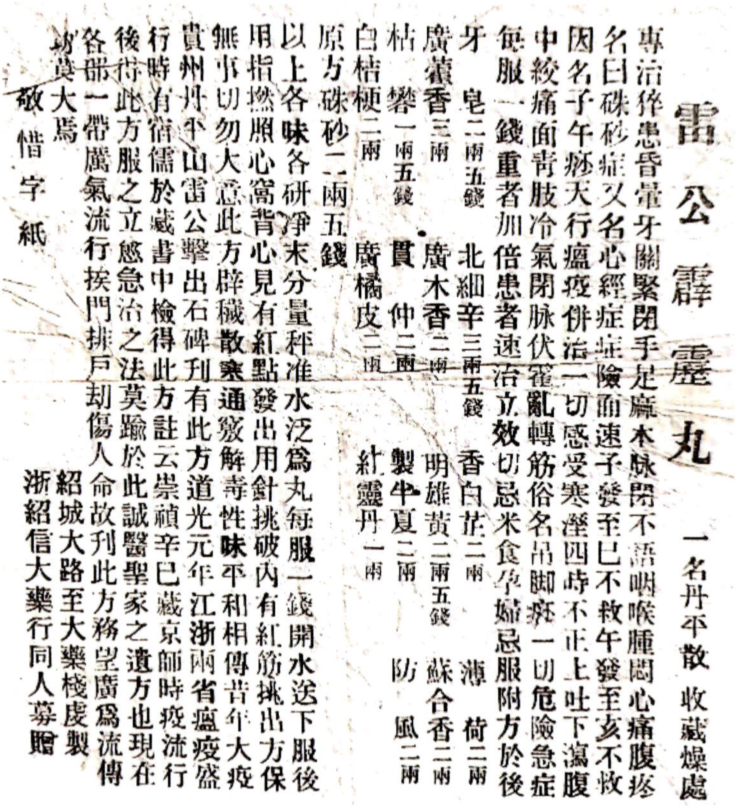

雷公霹靂丸　一名丹平散　收藏燥處

專治倅患昏暈牙關緊閉手足麻木脉閉不語咽喉腫悶心痛腹疼
名曰痧症又名心經症症險而速子發至巳不救午發至亥不救
因名子午痧天行瘟疫併治一切感受寒涇四時不正上吐下瀉腹
中絞痛面青肢冷氣閉脉伏霍亂轉筋俗名吊脚痧一切危險急症
每服一錢重者加倍患者速治立效切忌米食孕婦忌服附方於後
牙皂二兩五錢　北細辛三兩五錢　香白芷二兩　薄荷二兩
廣藿香三兩　廣木香二兩　明雄黄二兩五錢　蘇合香二兩
桔礬一兩五錢　貫仲二兩　製半夏二兩　防風二兩
白桔梗二兩　廣橘皮二兩　紅靈丹一兩
原方硃砂二兩五錢
以上各味各研淨末分量秤准水泛爲丸每服一錢開水送下服後
用指撚照心窩背心見有紅點發出用針挑破內有紅筋挑出方保
無事切勿大意此方辟穢散寒通竅解毒性味平和相傳昔年大疫
貴州丹平山雷公擊出石碑刊有此方道光元年江浙兩省瘟疫盛
行時有宿儒於藏書中檢得此方註云崇禎辛巳歲京師時疫流行
後得此方服之立愈急治之法莫踰於此誠醫聖家之遺方也現在
各郡一帶廣氣流行挨門排戶刼傷人命故刊此方務望廣爲流傳
功莫大焉　紹城大路至大藥棧虔製
敬惜字紙　浙紹信大藥行同人募贈

▲ 图 16《雷公霹雳丸》仿单（洋粉连纸，155mm × 140mm，藏于“景和斋”）

2. 地理位置的辐射效应

京师因地理位置重要，人员流动性较大，其瘟疫的流行往往传布到其他各省份。同时，其防治方法也可以传到其他各省，成为各地区治疗疫病

① 据李文波《中国传染病史料》“中国霍乱分省统计表”记录，1840—1949 年，浙江省发生霍乱流行 39 次，仅次于上海地区。

的有效治疗途径。这些内容在中医药文告当中也有所体现。往往在对疫情的描述过程当中详细记载了在京师疫情流行的过程当中施用的中医药处方，如《雷公霹雳丸》记载方源可追溯至崇祯辛巳年（1641 年），传递路线为：京师—贵州—江浙两省，经过多地疫情的检验，形成了此方，于浙江省刊布为霍乱防治文告。

此方避秽散寒通窍解毒，性味平和。相传昔年大疫，贵州丹平山雷公击出石碑刊有此方，道光元年江浙两省瘟疫盛行，时有宿儒于藏书中检得此方，注云：崇祯辛巳藏京师，时疫流行后得此方，服之立愈。急治之法，莫逾于此。诚医圣家之遗方也。现在各郡一带，疠气流行，挨门排户，劫伤人命。故刊此方，务望广为流传，功莫大焉。

（二）中医药文告传播视域下的南方地区防疫状态[①]

海上名医曹炳章先生对 1925 年上海地区流行的霍乱进行了详述。文告《曹炳章先生霍乱防治法》包括内治法与外治法两种，同时对于霍乱证的寒、热、湿证辨识也进行了描述，并对霍乱患者的舌苔、唇口、眼目、肢体、手指、胸脘、声音、自汗、呕吐、腹痛、下利、小便、转筋、辨脉等进行了详细的鉴别。最后，对当时霍乱中药应用方案进行辨识。

尝考霍乱一症，原有属寒、属热、属湿之分，自民国八年至今年（即十年），每见夏秋发现之际，其间属热者多，属寒者少。盖近年以来，天气春寒夏凉，淫雨连天，至长夏初秋，亦多忽寒忽热，以致湿遏于外，热伏于内，伏之浅，郁之微，则出从热化而为暑湿，伏暑。若伏之深，郁之甚，又感新凉，则内伏之热欲出不得，若再客寒外束，内外交讧，其病乃发。

① 马捷．中国近代社会转型期霍乱防控中“中医药文告”的传播与思考[J]．中医药文化，2021，16（1）：20-31.

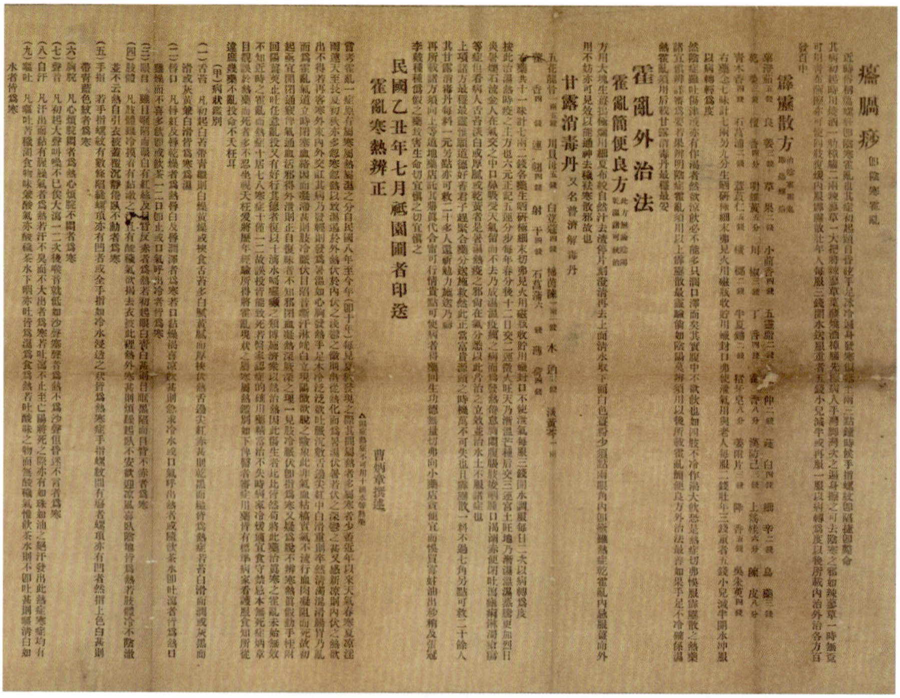

瘟腸痧（俗名寒霍亂）

辟瘟散方

霍亂外治法

霍亂簡便良方

甘露消毒丹 又名普濟解毒丹

民國乙丑年七月祇園圖者印送

霍亂寒熱辨正

曹炳章撰述

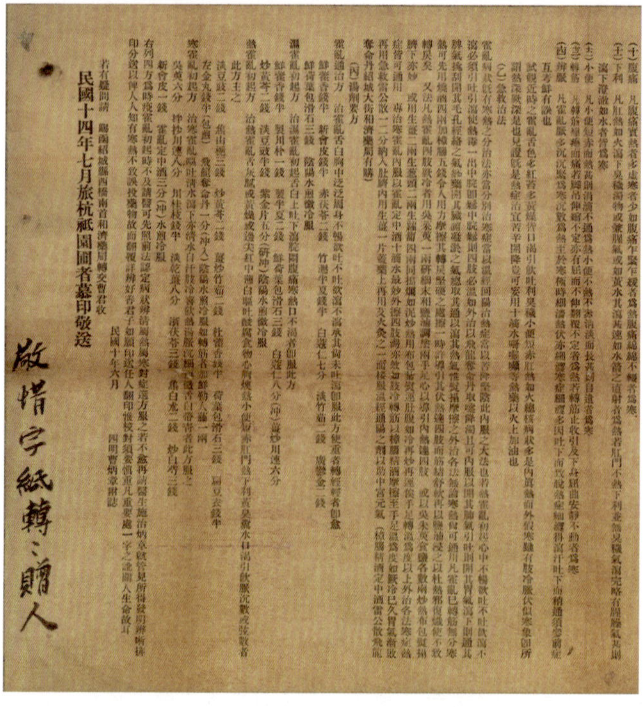

民國十四年七月旅杭祇園圖者募印敬送

敬惜字紙轉轉贈人

▲ 图 17《曹炳章先生霍乱防治法》图版（铅印，690mm×315mm，藏于“景和斋”）

民国二十七年（1938 年）香港地区许姓医士对当时港府霍乱流行中中药的防治做了详述，包括中医辨证方法（“霍乱症验法”）、中医治疗方法（“霍乱急救法”）、防护方法（“忌食”）[①]。

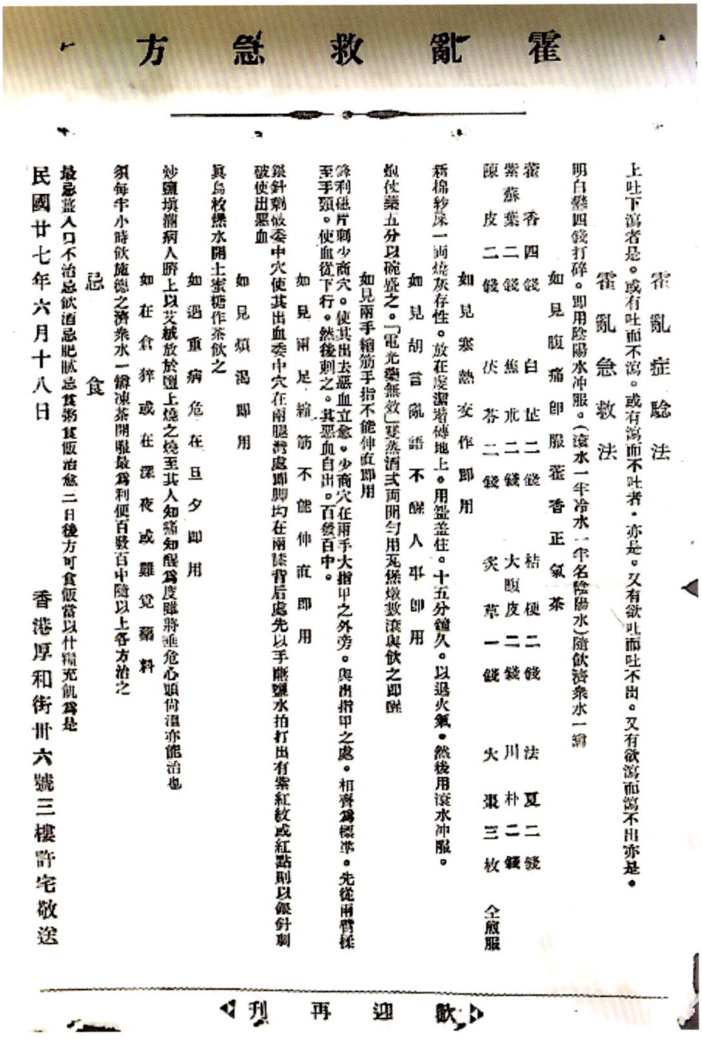

霍亂救急方

霍亂症驗法

上吐下瀉者是。或有吐而不瀉。或有瀉而不吐者。亦是。又有欲吐而吐不出。又有欲瀉而瀉不出亦是。

霍亂急救法

明白礬四錢打碎。即用陰陽水冲服。（滾水一半冷水一半名陰陽水）隨飲濟衆水一樽

如見腹痛即服藿香正氣茶

藿香四錢　白芷二錢　桔梗二錢　法夏二錢

紫蘇葉二錢　蕉朮二錢　大腹皮二錢　川朴二錢

陳皮二錢　茯苓二錢　炙草一錢　火棗三枚　全煎服

如見寒熱交作即用

新棉紗尿一兩燒灰存性。放在浸濕著磚地上。用盤蓋住。十五分鐘久。以退火氣。然後用滾水冲服。

如見胡言亂語不醒人事即用

飼伏藥五分以碗盛之。「電光藥無效」燙熱酒弍兩開勻用瓦煲燉數滾與飲之即醒

如見兩手縮筋手指不能伸直即用

鋒利磁片刺少商穴。使其出去惡血立愈。少商穴在兩手大指甲之外旁。與肉指甲之處。相齊為標準。先從兩臂揉至手頸。使血從下行。然後刺之。其惡血自出。百發百中。

如見兩足縮筋不能伸直即用

銀針刺放委中穴使其出血委中穴在兩腿彎處即腳均在兩膝背后處先以手蘸鹽水拍打出有紫紅紋或紅點則以銀針刺破使出惡血

如見煩渴即用

真烏枚煲水開上蜜糖作茶飲之

如遇重病危在旦夕即用

炒鹽填滿病人臍上以艾絨放於鹽上燒之燒至其人知痛知醒為度雖將垂危心頭尚溫亦能治也

如在倉猝或在深夜或難覓藥料

須每半小時飲施德之濟衆水一樽凍茶開服最為利便百發百中隨以上各方治之

忌食

最忌蓋入口不治忌飲酒忌肥膩忌食粥食飯治愈二日後方可食飯當以什糧充飢為是

民國廿七年六月十八日

香港厚和街卅六號三樓許宅敬送

歡迎再刊

▲ 图 18 香港《霍乱救急方》（铅印，260mm × 170mm，藏于“景和斋”）

① 1938 年 4 月 9 日《申报》报道：“本港去年霍乱流行期间，染霍乱而死者统计 1081 人，此可怖之数字，使人难忘霍乱之危险。市政卫生局筹划防止霍乱流行，将采用去年防范步骤。”由此文可知，1937 年，香港已经历霍乱大流行，因此全港对疫病防控高度重视，社会各阶层均参与其中。

霍乱症验法

上吐下泻者是。或有吐而不泻，或有泻而不吐者，亦是。又有欲吐而吐不出，又有欲泻而泻不出，亦是。

霍乱急救法

……

忌食

……

民国廿七年六月十八日　　　香港厚和街卅六号三楼许宅敬送

从以上南北地区医家利用“中医药文告”防控霍乱流行的记录来看，近代时期，虽然南北地区形成的“中医药文告”在形制、内容上均有所差别，但是“中医药文告”作为一种重要的防疫宣传媒介，均体现出近代本土中医医生对于疫病的防护情态。北京地区的“霍乱中医防控文告”体现了简明的特点，以“释名”“症状”“处方”为主，并在文告《雷公霹雳丸》中体现了京师自身特殊的政治、经济属性所展示的“辐射效应”。然而，上海、香港地区的“霍乱中医防控文告”体现了对病证详细的鉴别思路，二者有着鲜明的区别。

二、北京地区急性病防控的慈善转型

中医药在古代突发的时疫、痧症、金刃跌打损伤、骨断筋折等急性病防控中发挥了重要的作用。这种中医药防控手段需要快速有效地传播，因此，北京地区的药堂、善堂、商会、印书局等社会机构纷纷印制防病医药文告，逐渐形成了具有“单页成文、易于传播、语言浅白、慈善普济”特点的医药传播方式。因此，“中医药文告”成了北京地区急性病中医药防控的重要形式之一。与此同时，参与救治急性病的社会机构与医疗性质也发生着变化，医疗群体以医疗机构与医生为主，转化为社会多阶层或机构参与；医疗由救治为主，向救治与慈善结合的形式转变。

（一）琉璃窑厂的中医药慈善传播——“神效接骨回生丹”

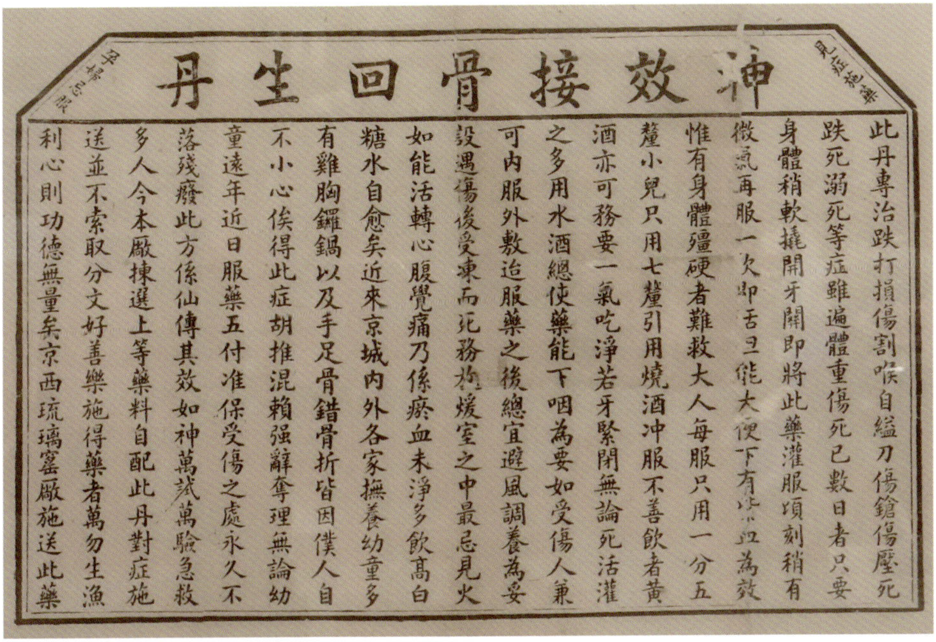

神效接骨回生丹

見症施藥　孕婦忌服

此丹專治跌打損傷割喉自縊刀傷鎗傷壓死跌死溺死等症雖遍體重傷死已數日者只要身體稍軟撬開牙關即將此藥灌服頃刻稍有微氣再服一次即活但能大便下有紫血為效惟有身體殭硬者難救大人每服只用一分五釐小兒只用七釐引用燒酒沖服不善飲者黃酒亦可務要一氣吃淨若牙緊閉無論死活灌之多用水酒總使藥能下咽為要如受傷人兼可內服外敷迨服藥之後總宜避風調養為妥設遇傷後受凍而死務放煖室之中最忌見火如能活轉心腹覺痛乃係瘀血未淨多飲高白糖水自愈矣近來京城內外各家撫養幼童多有雞胸鑼鍋以及手足骨錯骨折皆因僕人自不小心俟得此症胡推混賴强辭奪理無論幼童遠年近日服藥五付准保受傷之處永久不落殘廢此方係仙傳其效如神萬試萬驗急救多人今本廠揀選上等藥料自配此丹對症施送並不索取分文好善樂施得藥者萬勿生漁利心則功德無量矣京西琉璃窰廠施送此藥

▲ 图 19《神效接骨回生丹》（石印，315mm×400mm，藏于“景和斋”）

神效接骨回生丹　见症施药 孕妇忌服

此丹专治跌打损伤、割喉、自缢、刀伤、枪伤、压死、跌死、溺死等症。虽遍体重伤，死已数日者，只身体稍软，撬开牙关，即将此药灌服，顷刻稍有微气，再服一次即活。但能大便，下有紫血为效。惟有身体僵硬者，难救。大人每服只用一分五厘，小儿只用七厘。引用烧酒冲服。不善饮者，黄酒亦可。务要一气吃净。若牙关紧闭，无论死活，灌之多用水酒，总使药能下咽为要。如受伤人兼可内服、外敷。迨服药之后，总宜避风调养为妥。设遇伤后受冻而死，务放暖室之中，最忌见火，如能活转，心腹觉痛，乃系瘀血未净，多饮高白糖水自愈矣。近来京城内外，各家抚养幼童多有鸡胸、锣锅以及手足骨错、骨折，皆因仆人自不小心。俟得此症，胡推混赖，强辞夺理。无论幼童远年近日，服药五付，准保受伤之处永久不落残废。此方系仙传，其效如神，万试万验，急救多人。今本厂拣选上等药料，自配此丹，对症施送，并不索取分文，好善乐施。得药者，万勿生渔利心，则功德无量矣。京西琉璃窑厂施送此药。

（二）京西琉璃窑厂

在唐朝末年琉璃渠村就已建立起了琉璃窑厂，元初，便成了皇家御用官窑厂。最早记载皇家建筑应用琉璃渠窑厂的琉璃制品，始于清代康熙年间，并一直由“琉璃赵家”主持烧制。自此皇家各项建筑均有赵家提供琉璃料件，除皇宫三大殿工程外，还有太庙、社稷坛、天坛、地坛、圆明园、颐和园、东陵、西陵的修缮。北京官琉璃窑厂包括北京宣武门外海王村的内厂和京西琉璃渠的外厂，均由“琉璃赵家”负责。清代乾隆时期，将皇家琉璃内厂迁到琉璃渠村，与外厂合并，由工部官员赵邦庆主持烧造。时至道光年间，村中琉璃窑厂作坊数量增加，鼎盛之时设有 40 余座[①]。

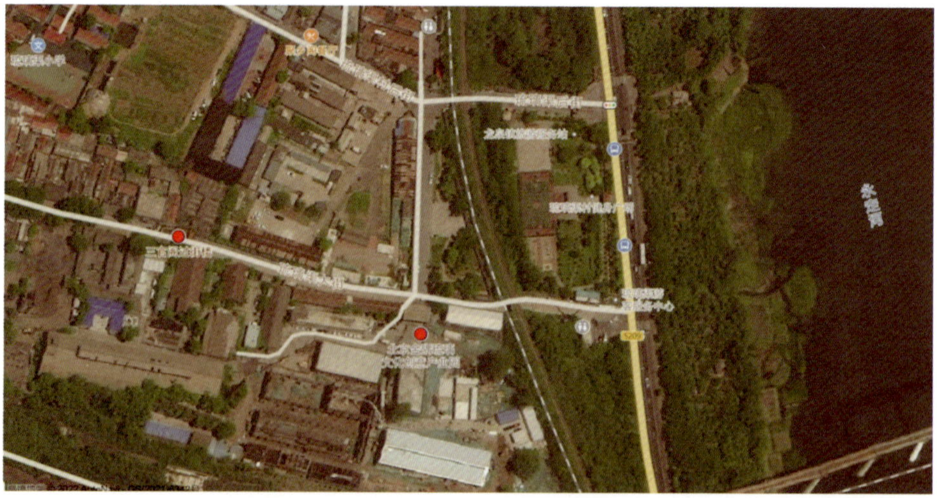

▲ 图 20 京西琉璃窑厂（今北京金隅琉璃文化创意产业园）、三官阁过街楼位置示意图（底图来源：Google Earth）

① 陈志强．千年窑火不熄的皇家琉璃窑·琉璃渠 [M]. 北京：中国和平出版社，2010：109-110.

京西琉璃窑厂设址于琉璃渠村。琉璃渠村为北京市门头沟区龙泉镇辖村，位于镇域北部，西倚九龙山，东临永定河。村前有京门铁路，村南有丰沙铁路和大秦铁路联络线经过。琉璃渠村聚落平面呈半圆形，村域面积3.5平方千米，地势为西高东低，西部为山坡地，东部为平原地。村中横贯两条主要街道，均为东西走向；一条是前街（大街），全长1000米，宽15米，旧时京西古道中的西山大道从街中穿过；另一条是后街，全长500米，旧时通往千年古刹——椒园寺[①]。如今，“京西琉璃窑厂”焕

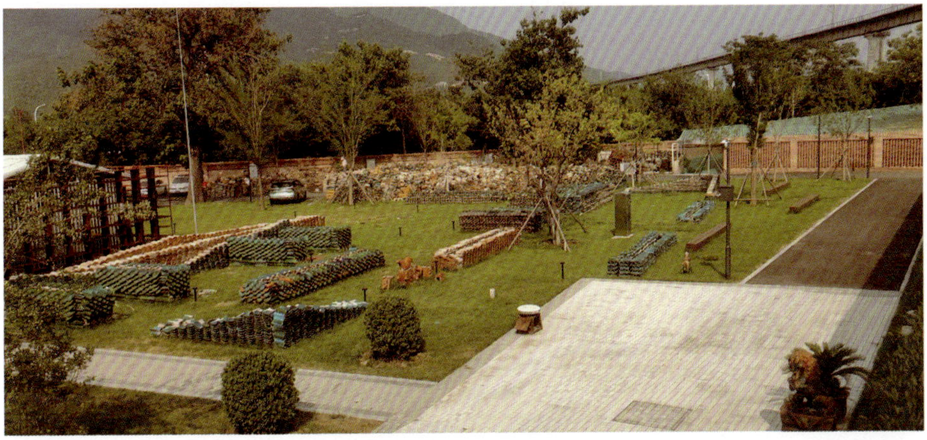

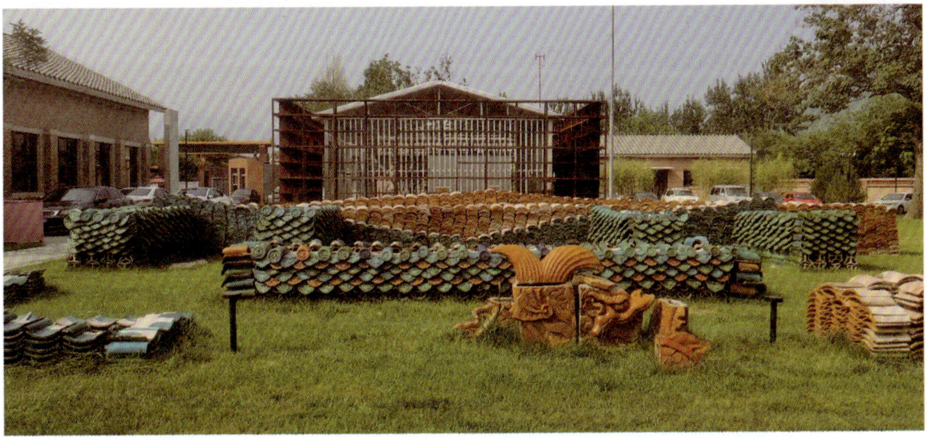

▲ 图21 北京金隅琉璃文化创意产业园

（原京西琉璃窑厂旧址处，笔者拍摄于2022年8月1日）

① 袁树森.门头沟传统村落[M].北京：北京出版社，2019：90.

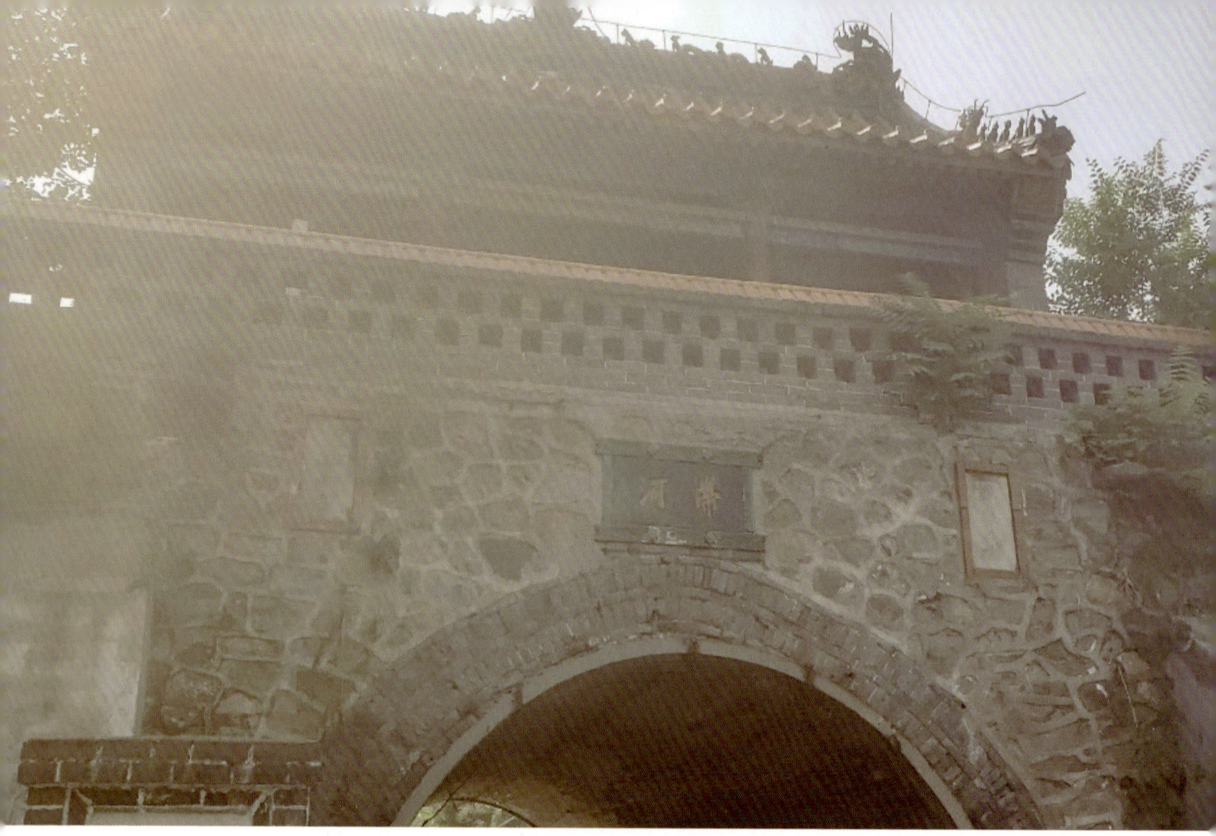

▲ 图 22 三官阁过街楼（笔者拍摄于 2022 年 8 月 1 日）

发了新生，官窑窑火重燃，并在原址上建成“北京金隅琉璃文化创意产业园”。

同时，三官阁过街楼则位于琉璃渠村东口，坐西朝东，因券洞上殿堂供奉文昌等三官，故称三官阁。每年农历正月十五，街楼上遍挂彩灯，故又俗称“灯阁”。过街楼始建于清乾隆二十一年（1756 年），1996 年修缮过街楼时出土的《琉璃局文昌东阁记》由山西太原府榆次县学生员郝言撰文。其中有描述：“神京西五十里许，有琉璃局者，以烧琉璃著名也。由王朝景、赵邦庆等首倡集局民共议，众人踊跃称善，捐资鸠工。庀材垒石为台，构木为门，下辟洞门便行人也，不数月厥工。阁之上，东向供奉文昌、三观，足以消除灾祸也。”[①]

① 北京市古代建筑研究所．北京古迹概览[M]．北京：北京美术摄影出版社，2019：195.

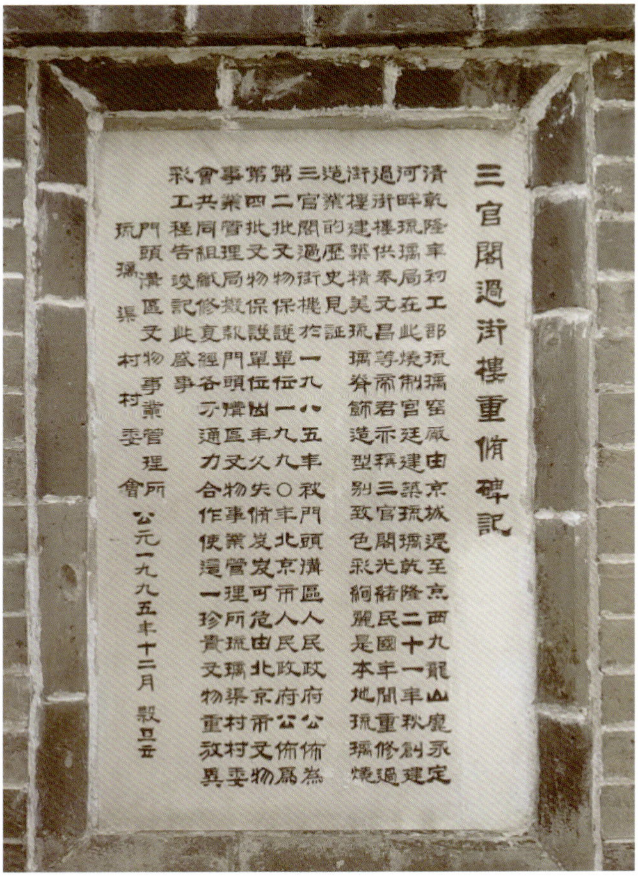

▲ 图 23《三官阁过街楼重修碑记》（笔者拍摄于 2022 年 8 月 1 日）

三、晚清民国时期北京地区慈善事业兴起的医疗现象

（一）北京地区传统慈善观念向现代慈善观念的转型

京西琉璃窑厂一直是御用窑厂，位于永定河畔，为通商要地，紧邻三官阁过街楼，来往人员甚多。所以，在这样的地理状态下，文化的交融、发展与传播是“不可抗拒”的。因此，京西琉璃窑厂宣扬“济世救人”的宗旨，是“事半功倍”之举。《神效接骨回生丹》文告正是北京地区日常慈善事业的缩影，是针对地方常见病进行的中医药防控有效简便方法的宣讲，

如“跌打损伤”“刀枪伤”“儿童疾病”等常见急性病证，为地区性实用文告。

（二）北平地区地方机构已融入了慈善救急的日常生态中，并发挥了一定的作用

在晚清、民国期间，针对底层民众的救助行为仍然是以中医药为主，因为中医药本身具有如下的特性：（1）群众基础好，受到大众的认可；（2）价格相对低廉（比当时的西药药品低廉）；（3）普适作用强，可以在大范围民众中推广。本章所引用的京西琉璃窑厂刊布的中医药文告《神效接骨回生丹》，体现了上述之论。正因为医疗与慈善的初衷是相通的，所以晚清御用窑厂也承担着普济民众的责任，将中医药与“慈善”行为融合在一起。

（三）医家的个人行为逐渐形成民间的团体行为

如章原先生研究上海国医公会的相关医疗行为传播方式，发现由于近代医师群体专业程度的不断提高，专业团体不断出现团体性的慈善行为，比之前的中医个人慈善施诊具有更大的影响力。

> 上海国医公会除了督促各会员平时注意救助贫病外，还公开在报刊上公布中医界在上海开设或参与的施诊处所，计有如仁济堂、广益中医院、谦益伤科医院、沪北广益中医院、广益善堂、沪南神州医院、福履医院、博济善会、广仁善堂、至圣善院、位中善堂、一善社、联义善、会元济善院、粤商医院、中国医院、华隆中医院、潮州和济医院、四明医院等数十处，讲明地址、时间及施诊办法，以方便贫民就医[①]。

① 章原．医事广告［M］．上海：上海科学技术出版社，2019：51．

地方知名机构慈善行为也逐渐由个人慈善行为向集体慈善行为过渡，形成了具有一定组织形式的规模化行为，使其慈善波及的范围更加广泛。并且随着团体作为载体，成了北京地区医疗慈善的一种新的形式。

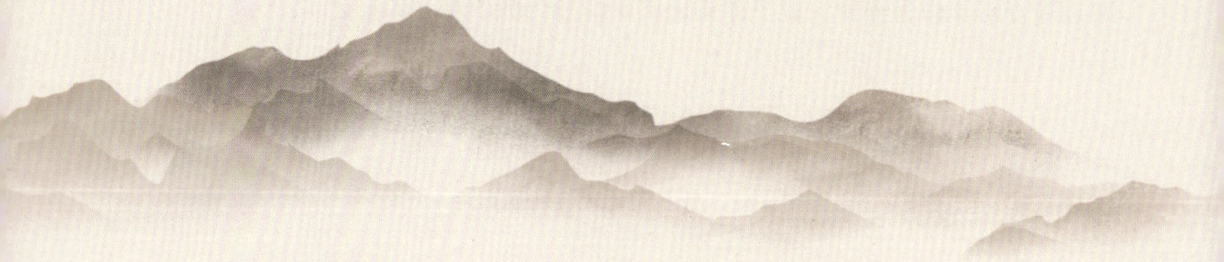

第三章
医文地理：近代时期北平城的中医药地理文化圈

药行作为商业运营机构，需依仗经济发展的重要地理位置设店经营，因此药行多集中在北平城中一些重要的“商圈”街巷，形成了晚清民国时期特有的北平中医药商行分布景象。所以，在北平城内呈现出了一个具有商业属性的中医药商业文化圈。这个“圈”虽与其他商贸街巷纵横交错，但却有着自身独特的地理环境，既聚拢，又分散。其中，北平内外城大致形成了6个重点商业区域：内城的东四牌楼区域、西四牌楼区域、安定门区域；外城[1]的正阳门外（大栅栏区域）、崇文门区域、广渠门区域。同时，也逐渐形成了近代中药商业的倒“品”字形的“内二外一”的中医药商业文化圈——“西四牌楼－天安门－正阳门”文化圈、“地安门－东安门－东四牌楼”文化圈、“宣武门－正阳门－崇文门”文化圈。

---

①“清兵入关后，清朝统治者曾把大部分居民从主城迁往城郊，主要是已被城墙包围的南郊。中国人把这一部分城区叫作‘外城’，或称‘帽子城’，因为它的位置和形状像主城上的一顶帽子。”参见：奥斯伍尔德·喜仁龙．北京的城墙和城门[M]．宋惕冰，许永全，译．北京：北京联合出版公司，2017：63.

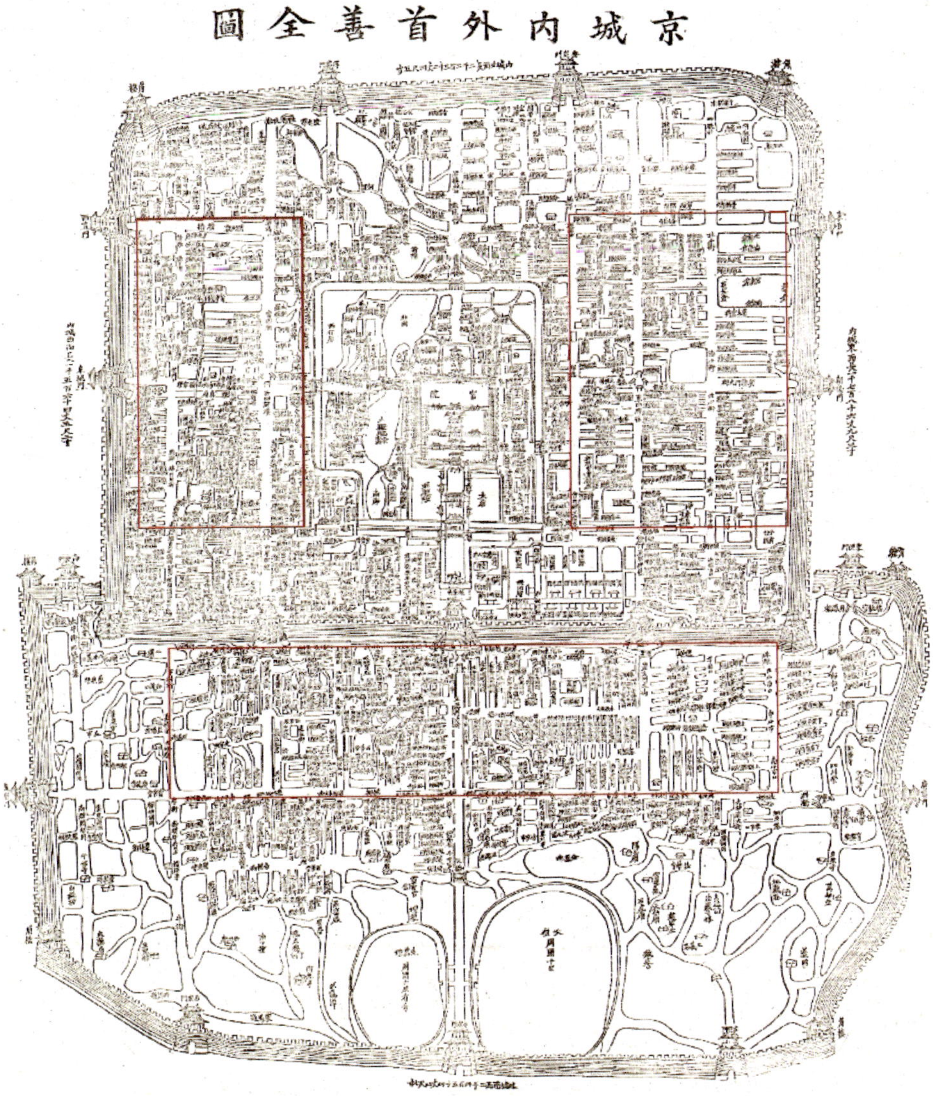

▲ 图 1“近代中医药商业文化圈”示意图（红框标记处）

（地图来源：《京城内外首善全图》）

近代中医药商业文化圈产生的内在原因大致可以分成人口聚集效应、商业聚集效应、人群流动效应三类。

一、人口聚集效应

著名历史地理学家侯仁之先生曾在其著作《北平历史地理》中提到了近代北平人口分布状态与分析结果。

> 依靠民国初年的人口普查报告，这份1917年的报告被认为是早期人口调查中最为准确的。报告显示，内城人口总数为482，861，外城则为328，695[①]。由于外城东南部有大片地区民居稀少，所以外城建有住宅的地方平均人口密度实际上远远高于内城……第一，只有少数的居民仍旧住在金中都原址东部未搬走，这里已并入如今的北平外城西段，因此，外城这片人口稀少的区域可以用“中都范围”来形容。这片区域的人口密度与几乎为空地的天坛以东地区形成鲜明的对比。如果对于这个地区过去的地理状况没有了解，便很难理解今天的这一现象。第二，地图上的人口最稠密地区均出现在外城北部，而这里恰好位于原中都城东北角外和汗八里城正南。[②]

随着时代与城市规划的改变，导致人群聚集过程的变化，最终也使得中药药行布局逐步变迁。在人口大范围聚集的地方，必然要出现人类基本需求的设施，这一点是清晰可见的。医疗也是其中一项重要的需求。因此，大量的药行、药店都在这些区域聚集。主要的位置包括了我们所提到的东四牌楼区域（继仁堂、怀仁堂、宏仁堂、永仁堂、恒仁堂、北庆仁堂、永安堂、德安堂、天和堂、太和堂、普济堂、万春堂等）、西四牌楼区域（琪卉堂、大和堂、怀德堂、仁和堂、玉和堂、宏德堂等）以及南城的大栅栏区域（同仁堂、颐龄堂、雅观斋、培元堂、敦仁堂、鹤龄堂、太和堂、同春堂、橘井堂等）。从分布特点上揭示了“南著、东多、西少”的现象，与

---

① Sidney Gamble.Peking：A Social Survey[M].Oxford：Oxford University Press，1921：412.

② 侯仁之．北平历史地理[M].北京：外语教学与研究出版社，2020：140-142.

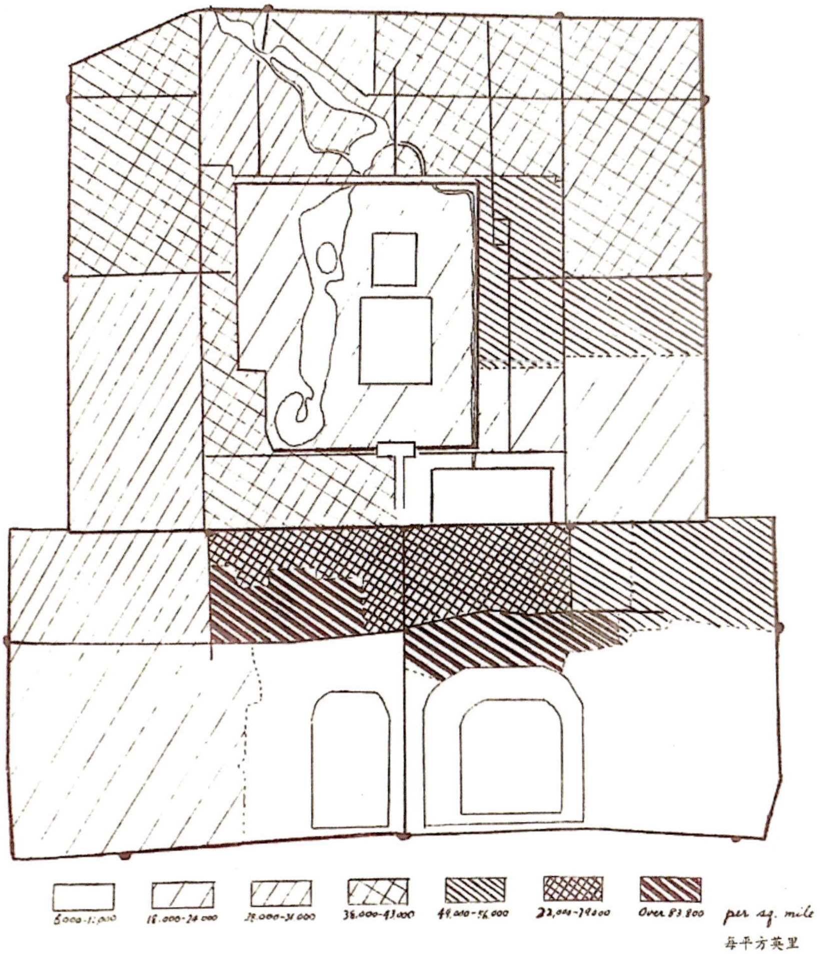

▲ 图 2 北京人口密度图[①]

人口分布特征相吻合。同时，大栅栏区域以著名药店为主，东四牌楼区域以数量多为特点，也设立了多家知名药店分号，如同仁堂分号——继仁堂、怀仁堂、宏仁堂、永仁堂等。

---

① 侯仁之先生基于甘博在 *Peking: A Social Survey* 记载的 1917 年人口调查报告绘制了“北京人口密度图”。参见：侯仁之．北平历史地理 [M]. 北京：外语教学与研究出版社，2020：141.

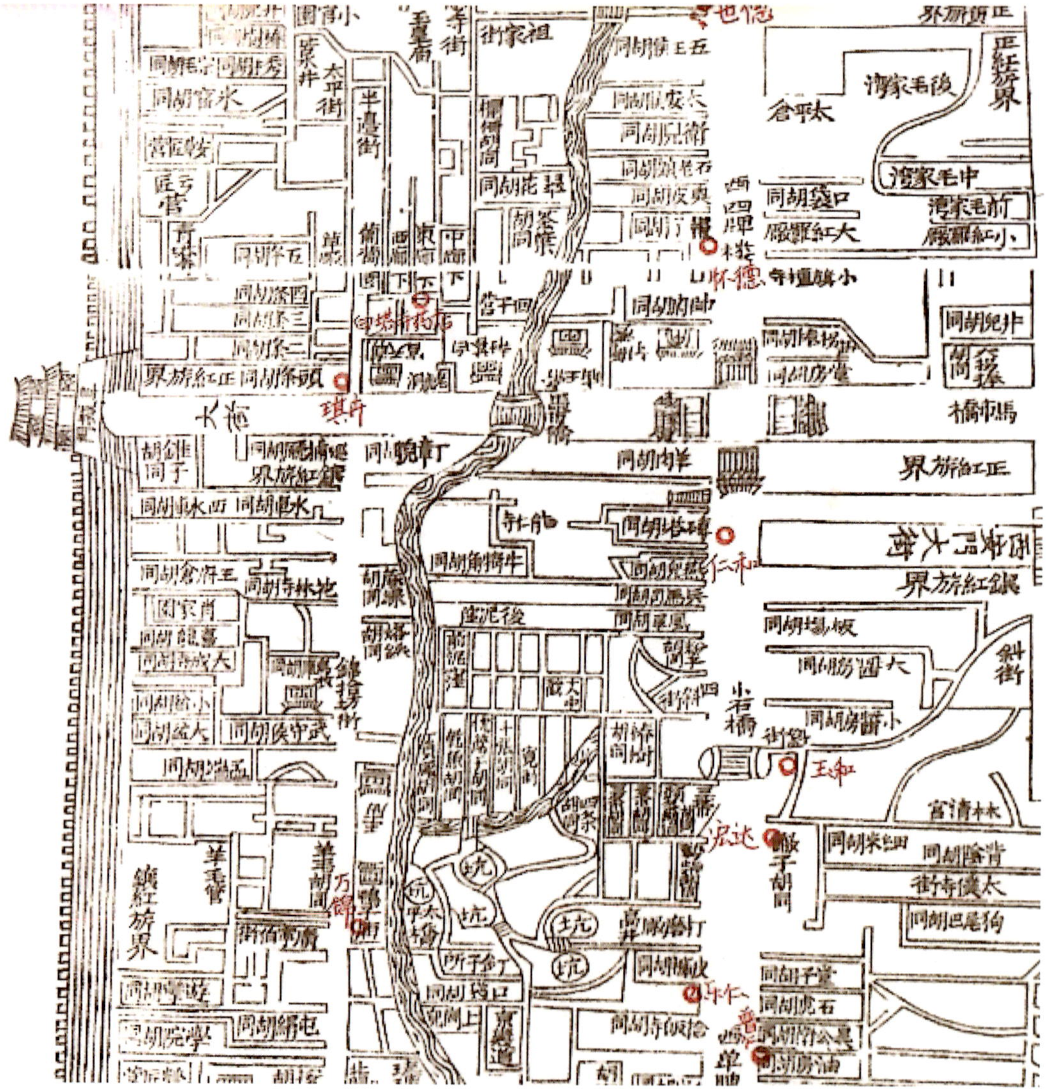

▲ 图 3-1 “西四牌楼”“东四牌楼”区域

（笔者依据《首善全图》底本标注，朱色标记中药堂所在区域，“堂”字均省略，下同）（底本来源：《首善全图》，丰斋木刻本，1796—1820 年）

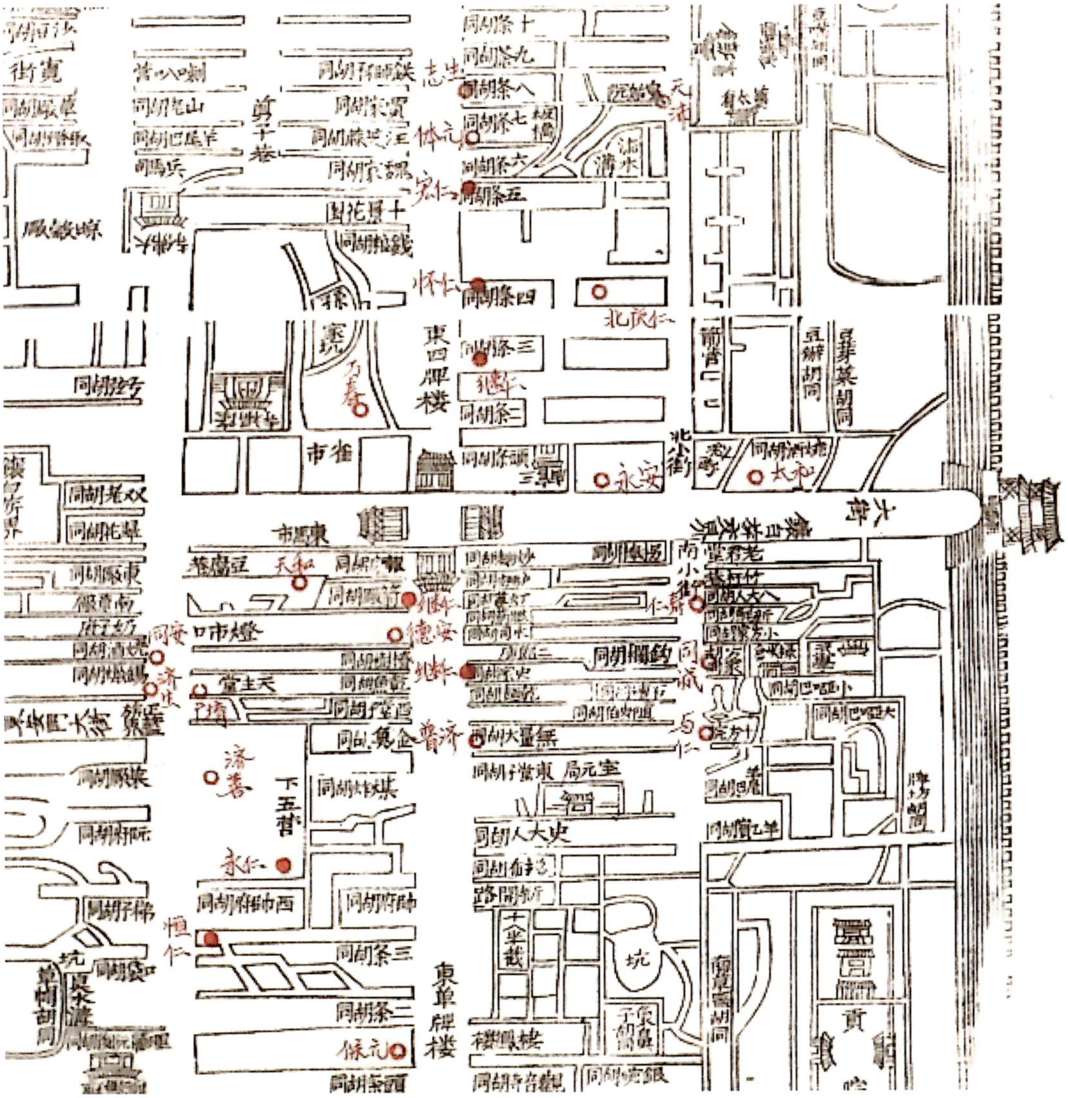

▲ 图 3–2“西四牌楼”“东四牌楼”区域

（笔者依据《首善全图》底本标注，朱色标记中药堂所在区域，“堂”字均省略，下同）（底本来源：《首善全图》，丰斋木刻本，1796—1820 年）

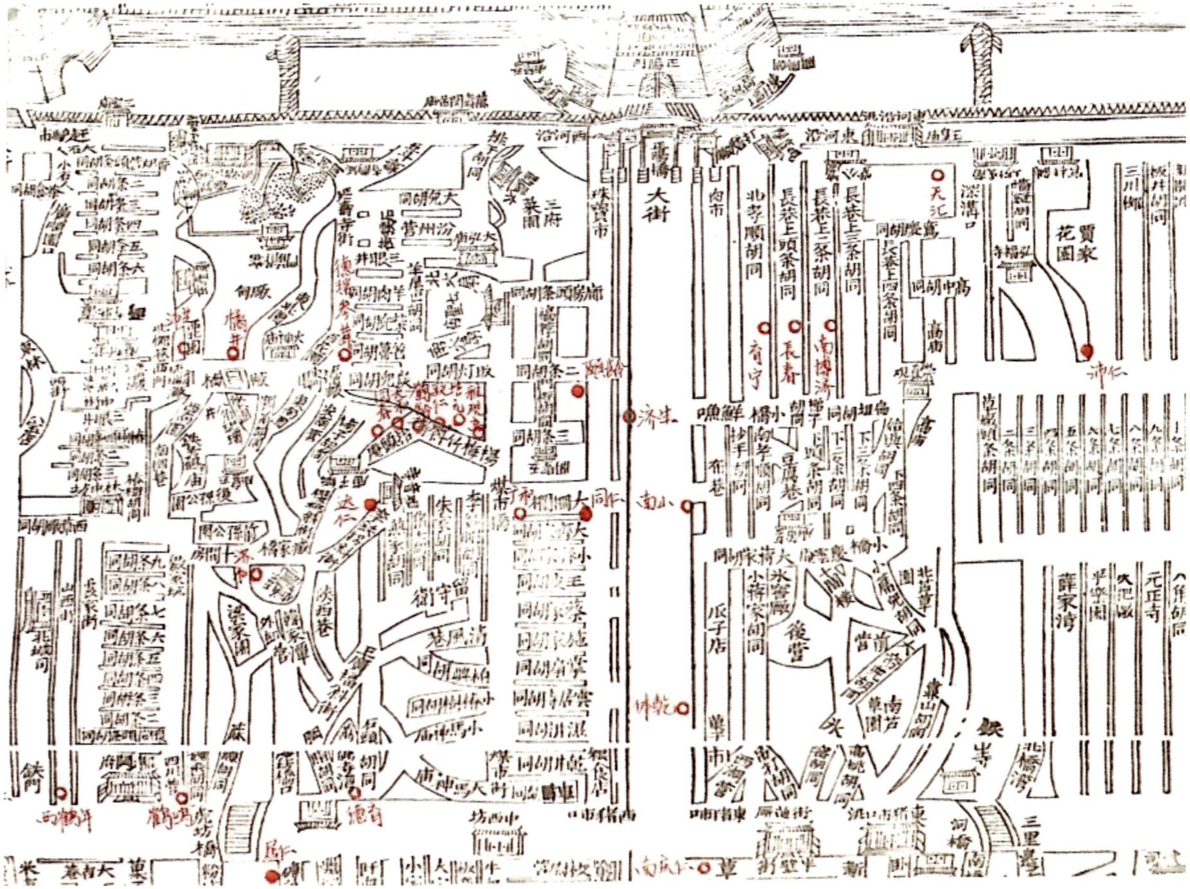

▲ 图 4 “正阳门”区域（笔者依据《首善全图》底本标注）

二、商业聚集效应

民国时期北京的市场体系在种类和数量上都较清代有所提高，百货商店、专卖店、固定商场逐渐代替了庙会与旧货市场，正是在这样的新、旧商业更替的过程当中，逐渐形成了北平地区大量的且更加完善与集中的商业街区。在这些区域中，销售着除食品以外的三种流通商品：工业品、国内城乡出产的手工业品以及二手货。其服务的对象来自不同的社会阶层。在这样的商业文化氛围之内也带动了医药贸易的繁盛①。

外城是民众或商业为核心的聚集之地，其商业街巷分为三大区域，以正阳门外（大栅栏区域）最为繁盛与集中。这是由于明代宫廷内城格局形成之后，内城城墙以南为民众聚集之地，极大地带动了手工业与商业的发展。因此，在城南大量药堂林立，尤以同仁堂、雅和斋、达仁堂为主，同时还包括德瑞参茸庄、鹤龄堂、同春堂等。通过分析北平集市分布状态与北平人口分布密度比例，也可以清晰地认识到这一特点。

实际上，随着时间推移，城市商业生活也有了进一步发展，最初的一些市场已经开始让位于常设的店铺，一些新的购物中心也开始出现。这些新的购物中心建在两条或多条主要街道相交的位置（十字路口或丁字路口），或紧邻城门的大街上。……城市商业生活的重心已经从元朝的钟鼓楼周边转移到了如今的外城中北部。市场、商店、手工业作坊等等，全都汇聚在这里，令人称奇。清朝末年，夏之时还提到，外城“是工商业大汇集的中心”②。

---

① 董玥．民国北京城：历史与怀旧[M]．北京：生活·读书·新知三联书店，2018：145.

② M. Kennelly. L. Richard’s Comprehensive Geography of the Chinese Empire and Dependencies [M] Shanghai：T’usewei Press，1908：71.

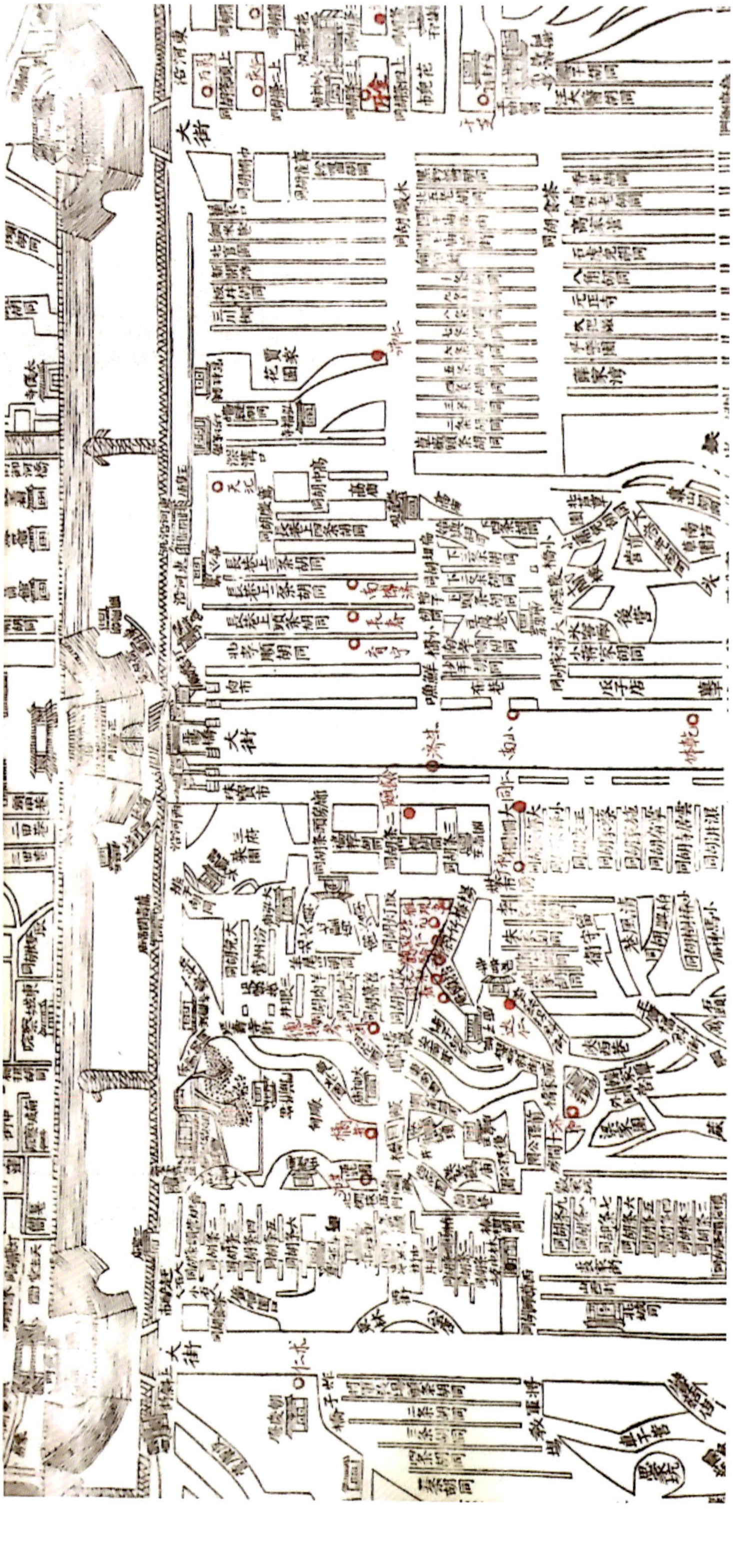

▲图5 “宣武门”“正阳门”“崇文门”一线（笔者依据《首善全图》底本标注）

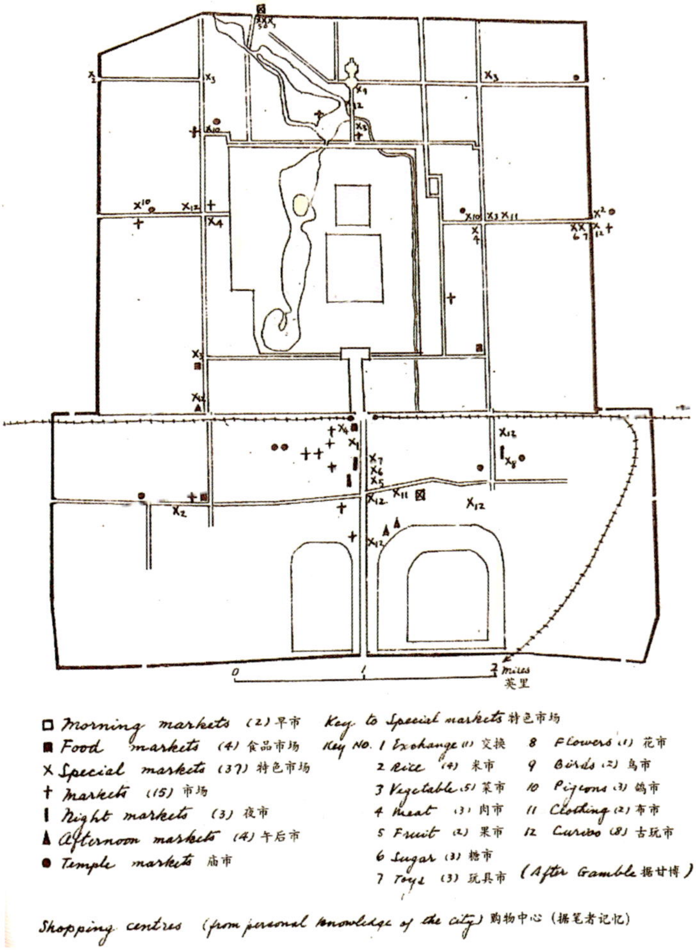

▲ 图 6 民国初年北平集市分布图[①]

东四牌楼区域也是商业聚居地之一。东四牌楼始建于明朝初期，在东四十字路口东、西、南、北四面，共四座牌楼，均为四柱三间三楼式，四根立柱下面有高 1.02 米、长宽各 1.03 米的夹柱石，额书为“履仁”（东侧）、“行义”（西侧）与“大市街”（南、北侧），俗称“东四牌楼大街”[②]。同仁堂

① 侯仁之．北平历史地理 [M]．北京：外语教学与研究出版社，2020：143.

② 清代朱一新所著《京师坊巷志稿》记载：“东大市街有坊四，东曰履仁，西曰行义，南、北曰大市街，俗称东四牌楼大街。”参见：东城区文化文物局编，《北京市东城区文化文物志》，东城区文化文物局2000 年版，第360 页。

分号——继仁堂、怀仁堂、宏仁堂、永仁堂、恒仁堂，以及永安堂、北庆仁堂、德安堂、万春堂等知名药堂设立于此。其中，永安堂已有 580 余年历史，素有“内永安、外同仁”之言。“内永安”指内城东四牌楼东南角的永安堂，“外同仁”指（外城）前门外的同仁堂。永安堂药店始建于明朝永乐年间，设立于东四牌楼东路南（今北京市东城区朝内大街 366 号）。历经五百年风雨，1956 年进行公私合营，后更名为“曙光药店”。1988 年，恢复原名“永安堂”。1993 年，在原址上改建重修[①]。

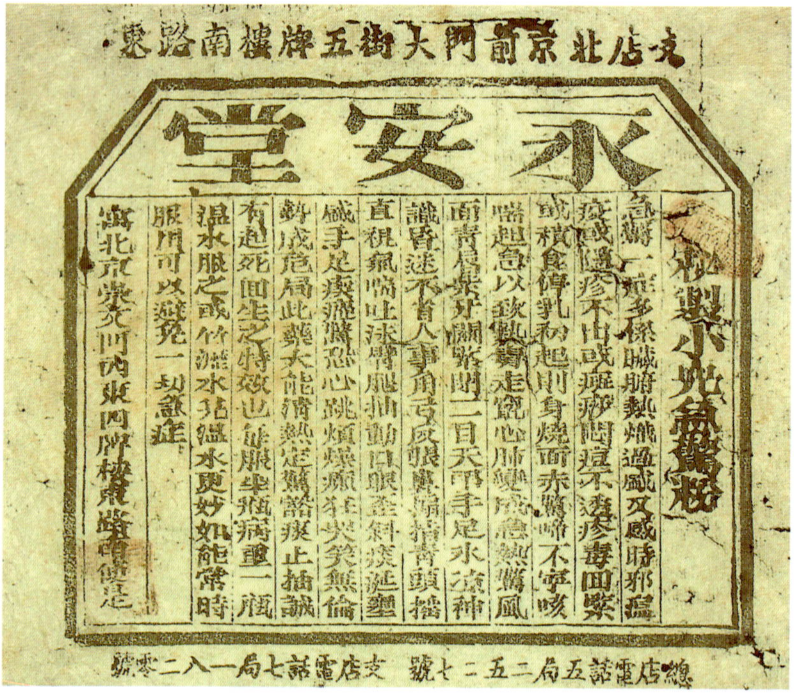

▲ 图 7《秘制小儿急惊粉》（刻印，200mm × 282mm，藏于“景和斋”）

西四牌楼区域是老北京城的“西大市”，也是历史悠久的商业旺地[②]。目前在西四牌楼区域，建有著名的老药店——白塔寺药店（总店）。通过实地

① 李经纬，梁峻，刘学春．中华医药卫生文物图典：壁画、石刻及遗址卷[M]．西安：西安交通大学出版社，2017：223.

② 朱祖希，袁家方．京畿重地：北京［M］北京：中国旅游出版社，2018：8.

调研，笔者采访了白塔寺药店工会主席董斌先生，探究了白塔寺药店的发展史。白塔寺药店前身为两家药店，分别为“琪卉堂”与“大和堂”。1922年，“琪卉堂”为吴霭庭建立，“大和堂”为王子丰所开办[①]，二者原址位于马市桥路，并邻为建，右为“大和堂”，左为“琪卉堂”。近代著名医家施今墨在琪卉堂坐堂行医[②]。

三、人群流动效应

人口流动效应，即除了上述的人口与商业聚集效应之外，还有一些特殊的地理位置产生了大量的人群流动，这些区域也同样影响着药店的布局。无论是人们的外出旅行，还是商贸活动，都会经过一些特殊的位置，这就是北京城在建设内外城墙时所设立的门楼。围绕着这些门楼形成了相应的街巷，都是人群流动的必经之地，因此在这些区域中也建立了很多药行。其中，比较著名的门楼包括正阳门、宣武门、崇文门、东直门、西直门、阜成门、朝阳门、德胜门、安定门。同时，也包括了广宁门（即广安门）、广渠门。这些门楼区域都具有人员流动性大的特点，所以在相应的街巷中都设立了诸多的中药药店。

其中，德胜门设立的药店只有“济仁堂”一家（见图 8），这与德胜门的设立意义与地理环境有关。明清时期，德胜门是京师通往塞北的重要门户，并矗立着一座没有城门与门洞的箭楼（北京内城九门中唯一一座），又被称为“军门”[③]。同时，德胜门向西有一水道连接着护城河与城内的水系，向东南方蜿蜒进入内城，所以德胜门大街也随水道成了“斜街”，并没有规

① 李顺利．北京驰名老字号［M］．北京：首都经济贸易大学出版社，1998：105.

② 张永和，张婧作．大国医施今墨［M］．北京：华文出版社，2021：173.

③“历史上著名的明代永乐皇帝北征、清代康熙皇帝平定噶尔丹叛乱、乾隆皇帝镇压大小和卓叛乱都是出师德胜门。而在明清两代，这里也是正面迎击来自北方军事入侵的主要战场，是北京城最重要的城防阵地，在此就曾发生过著名的北京保卫战。”参见：万安伦．京城大运河[M]．北京：北京出版社，2019：192.

整的街巷，更未见到大量商业的聚集[①]。这两个特点，造成了商业与人口流动的减少，导致中药药行分布较少。

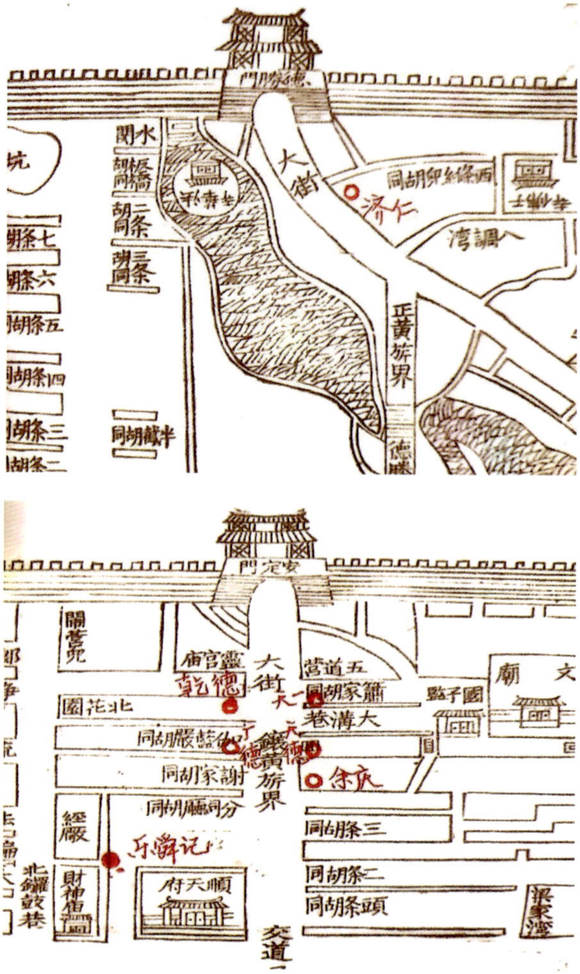

▲ 图 8 “德胜门”“安定门”区域（马捷依据《首善全图》底本标注）

① “古瓮城后部仍旧是一个荒凉、封闭的场地，未施以任何新式改建。这里有一座寺庙，保存相当完好，寺前的椿树俊秀挺拔，整个环境十分迷人。树丛灌木掩映着‘之’字形台阶和瓮城残垣的雉堞，难怪古庙前这片阴凉和遮风避雨的地点，吸引了许多食品贩、赶驴人和剃头匠以及形形色色的顾客。德胜门瓮城景致秀丽，恬静怡人，是任何其他瓮城所不能企及的。这里的真武庙，比多数城门庙宇都大；庙内，于正门两侧有钟、鼓楼各一座，还有几间亭阁和道士的住房。”参见：奥斯伍尔德·喜仁龙．北京的城墙和城门[M]．宋惕冰，许永全，译．北京：北京联合出版公司，2017：109.

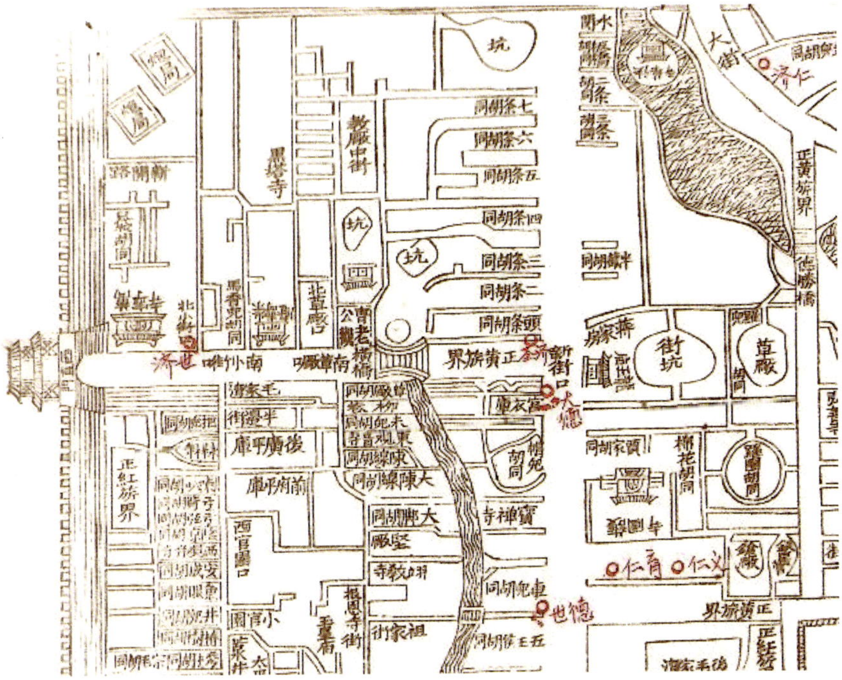

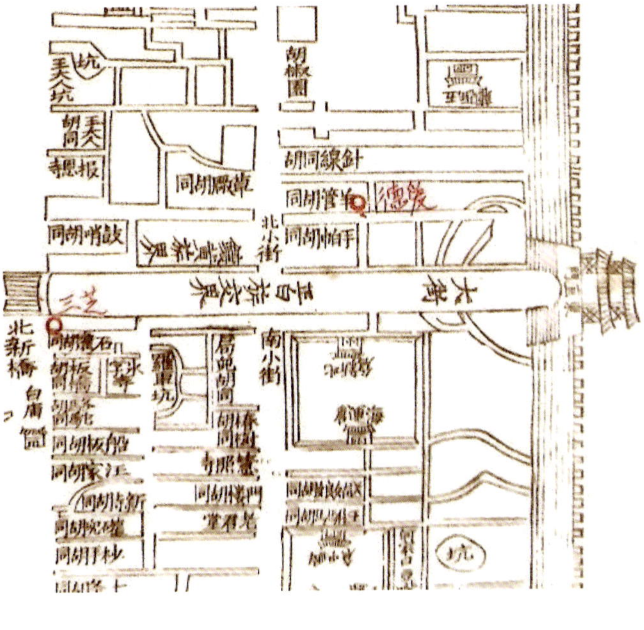

▲ 图 9 “西直门”“东直门”区域（笔者依据《首善全图》底本标注）

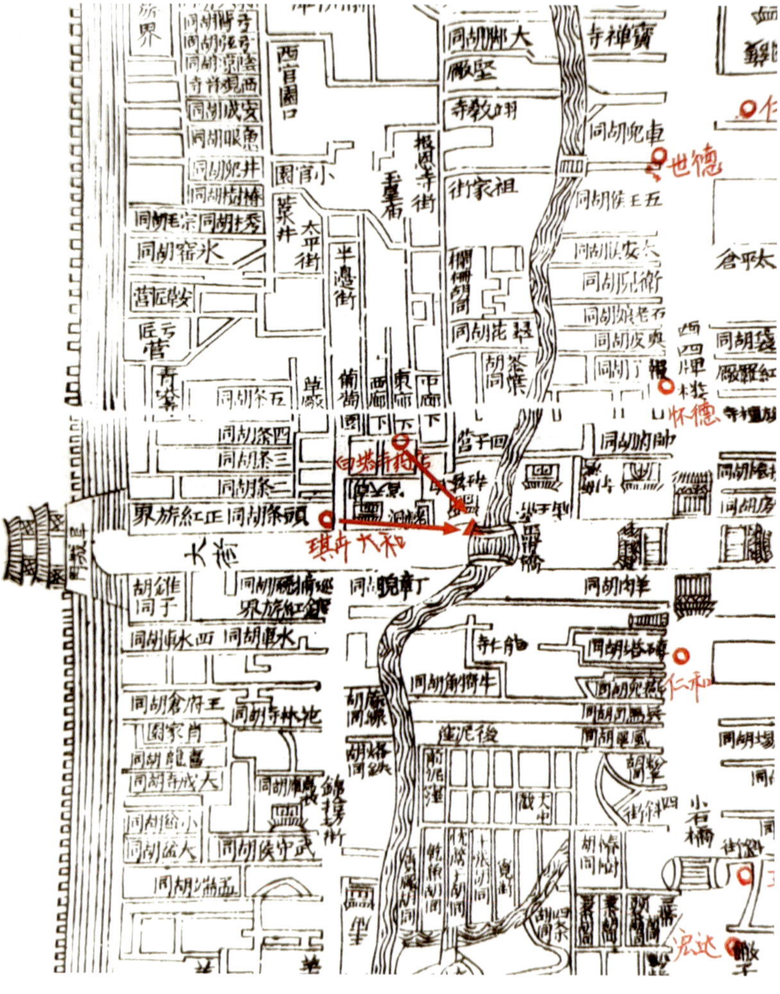

▲ 图 10-1“阜成门”“朝阳门”区域（笔者依据《首善全图》底本标注）

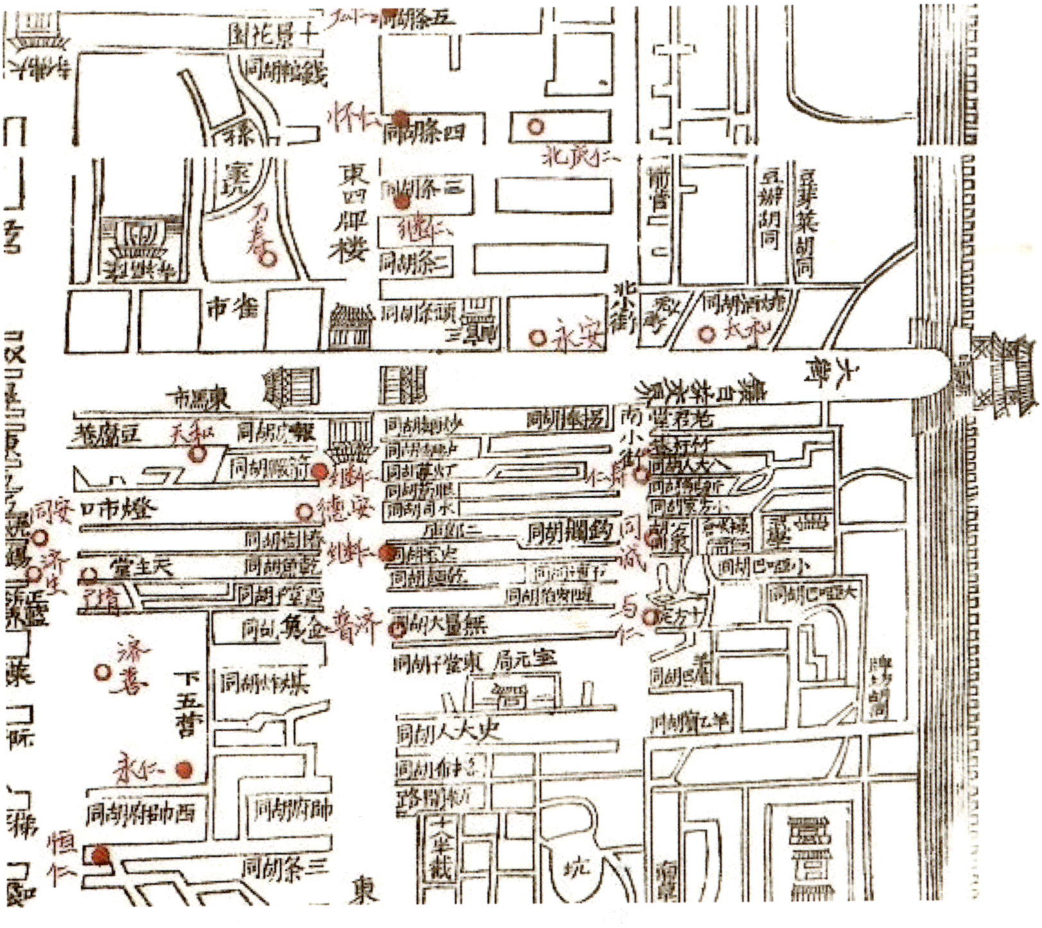

▲ 图 10-2“阜成门”“朝阳门”区域（笔者依据《首善全图》底本标注）

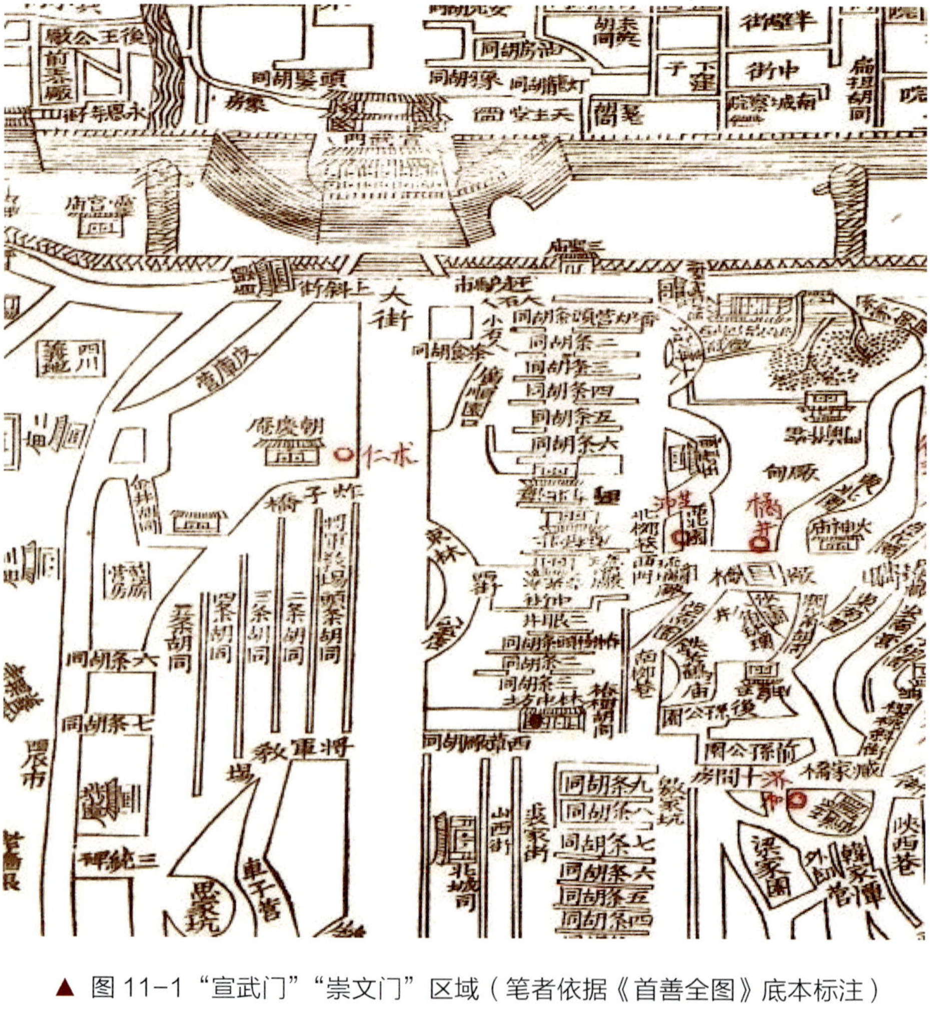

▲ 图 11-1“宣武门”“崇文门”区域（笔者依据《首善全图》底本标注）

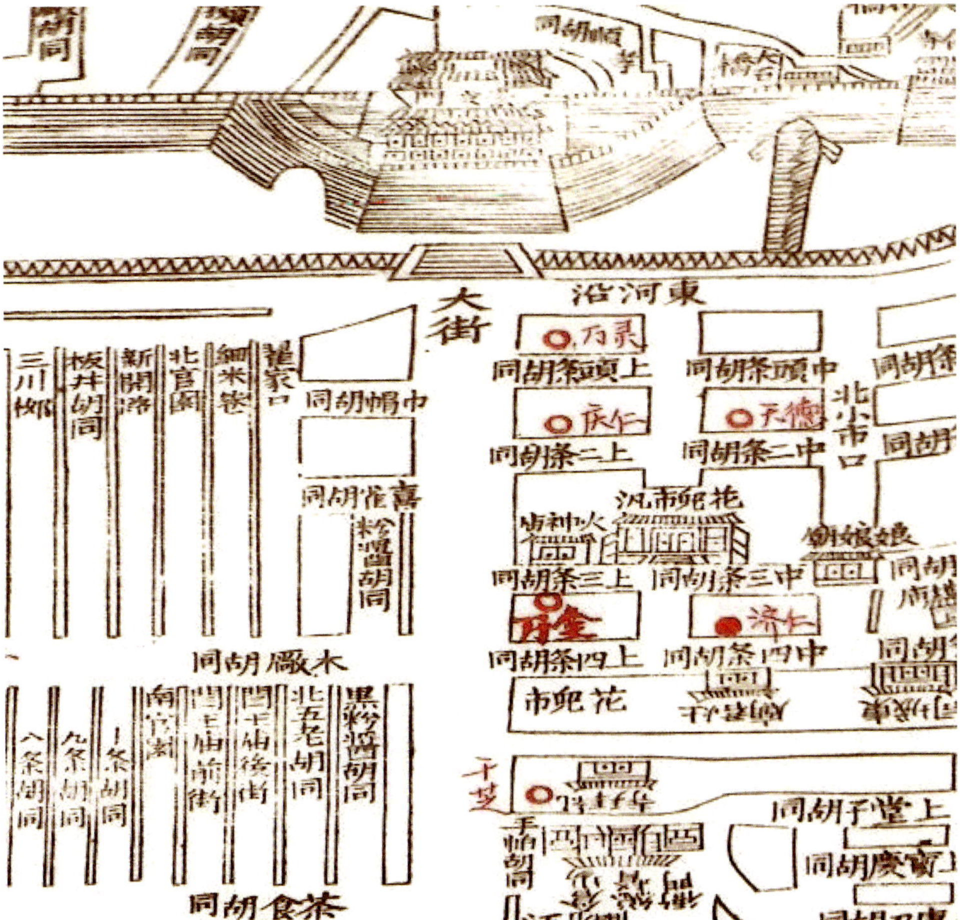

▲ 图 11-2“宣武门”“崇文门”区域（笔者依据《首善全图》底本标注）

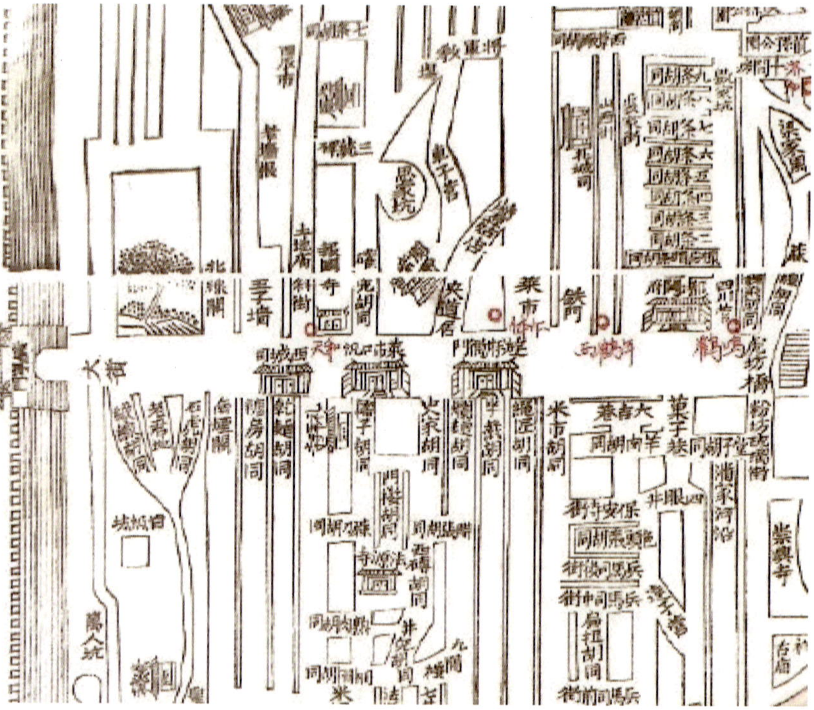

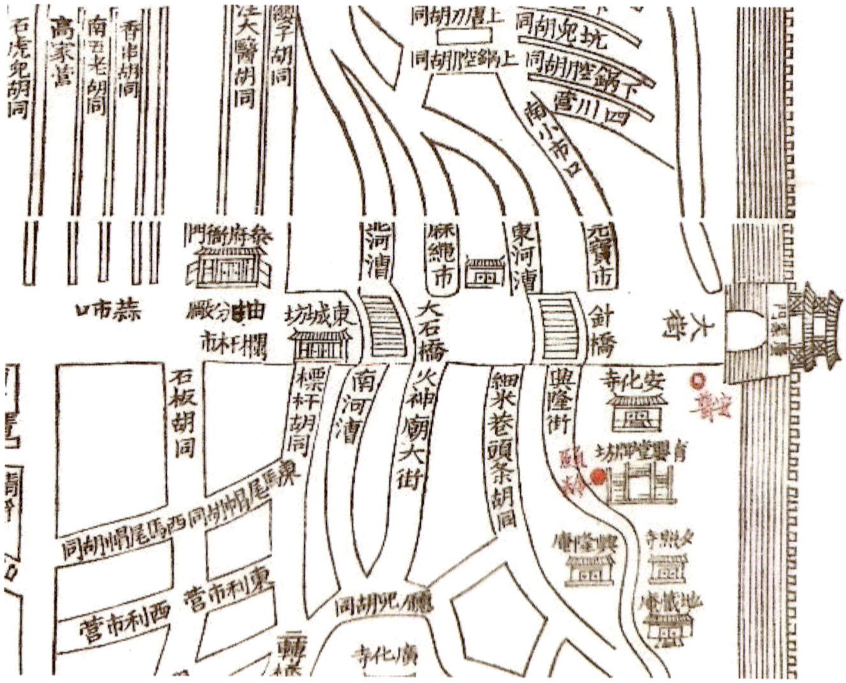

▲ 图 12 “广宁门”“广渠门”区域（笔者依据《首善全图》底本标注）

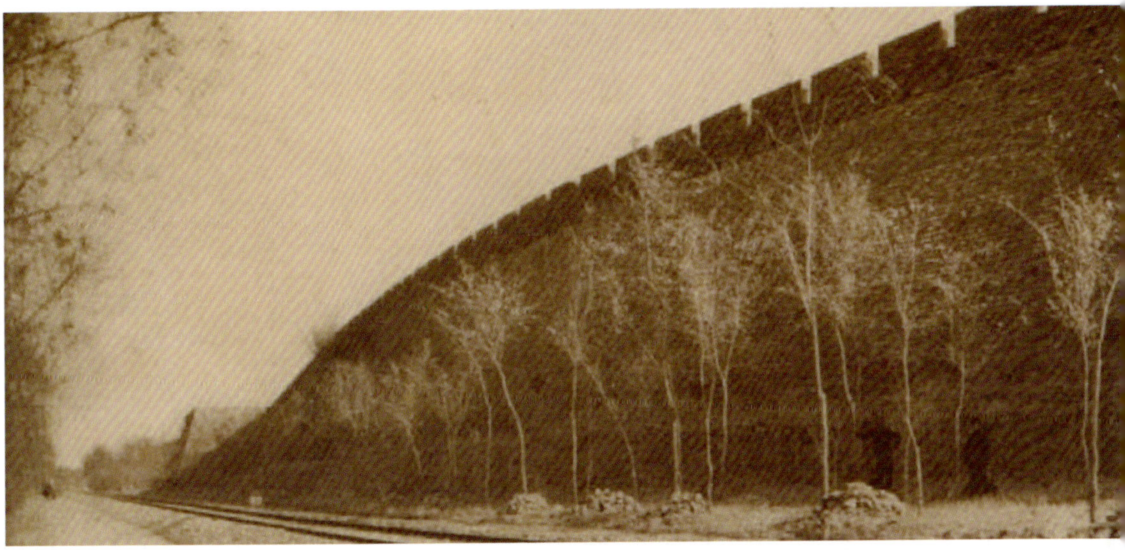

▲ 图 13 德胜门外区域（图片来源：*The Walls and Gates of Peking*，1924 年）

崇文门经历元、明、清三朝，元称文明门，俗称“哈德门”“海岱门”。崇文门是老北京仅逊于正阳门的商业繁华区域，崇文门大街东侧是自然形成的销售各种手工业产品的花市集，内城百姓和东南郊一带的农民采办生活必需品都集聚到这里。

同时，南北大运河终点码头从积水潭南移至大通桥下，并成为南北大运河的终点码头，积水潭北岸斜街尤其热闹，各种歌台酒馆和销售生活必需品的商市汇集于此，如米市、面市、帽市、缎子市、皮帽市、金银珠宝市、铁器市、鹅鸭市等一应俱全[①]。因此，形成了大量的人员流动与聚集效应。形成繁荣的商业区。所以，大量的中药堂也设于此地，最为著名的当为“万全堂”。

万全堂药铺始建于明代中叶，万全堂经历了乐家独资（清乾隆十一年，1746 年，由乐氏的第七代传人乐毓秀经营）到九户人家合营（始于同治十二年，1873 年），再至分立外省分号（1921—1931 年，

① 徐洁．城市繁荣与商业空间演变 [M]. 上海：同济大学出版社，2017：24.

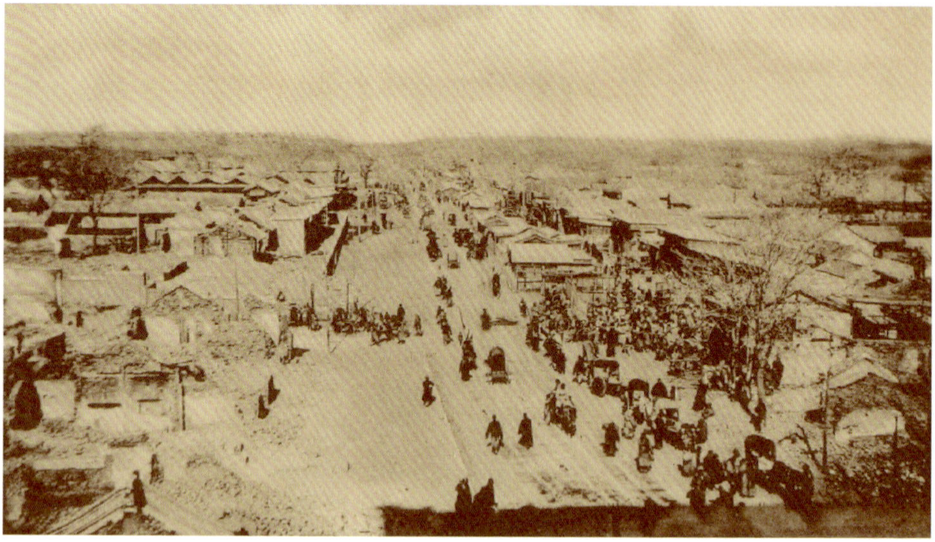

▲ 图 14 崇文门外区域

（图片来源：*In und um Peking. Während der Kriegswirren 1900–1901*，1902 年）

天津[①]、山西临汾、新绛设立分号）的发展过程。万全堂药铺位于崇文门外大街路西巾帽胡同南侧。据记载，在万全堂内挂着一副民国十五年（1926）的对联，即“万国称扬誉广三千世界，全球景仰名垂五百年”[②]。

万全堂以“遵古炮炙、选药精良”为经营宗旨，经营道地药材与丸、散、膏、丹等成药。同时，也将山西药龟龄集等名药引入北京销售[③]。

---

① “京都万全堂老药铺开设于天津带河门外估衣街路南。分号分别开设在日租界梨栈路东、法租界绿牌电车道路南、小白楼路西、西北城角路北。是天津市开设较早的老药铺之一。”参见：陈景林，范玉强 . 津门医粹文物图集 [M]. 天津：天津科学技术出版社，2019：184.

② 中国人民政治协商会议临汾市尧都区委员会文史资料委员会所编《尧都文史（第 13 辑）：晋商史料专辑》2005 年版第 10 页。“万全堂 30 多间房的大建筑群，气势可想而知，门面装潢也十分考究，玻璃窗之大在哈德门外是不多见的，所以铺内显得十分敞亮，心情也让人舒畅。”参见：张帆 . 哈德门外：一个戏剧界老北京的叙说 [M]. 北京：中国环境科学出版社，2015：329.

③ 潘秋平 . 话说国医（北京卷）[M]. 郑州：河南科学技术出版社，2017：26.

另外，近代时期铁路的兴起，也大大加快了城市与商业的发展。在这样蓬勃发展的商业与运输业刺激下，中医药行贸易也呈现出聚集的态势。

造成这一地区人口密度高的原因，一定程度上是这里在清朝晚期，尤其是1896年修建京津铁路、1904年修建平汉铁路之后，变成了大型商业中心，发展十分迅速。

这两条铁路均从内城正阳门外发车，一个起点在东，另一个起点在西，如下图所示。因此，外城的这部分便成了现代交通的枢纽，这反过来又给城市的商业发展提供了巨大动力。……民国初年城内的市场分布情况，无疑是前一时期持续发展的结果。①

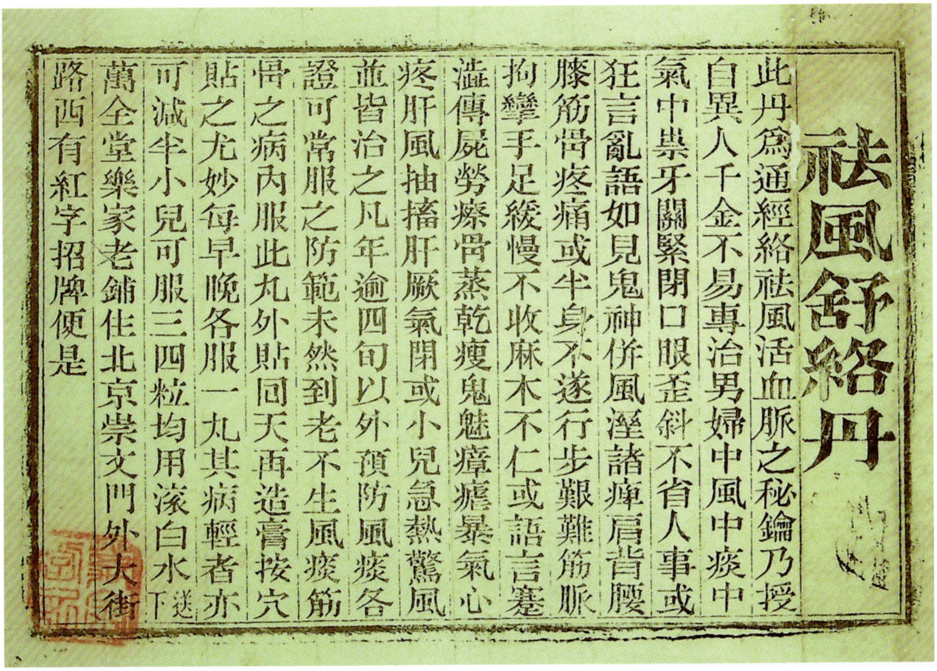
祛風舒絡丹
此丹為通經絡祛風活血脈之秘錀乃授自異人千金不易專治男婦中風中痰中氣中祟牙關緊閉口眼歪斜不省人事或狂言亂語如見鬼神併風溼諸痺肩背腰膝筋骨疼痛或半身不遂行步艱難筋脈拘攣手足緩慢不收麻木不仁或語言蹇澁傳屍勞瘵骨蒸乾瘦鬼魅癖瘧暴氣心疼肝風抽搐肝厥氣閉或小兒急熱驚風並皆治之凡年逾四旬以外預防風痰各證可常服之防範未然到老不生風痰筋骨之病內服此丸外貼同天再造膏按穴貼之尤妙每早晚各服一丸其病輕者亦可減半小兒可服三四粒均用滾白水送下
萬全堂樂家老鋪住北京崇文門外大街路西有紅字招牌便是

▲ 图15《祛风舒络丹》（刻印，225mm×310mm，藏于“景和斋”）

① M. Kennelly. L.Richard’s Comprehensive Geography of the Chinese Empire and Dependencies,[M] Shanghai: T’usewei Press, 1908: 71.

近代时期，火车也是贸易的重要枢纽与通道，快速而便捷的轨道交通影响着这一地区的贸易布局与人口的流动。因此，大量的药行、药店也分布于此。另外，在崇文门大街一线也有铁路经过（见图 16），与广渠门在区域上产生了交叉，货运直通天津，带来了大量贸易往来与人员流动，也是这一地区建立了一定数量药店的原因之一。如在此设立的万全堂、千芝堂、庆仁堂、万灵堂等。

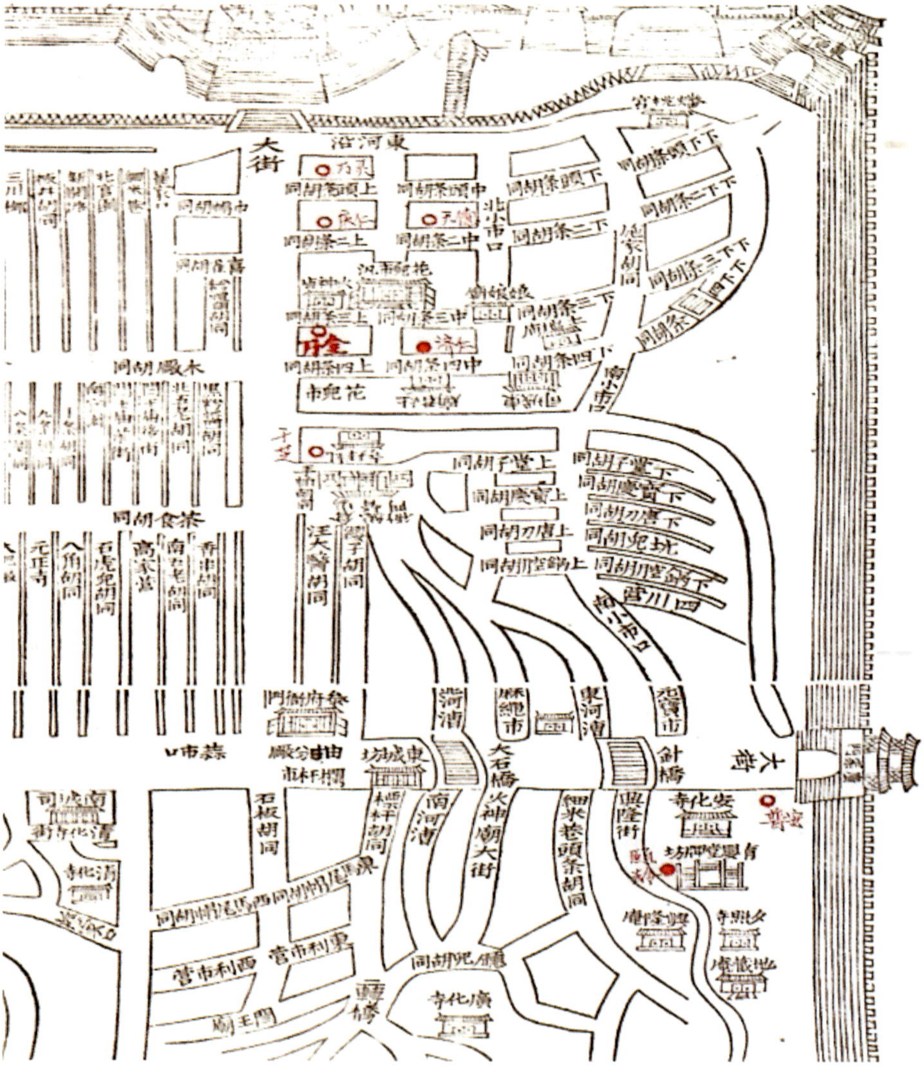

▲ 图 16“崇文门”“广渠门”交叉区域（笔者依据《首善全图》底本标注）

四、近代北京地区“中医药地理文化圈”的思考

中国传统中医学文化滋润并促进着自身医疗文化的变迁，也影响着古代北京地区政、儒、医、民等阶层医疗文化的发展，并形成了互通互融的医学文化传播现象。所以，中医药是京师宫廷文化交流互动中的一环，也促进了医药文化跨阶层、跨领域的传播。同时，商业也成为这一文化圈层的支撑之一。明清至近代时期百余家药行“布置”于北京内外城中重要的“商圈”街巷，形成了北京地区特有的“中医药地理文化圈”，形成了大栅栏圈、正阳门外圈、东四牌楼圈、西四牌楼圈等。因此，“四九城”内呈现出了一个具有商业属性的中医药文化圈。这个“圈”虽与其他的商贸地域结合在一起，却有着自身的独特地理环境，既聚拢，又分散。古代北京城内呈现出的符合京师城市规划的，具有商业属性的中医药文化地理布局，展现出中药商行空间变迁的医疗社会文化现象。

岐黄示告

下篇

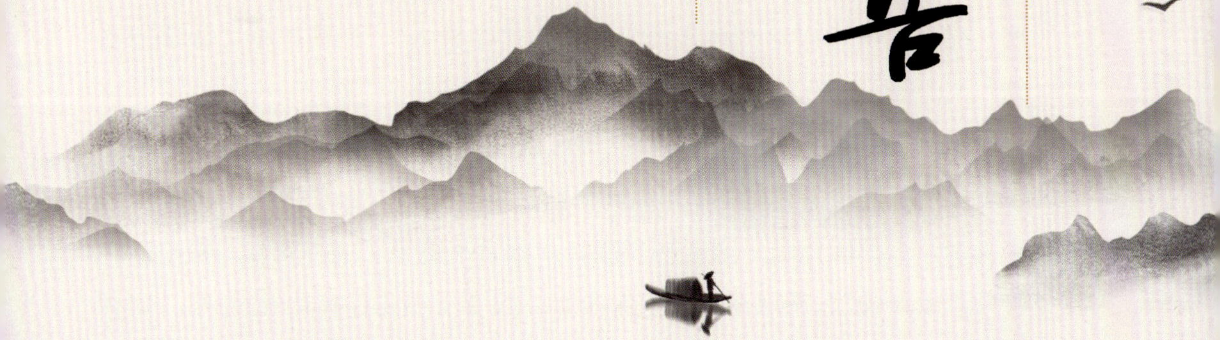

北京地区中医药纸本刻印文书综览

"百年药行"：本章展示北平地区中药药行的中成药仿单，如同仁堂、鹤年堂、万全堂、永安堂、长春堂、雅观斋、太和堂、天沛堂、广和堂、德芝堂、万锦堂等。

"驰名天下"：本章展示北平地区药堂的京都分号以及全国分号的中成药仿单，如达仁堂、宏仁堂、永仁堂、居仁堂、怀仁堂、沛仁堂、颐龄堂、宏济堂（同仁堂济南分号）、同仁堂（南京分号）、圣术堂（山西分号）等。

"参茸药香"：本章展示北平地区著名的参茸号中成药仿单、文告实物，如太和堂参茸药庄、同和堂参茸药庄、庆仁堂参茸药庄、同昌参茸庄、北京德瑞参茸药庄、北京合兴成参茸总号、京都育仁堂参茸老药店、普太和参茸国药店等。

"京城示告"：本章展示近代北京地区中医药防控重大疾病而刊布的"中医药文告"、北京地区知名药行告示，如济生堂老药铺药材包裹单、同仁堂乐家老铺公告、北平分此同仁医药社广告、雅观斋薛家保赤万应散声明、北平大明堂启示"小儿抽疯救急避瘟散票据"、西鹤年堂"普济消毒饮"文告等。

"珍籍文萃"：本章展示古代、近代在形制、印刷上具有鲜明特点的北平地区药行特殊中成药仿单，如同仁堂乐家老铺"熊油虎骨膏"、同仁堂乐家老铺"京都同仁堂乐家老铺丸散膏丹价目（折子）"、济安堂"祖传万应膏药其效如神"、雅观斋"薛家保赤万应散专治小儿百病其效如神"、同林堂"李同林堂精制参茸戒烟丸"等。

"鼎革为新"：本章展示新中国成立后北京地区公私合营中药店的新仿单，如北京同仁堂制药厂"牛黄清心丸"、北京崇文区国药制药厂"王回回家祖传万应克坚狗皮膏药"、中国药材公司北京市公司"胃病丹（名医施今墨先生处方）"、北京薛家制药社"保赤万应散"、同济堂参茸药材庄"通宣理肺丸"、北京市中药厂"绿雪"等。

第一章　百年药行

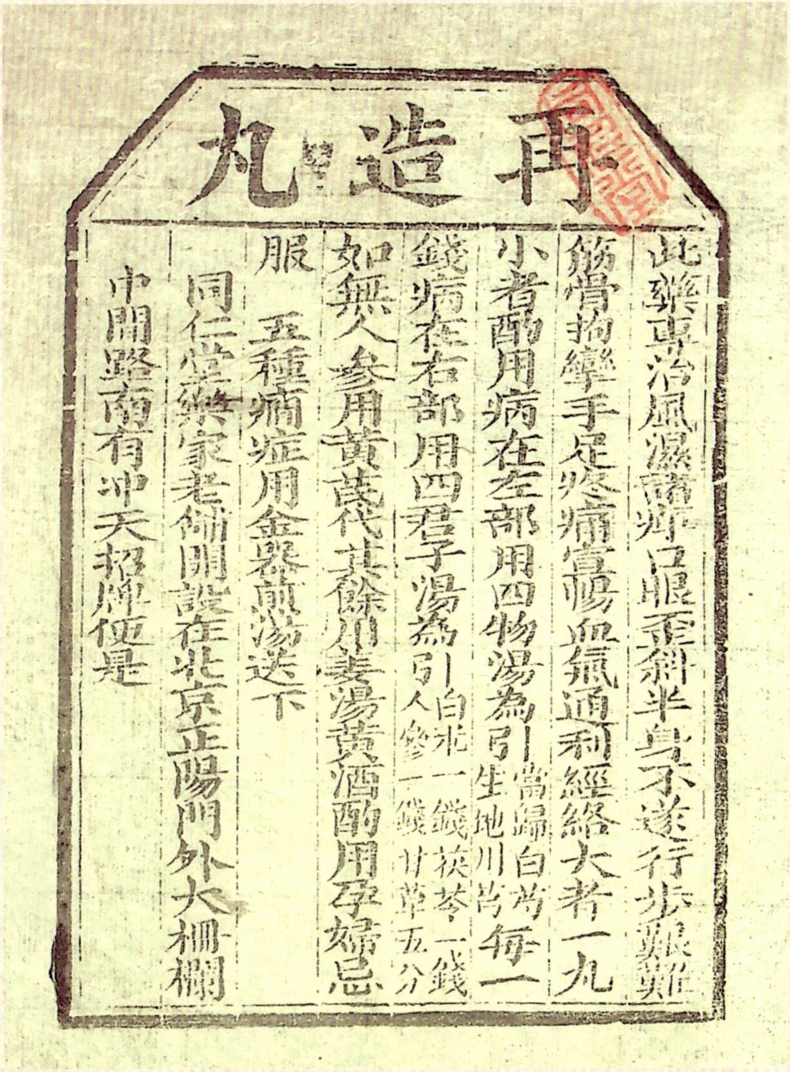

▲ 图 1《再造丸》（刻印，145mm × 212mm，藏于“景和斋”）

商号：同仁堂乐家老铺

地址：北京正阳门外大栅栏中间路南

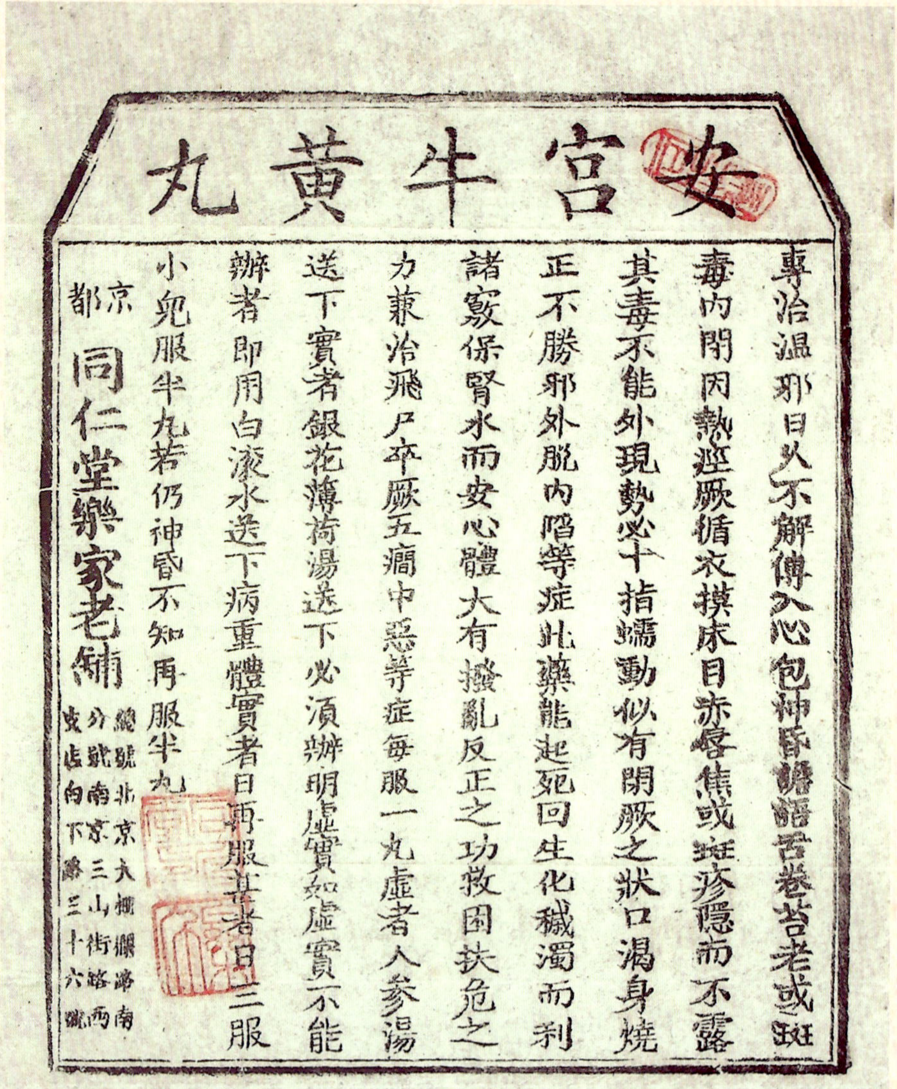

安宮牛黄丸

專治温邪日久不解傳入心包神昏譫語舌卷苔老或斑毒內閉因熱逆厥循衣摸床目赤唇焦或斑疹隱而不露其毒不能外現勢必十指蠕動似有閉厥之狀口渴身燒正不勝邪外脫內陷等症此藥能起死回生化穢濁而利諸竅保腎水而安心體大有撥亂反正之功救困扶危之力兼治飛尸卒厥五癇中惡等症每服一丸虛者人參湯送下實者銀花薄荷湯送下必須辨明虛實如虛實不能辨者即用白滚水送下病重體實者日再服甚者日三服小兒服半丸若仍神昏不知再服半丸

京都 同仁堂樂家老舖

總號北京大柵欄路南
分號南京三山街路西
坐落內下路三十六號

▲ 图 2《安宫牛黄丸》（刻印，145mm × 212mm，藏于“景和斋”）

商号：同仁堂乐家老铺

地址：北京大栅栏路南

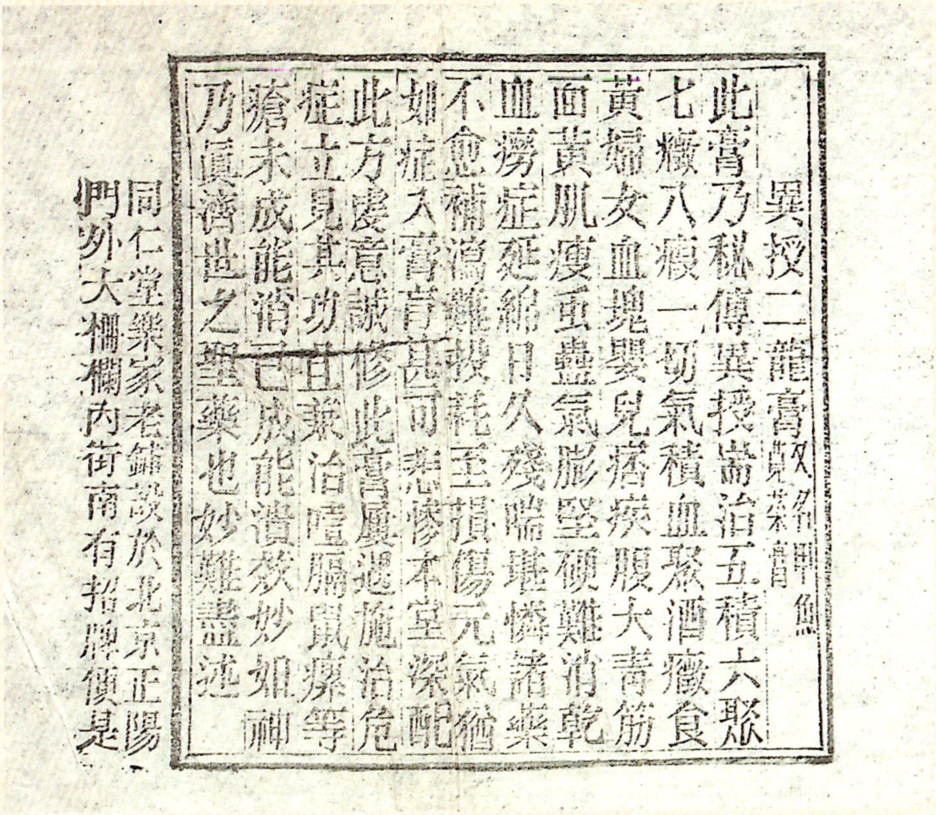

異授二龍膏

此膏乃秘傳異授治五積六聚
七癥八瘕一切氣積血聚酒癥食
黃婦女血塊嬰兒痞痰腹大青筋
面黃肌瘦蟲蠱氣膨堅硬難消乾
血癆症延綿日久殘喘堪憐諸藥
不愈補瀉難投耗至損傷元氣猶
如症入膏肓豈可悉修本堂深配
此方虔意誠修此膏屢起施治危
症立見其功且兼治噎膈鼠瘰等
瘡未成能消已成能潰效妙如神
乃真濟世之聖藥也妙難盡述

同仁堂樂家老鋪設於北京正陽
門外大柵欄內街南有招牌便是

▲ 图 3《异授二龙膏》(刻印，210mm × 178mm，藏于“景和斋”)

商号：同仁堂乐家老铺

地址：北京正阳门外大栅栏内街南

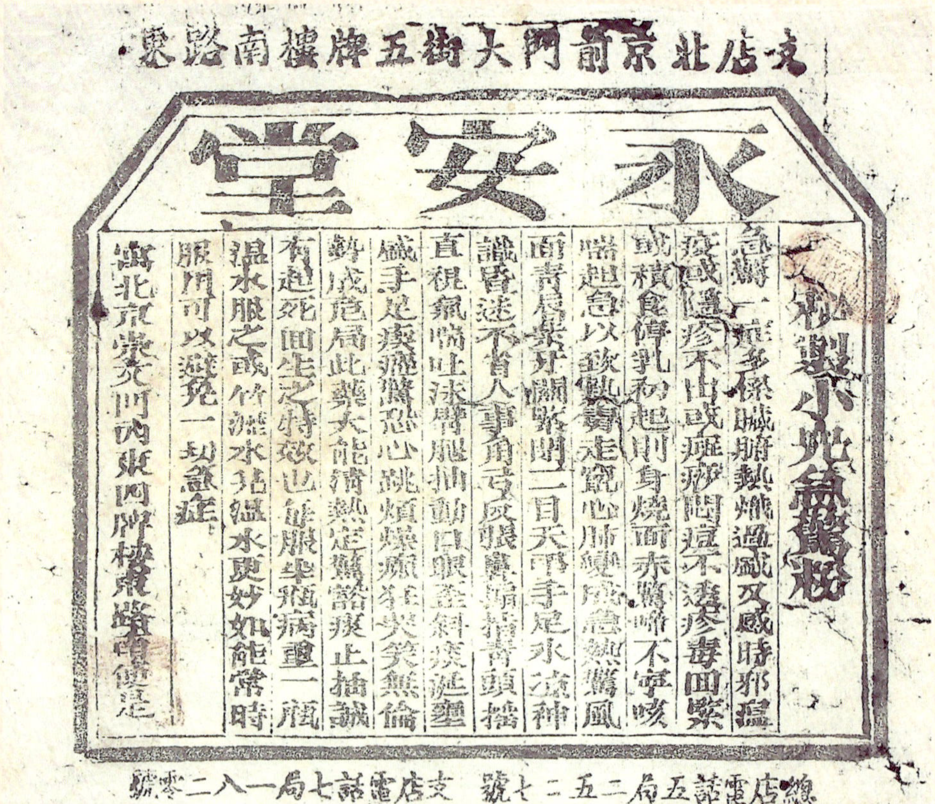

▲ 图 4《秘制小儿急惊粉》(刻印，200mm × 282mm，藏于“景和斋”)

商号：永安堂

地址：北京崇文门内东四牌楼东路南

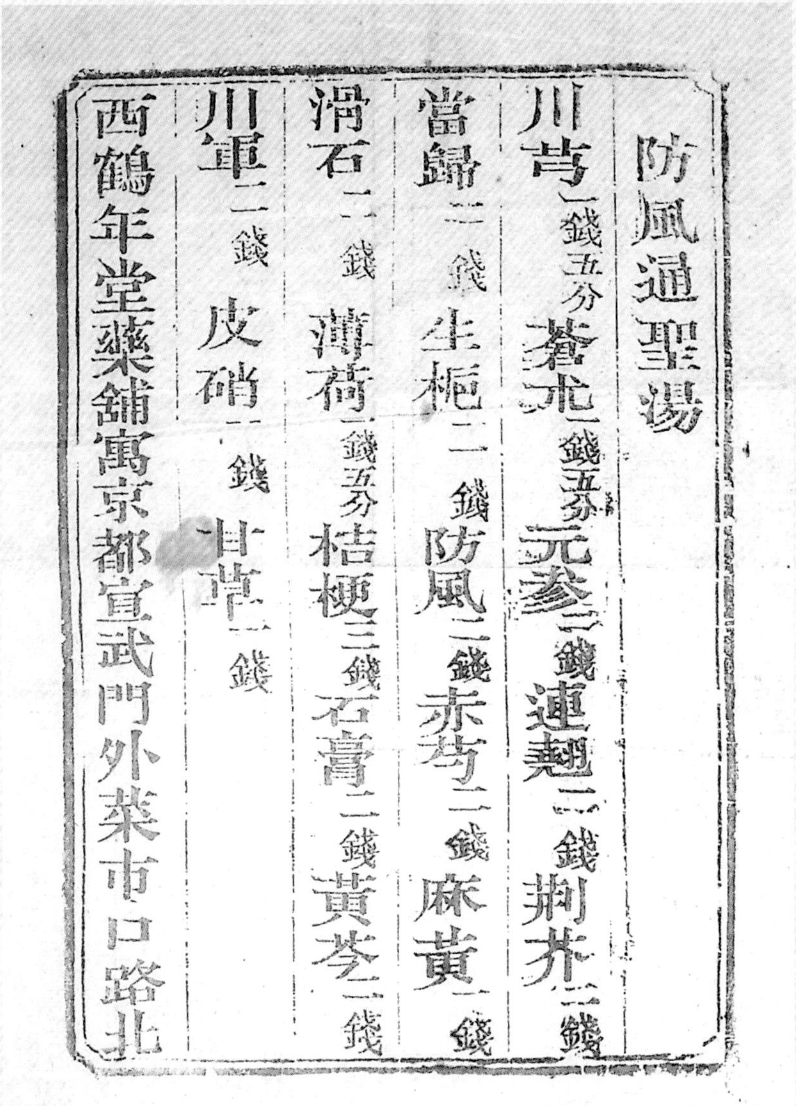

防風通聖湯

川芎一錢五分 蒼朮一錢五分 元參二錢 連翹二錢 荊芥二錢

當歸三錢 生梔二錢 防風二錢 赤芍二錢 麻黄一錢

滑石二錢 薄荷一錢五分 桔梗三錢 石膏二錢 黄芩一錢

川軍二錢 皮硝一錢 甘草一錢

西鶴年堂藥舖寓京都宣武門外菜市口路北

▲ 图 5《防风通圣汤》（雕版刻印，160mm × 220mm，藏于“景和斋”）

商号：西鹤年堂

地址：京都宣武门外菜市口路北

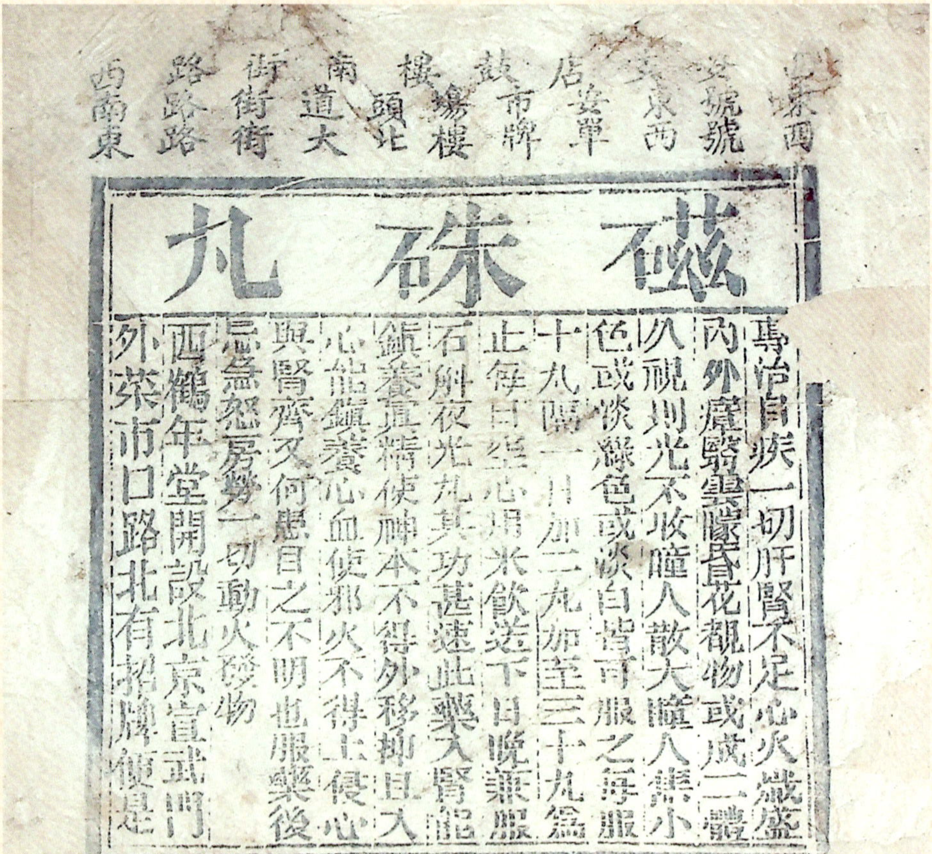

磁硃丸

專治目疾一切肝腎不足心火熾盛內外障翳雲朦昏花覩物或成二體久視則光不收瞳人散大瞳人縮小色或淡綠色或淡白皆可服之每服十丸隔一日加二丸加至三十丸爲止每日空心用米飲送下日晚兼服石斛夜光丸其功甚速此藥入腎能鎮養眞精使神本不得外移抑且入心能鎮養心血使邪火不得上侵心與腎齊又何患目之不明也服藥後忌惱怒房勞之一切動火發物

西鶴年堂開設北京宣武門外菜市口路北有招牌便是

▲ 图 6《磁硃丸》(雕版刻印，165mm × 165mm，藏于“景和斋”)

商号：西鹤年堂

地址：北京宣武门外菜市口路北

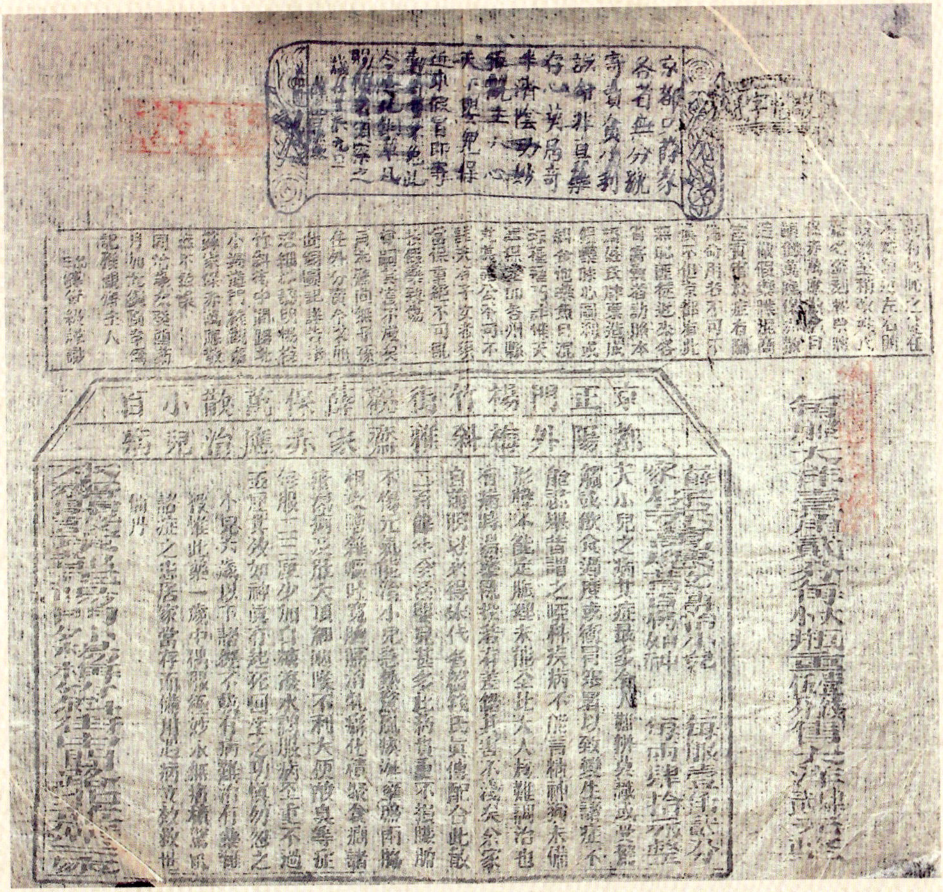

▲ 图 7《薛家保赤万应散治小儿百病》(刻印，225mm × 245mm，藏于“景和斋”)

商号：雅观斋

地址：京都正阳门外杨梅竹斜街中间路北

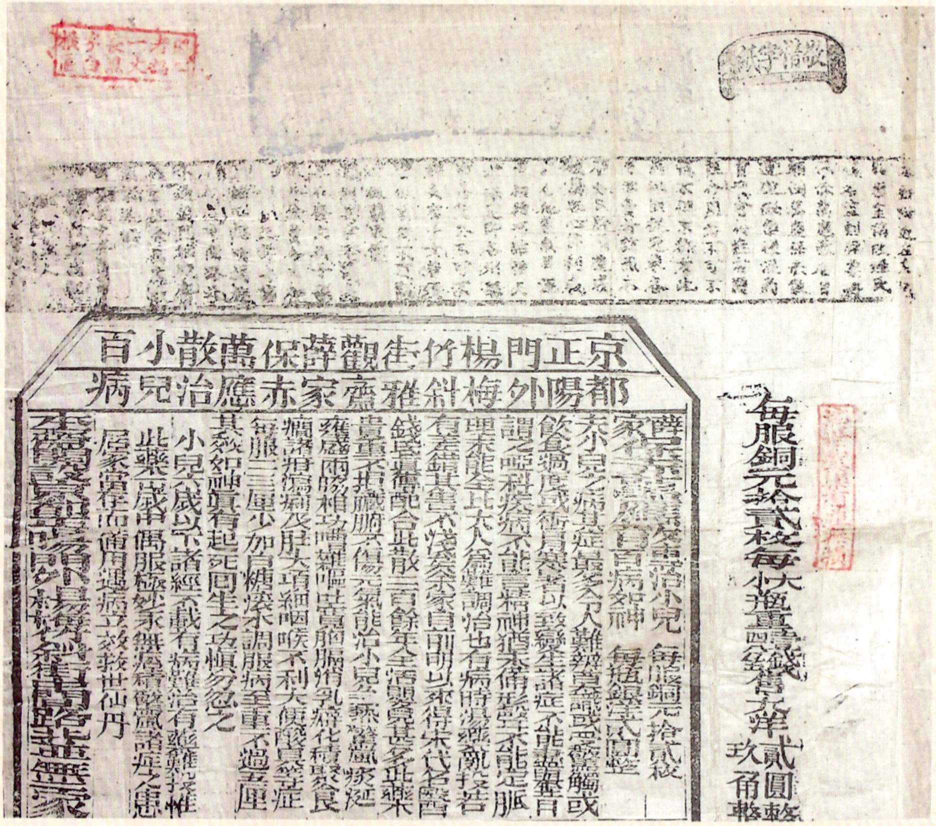

京都正陽門外楊梅竹斜街雅觀齋薛家保赤萬應散治小兒百病

夫小兒之病其症最多令人難辨

飲食過度或衝冒寒暑以致變生諸症不能言

謂之啞科疾病不能言精神猶未備形聲未能定脈

理未能全比大人爲難調治也有病時湯藥難投若

有差錯其害不淺余家自前明以來得宋代名醫

錢氏真傳配合此散二百餘年全活嬰兒甚多此藥

貴重不損臟腑不傷元氣能治小兒

每服二三厘少加白糖滾水調服病至重不過五厘

其效如神實有起死回生之功慎勿忽之

此藥一歲常偶服極妙永無疳積驚風諸症之患

居家常存備用遇病立效救世仙丹

▲ 图 8《薛家保赤万应散治小儿百病》（刻印，225mm × 253mm，藏于“景和斋”）

商号：雅观斋

地址：京都正阳门外杨梅竹斜街中间路北

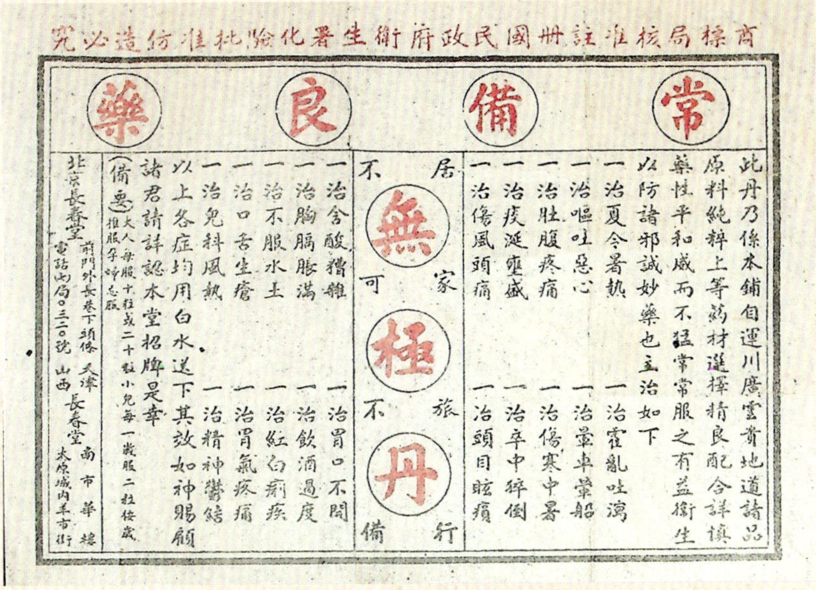

▲ 图 9《无极丹》(石印，125mm × 160mm，藏于“景和斋”)

商号：长春堂

地址：北京前门外长巷下头条

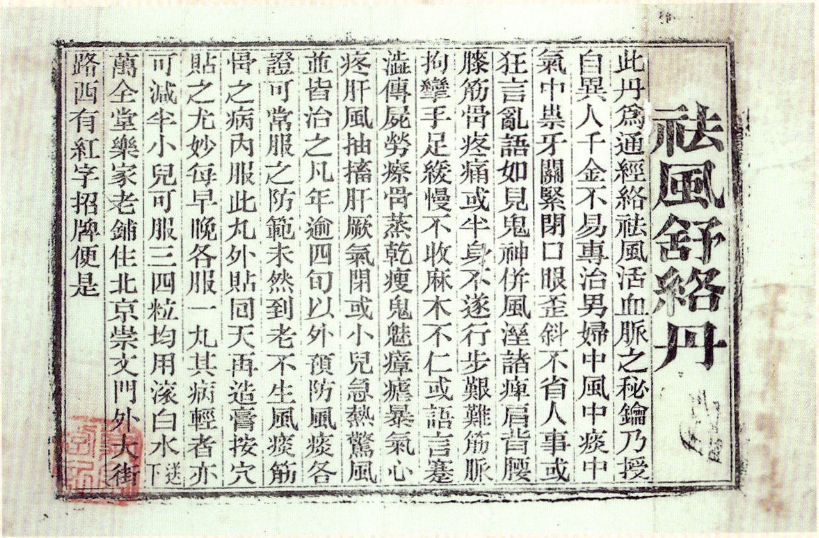

▲ 图 10《祛风舒络丹》(刻印，225mm × 310mm，藏于“景和斋”)

商号：万全堂乐家老铺

地址：北京崇文门外大街路西

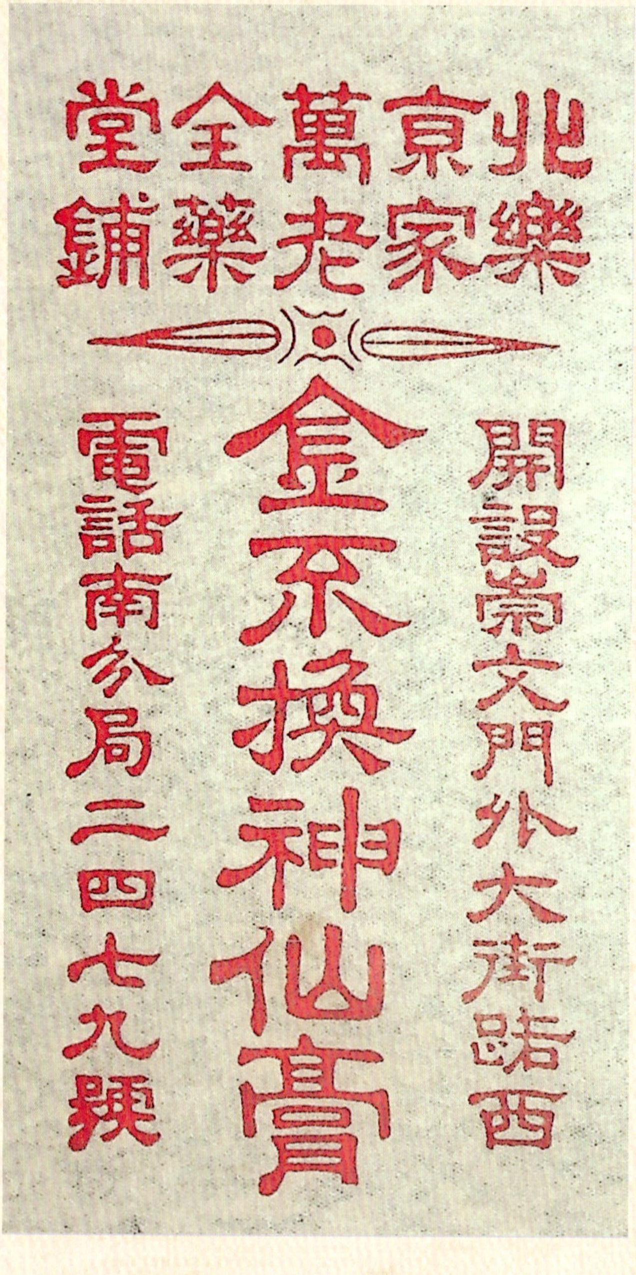

▲ 图 11《金不换神仙膏》(朱色石印，100mm × 180mm，藏于“景和斋”)

商号：万全堂乐家老药铺

地址：北京崇文门外大街路西

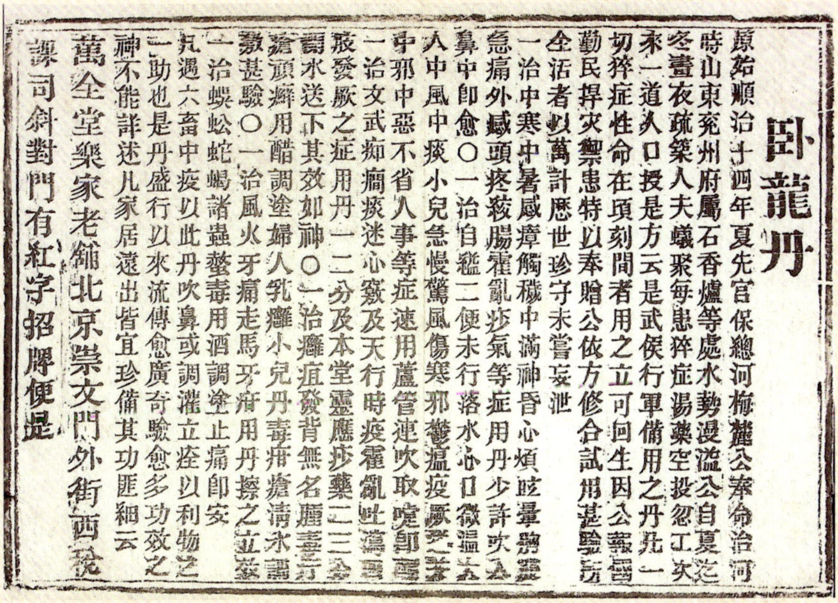

卧龍丹

原始順治十四年夏先官保總河梅麓公奉命治河
時山東兗州府屬石香爐等處水勢漫溢公自夏迄
冬晝夜疏築人夫蟻聚每患猝症湯藥空投忽工次
來一道人口授是方云是武侯行軍備用之丹凡一
切猝症性命在頃刻間者用之立可回生因公報國
勤民捍災禦患特以奉贈公依方修合試用甚驗方
全活者以萬計歷世珍守未嘗妄泄
一治中寒中暑感瘴觸穢中滿神昏心煩眩暈[illegible]
急痛外感頭疼痧脹霍亂痧氣等症用丹少許吹入
鼻中即愈○一治自縊二便未行落水心口微溫者
入中風中痰小兒急慢驚風傷寒邪鬱瘟疫[illegible]
中邪中惡不省人事等症速用蘆管連吹取嚏即[illegible]
一治文武痴癲痰迷心竅及天行時疫霍亂吐瀉[illegible]
痰發厥之症用丹一二分及本堂靈應痧藥二三分
開水送下其效如神○一治癰疽發背無名腫毒[illegible]
瘡頭癬用醋調塗婦人乳癰小兒丹毒痱瘡清水調
數甚驗○一治風火牙痛走馬牙疳用丹擦之立效
一治蜈蚣蛇蠍諸蟲螫毒用酒調塗止痛即安
凡遇六畜中疫以此丹吹鼻或調灌立痊以利物之
一助也是丹盛行以來流傳愈廣奇驗愈多功效之
神不能詳述凡家居遠出皆宜珍備其功匪細云
萬全堂樂家老舖北京崇文門外街西稅
課司斜對門有紅字招牌便是

▲ 图 12《卧龙丹》(雕版刻印，215mm×275mm，藏于“景和斋”)

商号：万全堂乐家老铺

地址：北京崇文门外街西税课司斜对门

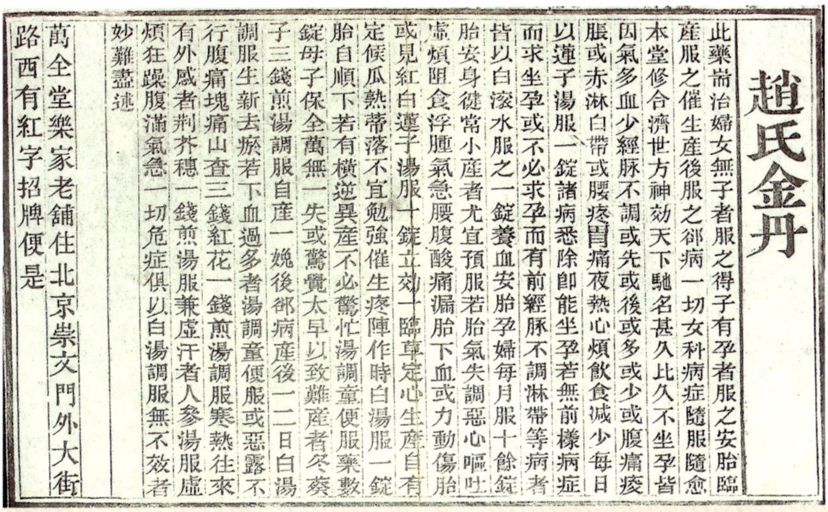

趙氏金丹

此藥專治婦女無子者服之得子有孕者服之安胎臨
產服之催生產後服之卻病一切女科病症隨服隨愈
本堂修合濟世方神効天下馳名甚久比久不坐孕皆
因氣多血少經脉不調或先或後或多或少或腹痛痠
脹或赤淋白帶或腰疼胃痛夜熱心煩飲食減少每日
以蓮子湯服一錠諸病悉除即能坐孕若無前樣病症
而求坐孕或不必求孕而有前經脉不調淋帶等病者
皆以白滚水服之一錠養血安胎孕婦每月服十餘錠
胎安身徒常小產者尤宜預服若胎氣失調惡心嘔吐
虛煩阻食浮腫氣急腰腹酸痛漏胎下血或力動傷胎
或見紅白蓮子湯服十錠立效臨草定心生產自有
定候瓜熟蒂落不宜勉強催生疼陣作時白湯服一錠
胎自順下若有橫逆異產不必驚忙湯調童便服藥數
錠母子保全萬無一失或驚覺太早以致難產者冬葵
子三錢煎湯調服自產一娩後卻病產後一二日白湯
調服生新去瘀若下血過多者湯調童便服或惡露不
行腹痛塊痛山查三錢紅花一錢煎湯調服寒熱往來
有外感者荊芥穗一錢煎湯服兼虛汗者人參湯服虛
煩狂躁腹滿氣急一切危症俱以白湯調服無不效者
妙難盡述
萬全堂樂家老舖住北京崇文門外大街
路西有紅字招牌便是

▲ 图 13《赵氏金丹》(雕版刻印，215mm×280mm，藏于“景和斋”)

商号：万全堂乐家老铺

地址：北京崇文门外大街路西

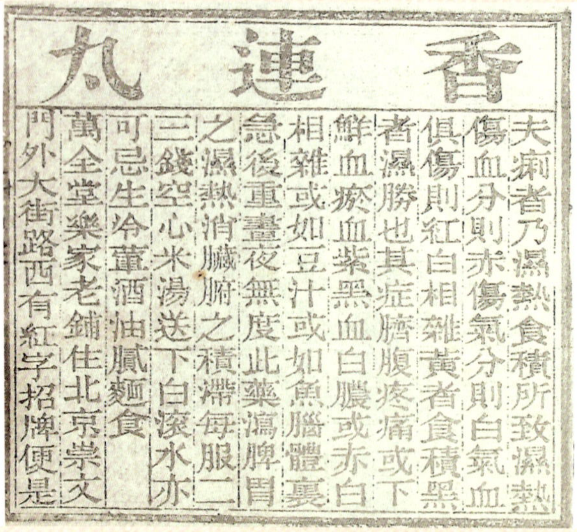
香連丸

夫痢者乃濕熱食積所致濕熱
傷血分則赤傷氣分則白氣血
俱傷則紅白相雜黃者食積黑
者濕勝也其症臍腹疼痛或下
鮮血瘀血紫黑血白膿或赤白
相雜或如豆汁或如魚腦體裏
急後重晝夜無度此藥瀉脾胃
之濕熱消臟腑之積滯每服二
三錢空心米湯送下白滾水亦
可忌生冷葷酒油膩麵食
萬全堂樂家老鋪住北京崇文
門外大街路西有紅字招牌便是

▲ 图 14《香连丸》(雕版刻印，120mm × 215mm，藏于“景和斋”)

商号：万全堂乐家老铺

地址：北京崇文门外大街路西

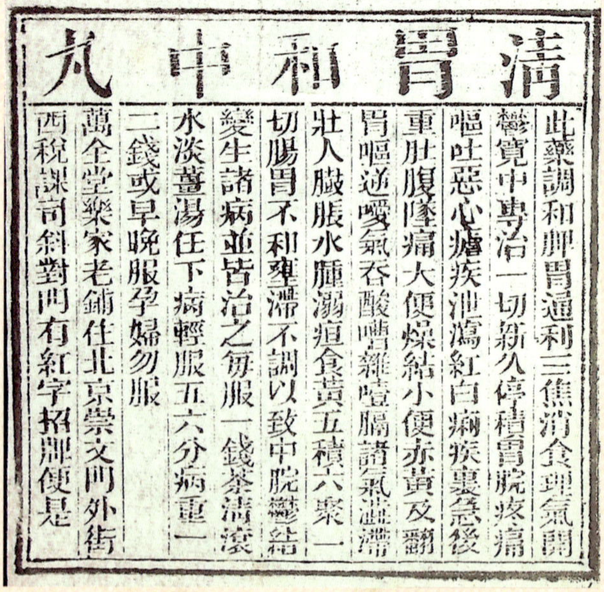
清胃和中丸

此藥調和脾胃通利三焦消食理氣開
鬱寬中專治一切新久停積胃脘疼痛
嘔吐惡心嘈疾泄瀉紅白痢疾裏急後
重肚腹隆痛大便燥結小便赤黃反翻
胃嘔逆噯氣吞酸嘈雜噎膈諸氣澁滯
壯人臌脹水腫瀰疸食黃五積六聚一
切腸胃不和壅滯不調以致中脘鬱結
變生諸病並皆治之每服一錢茶清滾
水淡薑湯任下病輕服五六分病重一
二錢或早晚服孕婦勿服
萬全堂樂家老鋪住北京崇文門外街
西稅課司斜對門有紅字招牌便是

▲ 图 15《清胃和中丸》(雕版刻印，120mm × 215mm，藏于“景和斋”)

商号：万全堂乐家老铺

地址：北京崇文门外街西税课司斜对门

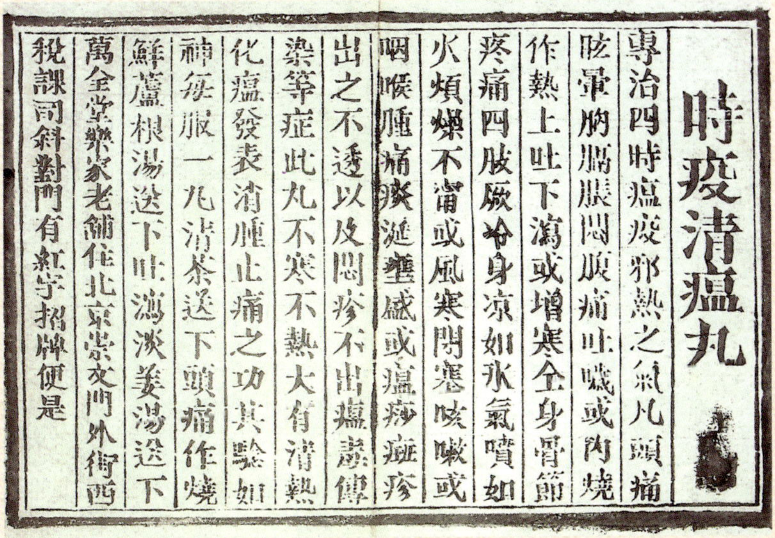

時疫清瘟丸

專治四時瘟疫邪熱之氣凡頭痛眩暈胸膈脹悶腹痛吐𠻳或內燒作熱上吐下瀉或增寒全身骨節疼痛四肢厥冷身涼如冰氣噴如火煩燥不甯或風寒閉塞咳嗽或咽喉腫痛喉涎壅盛或瘟痧癍疹出之不透以及悶疹不出瘟毒傳染等症此丸不寒不熱大有清熱化瘟發表消腫止痛之功其驗如神每服一丸清茶送下頭痛作燒鮮蘆根湯送下吐瀉淡姜湯送下

萬全堂樂家老舖住北京崇文門外街西稅課司斜對門有紅字招牌便是

▲ 图 16《时疫清瘟丸》(雕版刻印，215mm × 225mm，藏于“景和斋”)

商号：万全堂乐家老铺

地址：北京崇文门外街西税课司斜对门

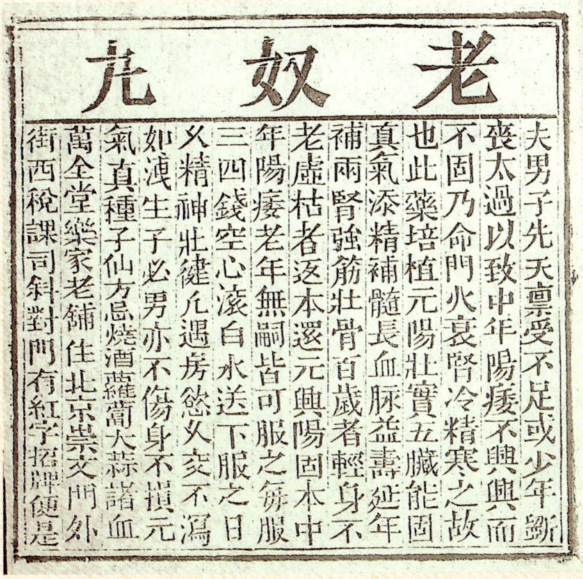

老奴丸

夫男子先天禀受不足或少年斵喪太過以致中年陽痿不興興而不固乃命門火衰腎冷精寒之故也此藥培植元陽壯實五臟能固真氣添精補髓長血脉益壽延年補兩腎強筋壯骨百歲者輕身不老虛枯者返本還元興陽固本中年陽痿老年無嗣皆可服之每服三四錢空心滚白水送下服之日久精神壯健凡遇房慾久交不瀉如遇生子必男亦不傷身不損元氣真種子仙方忌燒酒蘿蔔大蒜諸血

萬全堂樂家老舖住北京崇文門外街西稅課司斜對門有紅字招牌便是

▲ 图 17《老奴丸》(雕版刻印，135mm × 215mm，藏于“景和斋”)

商号：万全堂乐家老铺

地址：北京崇文门外街西税课司斜对门

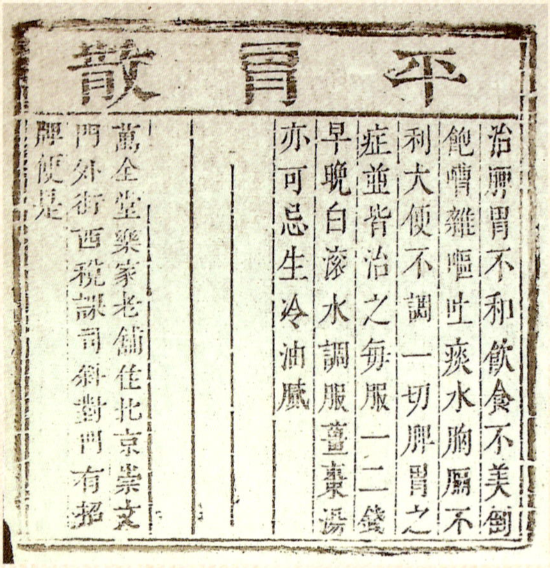
平胃散
治脾胃不和飲食不美倒
飽嘈雜嘔吐痰水胸膈不
利大便不調一切脾胃之
症並皆治之每服一二錢
早晚白滚水調服薑棗湯
亦可忌生冷油膩
萬全堂樂家老鋪住北京崇文
門外街西稅課司斜對門有招
牌便是

▲ 图 18《平胃散》（雕版刻印，140mm × 215mm，藏于“景和斋”）

商号：万全堂乐家老铺

地址：北京崇文门外街西税课司斜对门

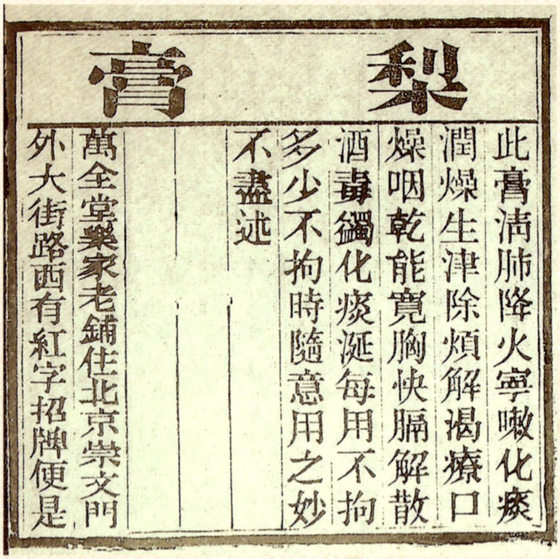
梨膏
此膏清肺降火寧嗽化痰
潤燥生津除煩解渴療口
燥咽乾能寬胸快膈解散
酒毒蠲化痰涎每用不拘
多少不拘時隨意用之妙
不盡述
萬全堂樂家老鋪住北京崇文門
外大街路西有紅字招牌便是

▲ 图 19《梨膏》（雕版刻印，140mm × 210mm，藏于“景和斋”）

商号：万全堂乐家老铺

地址：北京崇文门外大街路西

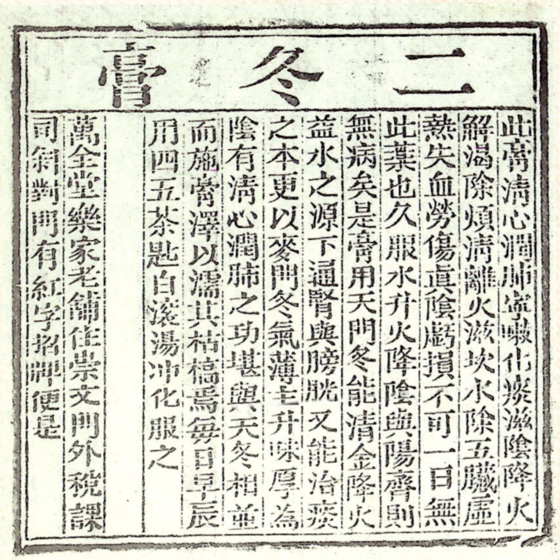

二冬膏

此膏清心潤肺寧嗽化痰滋陰降火解渴除煩清離火滋坎水除五臟虛熱失血勞傷眞陰虧損不可一日無此藥也久服水升火降陰與陽齊則無病矣是膏用天門冬能清金降火益水之源下通腎與膀胱又能治痰之本更以麥門冬氣薄主升味厚為陰有清心潤肺之功堪與天冬相並而施膏澤以濡其枯槁焉每日早晨用四五茶匙白滾湯冲化服之

萬全堂樂家老舖住崇文門外稅課司斜對門有紅字招牌便是

▲ 图 20《二冬膏》（雕版刻印，140mm × 210mm，藏于“景和斋”）

商号：万全堂乐家老铺

地址：北京崇文门外街西税课司斜对门

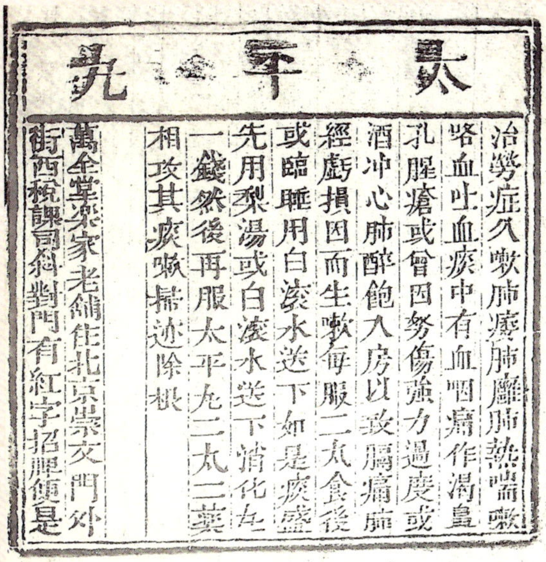

太平丸

治勞症久嗽肺痿肺癰肺熱喘嗽咯血吐血痰中有血咽痛作渴鼻孔腥臊或曾因勞傷強力過度或酒冲心肺醉飽入房以致膈痛脇經虧損因而生嗽每服二丸食後或臨睡用白滾水送下如是痰盛先用梨湯或白滾水送下消化丸一錢然後再服太平丸二丸二藥相攻其痰嗽掃迹除根

萬全堂樂家老舖住北京崇文門外街西稅課司斜對門有紅字招牌便是

▲ 图 21《太平丸》（雕版刻印，140mm × 210mm，藏于“景和斋”）

商号：万全堂乐家老铺

地址：北京崇文门外街西税课司斜对门

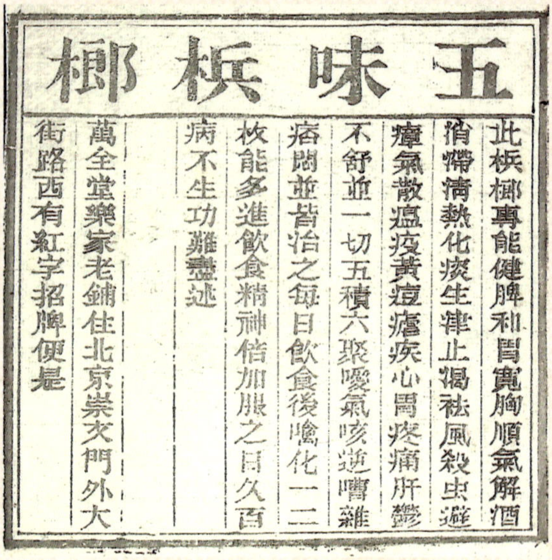

五味檳榔

此檳榔專能健脾和胃寬胸順氣解酒
消滯清熱化痰生津止渴祛風殺虫避
瘴氣散瘟疫黃疸瘧疾心胃疼痛肝鬱
不舒並一切五積六聚噯氣咳逆噎雜
痞悶並皆治之每日飲食後噙化一二
枚能多進飲食精神倍加服之日久百
病不生功難盡述
萬全堂樂家老鋪住北京崇文門外大
街路西有紅字招牌便是

▲ 图 22《五味槟榔》(雕版刻印，135mm × 210mm，藏于“景和斋”)

商号：万全堂乐家老铺

地址：北京崇文门外大街路西

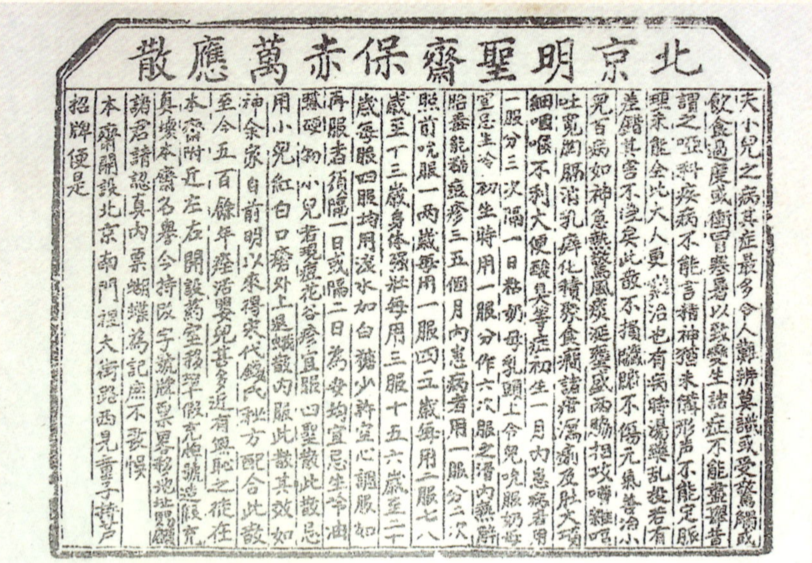

北京明聖齋保赤萬應散

夫小兒之病其症最多令人難辨莫識或受驚觸或
飲食過度或衝冒寒暑以致變生諸症不能盡舉昔
謂之啞科疾病不能言精神猶未備形声不能定脈
理未能全比大人更難治也有病時湯藥乱投若有
差錯其害不淺矣此散不損臟腑不傷元氣善治小
兒百病如神急熱驚風痰涎壅盛兩脇扭攻噯雜嘔
吐寬胸腸消乳癖化積殺食癲諸疳瀉痢及肚大青
細咽喉不利大便酸臭等症初生一月内急病者用
一服分三次隔一日粘奶母乳頭上令兒吮服奶母
宜忌生冷初生時用一服分作六次服之滑内熱臍
胎蚕鵝口瘡疹三五個月内患病者用一服分二次
照前吮服一兩歲每用一服四五歲每用二服七八
歲至十三歲身体强壯每用三服十五六歲至二十
歲每服四服均用滚水加白糖少許空心調服如
再服者須隔一日或隔二日為要均宜忌生冷油
膩硬物小兒若現痘花谷疹宜服四聖散此散忌
用小兒紅白口瘡外上退蛾散内服此散其效如
神余家自前明以來得來代錢氏秘方配合此散
至今五百餘年痊活嬰兒甚多近有無耻之徒在
本齋附近左右開設藥室移挪假充本號遺誤究
真壞本齋名譽今特改字號牌匾界移地址賜顧
諸君請認真内票蝴蝶為記庶不致悞
本齋開設北京南門裡大街路西見童子持芦
招牌便是

▲ 图 23《北京明圣斋保赤万应散》(石印，190mm × 265mm，藏于“景和斋”)

商号：明圣斋

地址：北京南门里大街路西

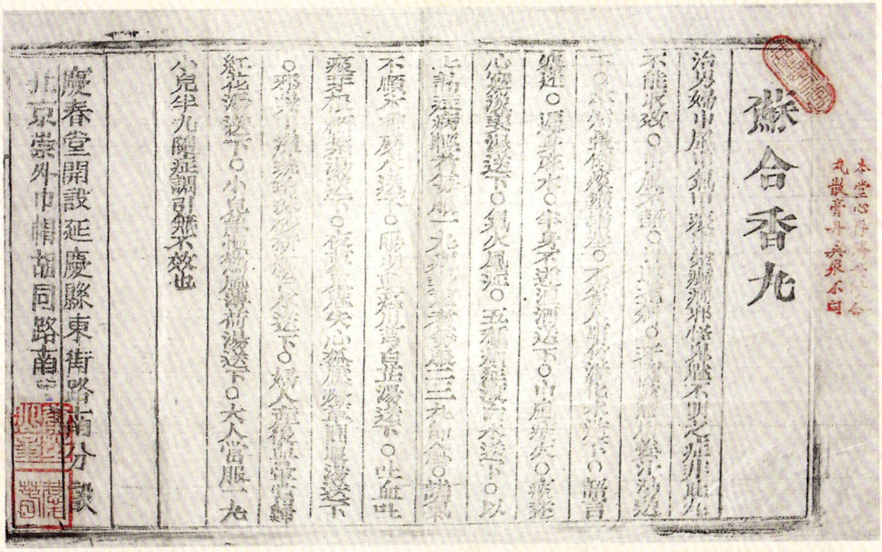

蘇合香丸

小兒半丸臨症調引無不效也

慶春堂開設延慶縣東街路南分設

北京崇外巾帽胡同路南

▲ 图 24《苏合香丸》(石印，225mm × 320mm，藏于“景和斋”)

商号：庆春堂

地址：延庆县东街路南（分设北京崇外巾帽胡同路南）

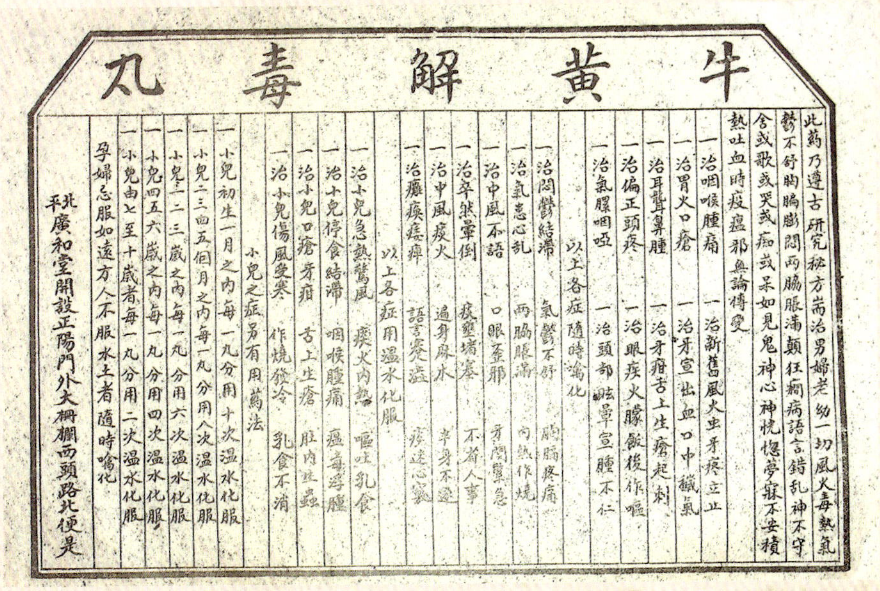

牛黃解毒丸

此藥乃遵古研究秘方尚治男婦老幼一切風火毒熱氣鬱不舒胸膈鬱悶兩脇脹滿顛狂癎病語言錯乱神不守舍或歌或哭或痴或呆如見鬼神心神恍惚夢寐不安積熱吐血時疫瘟邪無論傳變

一治咽喉腫痛　一治新舊風火虫牙疼立止

一治胃火口瘡　一治牙宣出血口中穢氣

一治耳聾鼻腫　一治牙疳舌上生瘡起刺

一治偏正頭疼　一治眼疾火朦飯後作嘔

一治氣膈咽啞　一治頭部眩暈宣腫不仁

以上各症隨時嚼化

一治悶鬱結滯　氣鬱不舒　胸膈疼痛

一治氣恚心乱　兩脇脹滿　內熱作燒

一治中風不語　口眼歪邪　牙關緊急

一治卒然暈倒　痰壅堵塞　不省人事

一治中風痰火　遍身麻木　半身不遂

一治癱瘓痿痺　語言蹇澁　痰迷心竅

以上各症用溫水化服

一治小兒急熱驚風　痰火內熱　嘔吐乳食

一治小兒停食結滯　咽喉腫痛　瘟毒浮腫

一治小兒口瘡牙疳　舌上生瘡　肚內生蟲

一治小兒傷風受寒　作燒發冷　乳食不消

小兒之症另有用藥法

一小兒初生一月之內每一丸分用十次溫水化服

一小兒二三四五個月之內每一丸分用八次溫水化服

一小兒一二三歲之內每一丸分用六次溫水化服

一小兒四五六歲之內每一丸分用四次溫水化服

一小兒由七至十歲者每一丸分用二次溫水化服

孕婦忌服如遠方人不服水土者隨時嚼化

北平廣和堂開設正陽門外大柵欄西頭路北便是

▲ 图 25《牛黄解毒丸》(石印，210mm × 275mm，藏于“景和斋”)

商号：广和堂

地址：北平正阳门外大栅栏西头路北

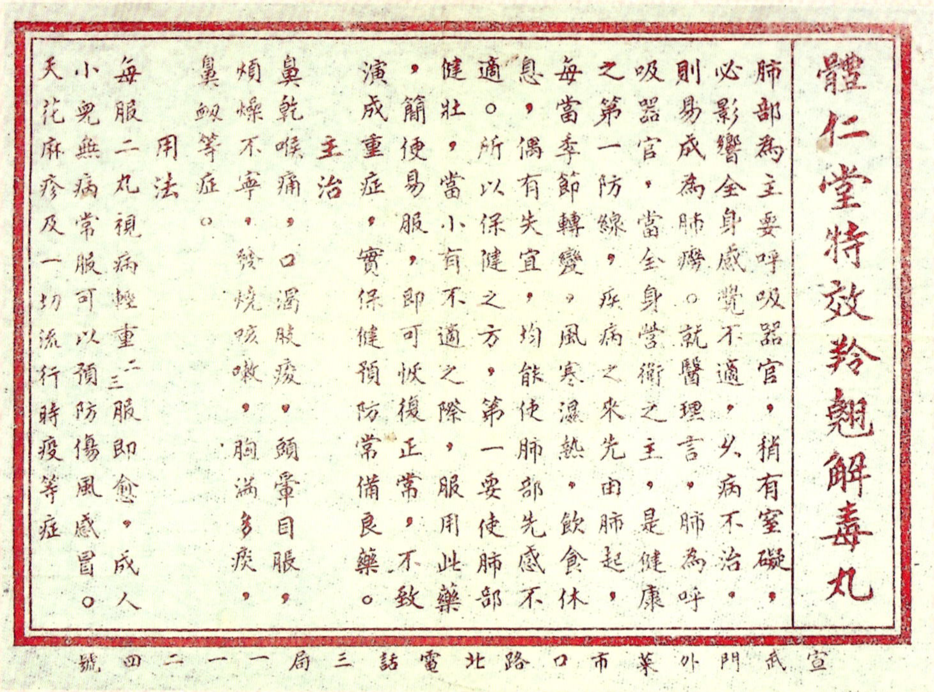

體仁堂特效羚翹解毒丸

肺部為主要呼吸器官，稍有窒礙，必影響全身感覺不適，久病不治，則易成為肺癆。就醫理言，肺為呼吸器官，當全身營衛之主，是健康之第一防線，疾病之來先由肺起，每當季節轉變，風寒濕熱，飲食休息，偶有失宜，均能使肺部先感不適。所以保健之方，第一要使肺部健壯，當小有不適之際，服用此藥，簡便易服，即可恢復正常，不致演成重症，實保健預防常備良藥。

主治

鼻乾喉痛，口渴肢痠，頭暈目脹，煩燥不寧，發燒咳嗽，胸滿多痰，鼻衄等症。

用法

每服二丸，視病輕重二三服即愈。成人小兒無病常服可以預防傷風感冒。天花麻疹及一切流行時疫等症

宣武門外菜市口路北電話三局一一二四號

▲ 图 26《体仁堂特效羚翘解毒丸》

（朱色石印，180mm×260mm，藏于“景和斋”）

商号：体仁堂

地址：北平宣武门外菜市口路北

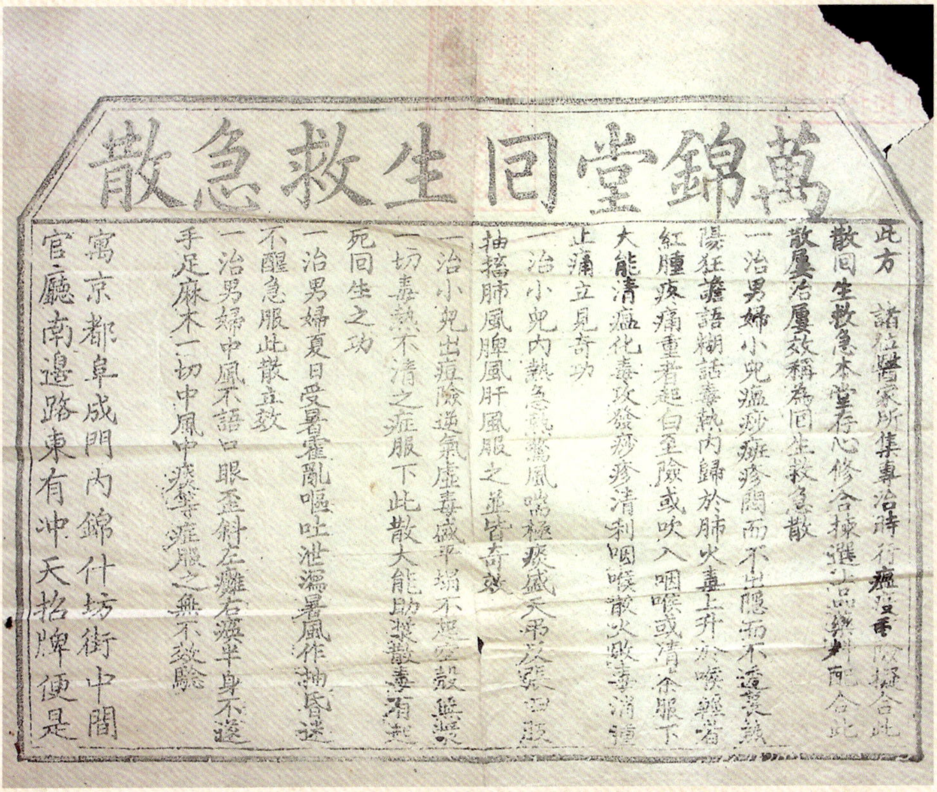

▲ 图 27《万锦堂回生救急散》(雕版刻印，270mm × 320mm，藏于“景和斋”)

商号：万锦堂

地址：京都阜成门内锦什坊街中间官厅南边路东

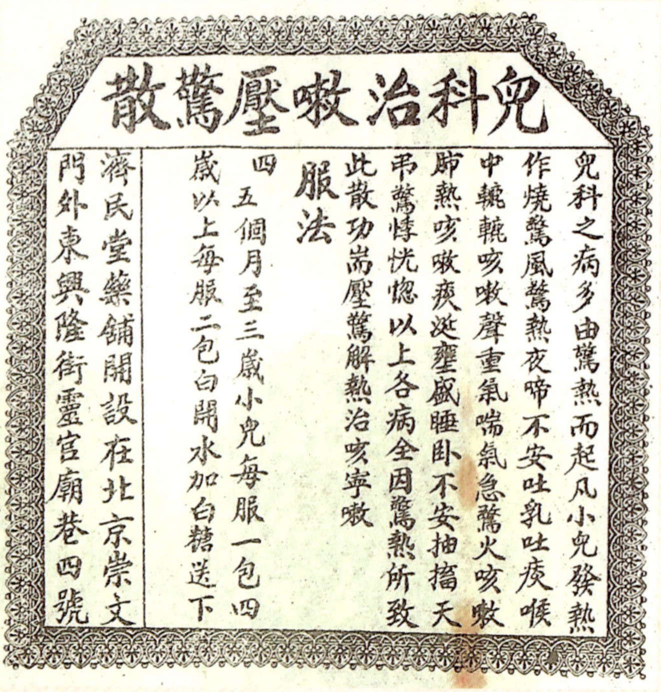

兒科治嗽壓驚散

兒科之病多由驚熱而起凡小兒發熱作燒驚風驚熱夜啼不安吐乳吐痰喉中轆轆咳嗽聲重氣喘氣急驚火咳嗽肺熱咳嗽痰涎壅盛睡卧不安抽搐天弔驚悸恍惚以上各病全因驚熱所致此散功尚壓驚解熱治咳寧嗽

服法

四五個月至三歲小兒每服一包四歲以上每服二包白開水加白糖送下

濟民堂藥鋪開設在北京崇文門外東興隆街靈官廟巷四號

仿单

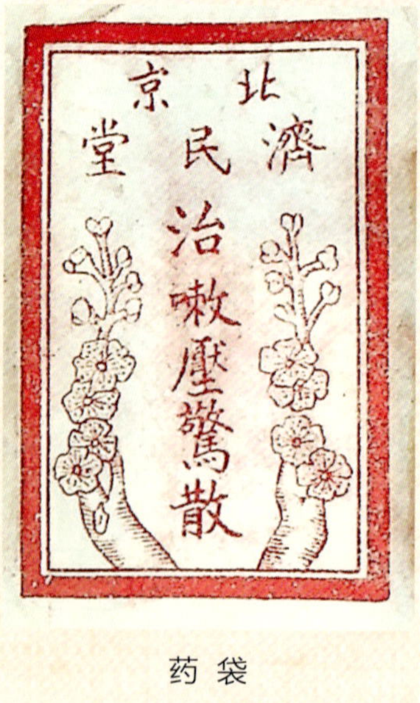

药袋

▲ 图 28《儿科治嗽压惊散》（石印，120mm×132mm，藏于“景和斋”）

商号：济民堂

地址：北京崇文门外东兴隆街灵官庙巷四号

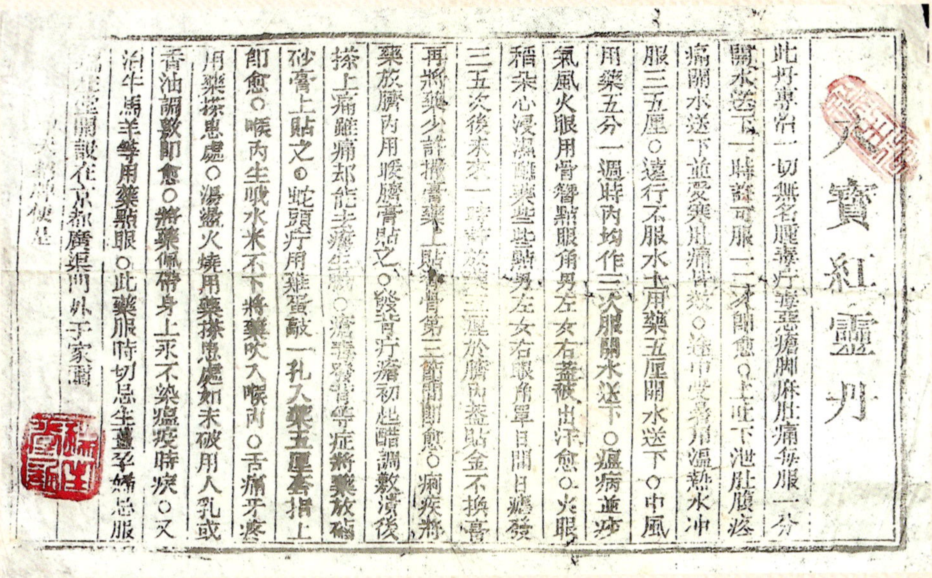

八寶紅靈丹

此丹專治一切無名腫毒疔瘡惡瘡腳麻肚痛每服一分
開水送下一時許可服二三次即愈○上吐下泄肚腹疼
痛開水送下並受寒肚痛[illegible]救○途中受暑用溫熱水沖
服三五厘○遠行不服水土用藥五厘開水送下○中風
用藥五分一週時內均作三次服開水送下○瘟病並痧
氣風火眼用骨簪點眼角男左女右蓋被出汗愈○火眼
稻朵心浸濕蘸藥些些點男左女右眼角[illegible]目開目[illegible]發
三五次後末[illegible]一[illegible]於臍內蓋貼金不換膏
再將藥少許撒膏藥上貼背骨第三節即愈○痢疾將
藥放臍內用暖臍膏貼之○發背疔瘡初起醋調敷潰後
搽上痛雖痛却能去瘀生肌○瘰癧發背等症將藥放[illegible]
砂膏上貼之○蛇頭疔用雞蛋敲一孔入藥五厘套指上
即愈○喉內生蛾水米不下將藥吹入喉內○舌痛牙疼
用藥搽患處○湯潑火燒用藥搽患處如未破用人乳或
香油調敷即愈○將藥佩帶身上永不染瘟疫時症○又
治牛馬羊等用藥點眼○此藥服時切忌生薑孕婦忌服
瑞生堂開設在京都廣渠門外于家圍
[illegible]便是

▲ 图 29《八宝红灵丹》（雕版刻印，185mm × 290mm，藏于“景和斋”）

商号：瑞生堂

地址：京都广渠门外于家围□□□

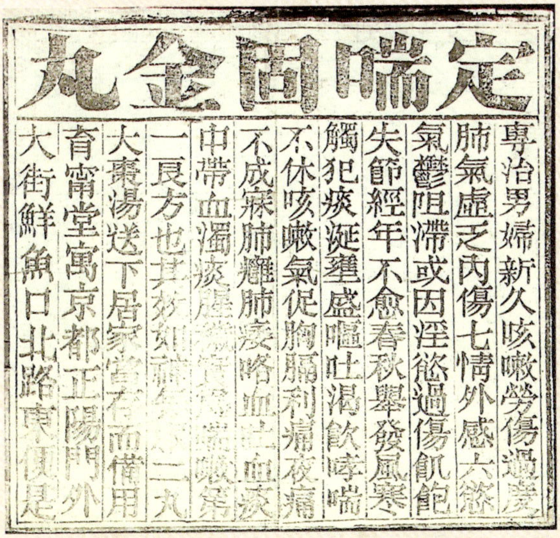

定喘固金丸

專治男婦新久咳嗽勞傷過度
肺氣虛乏內傷七情外感六慾
氣鬱阻滯或因淫慾過傷飢飽
失節經年不愈春秋舉發風寒
觸犯痰涎壅盛嘔吐渴飲哮喘
不休咳嗽氣促胸膈刺痛夜寢
不成寐肺癰肺痿略血吐血痰
中帶血濁痰腥[illegible]
一良方也其效如神每服二丸
大棗湯送下居家當存而備用
育甯堂寓京都正陽門外
大街鮮魚口北路東便是

▲ 图 30《定喘固金丸》（雕版刻印，125mm × 130mm，藏于“景和斋”）

商号：育宁堂

地址：京都正阳门外大街鲜鱼口北路东

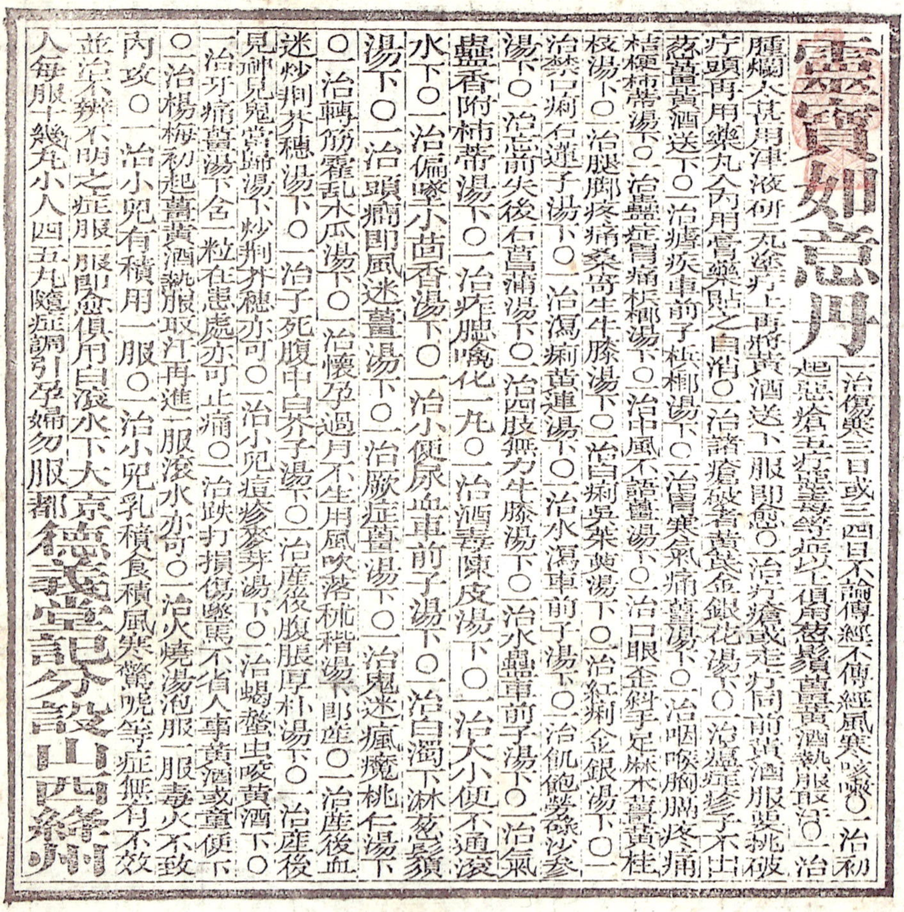

靈寶如意丹

一治傷寒三日或三四日不論傳經不傳經風寒咳嗽〇一治初
起惡瘡并疔毒發背等症以上俱用葱鬚薑黃酒熱服取汗〇一治
腫爛久甚用津液研一丸塗疔上再將黃酒送下一服即愈〇一治疔瘡或走疔同前黃酒服要挑破
疔頭再用藥丸含內用膏藥貼之自消〇一治諸瘡破者黃芪金銀花湯下〇一治痘症疹子不出
葱薑黃酒送下〇一治瘧疾車前子檳榔湯下〇一治胃寒氣痛薑湯下〇一治咽喉胸膈疼痛
桔梗柿蒂湯下〇一治蠱症胃痛檳榔湯下〇一治中風不語薑湯下〇一治口眼歪斜手足麻木薑黃桂
枝湯下〇一治腿腳疼痛桑寄生牛膝湯下〇一治白痢吳茱萸湯下〇一治紅痢金銀湯下〇一
治禁口痢石蓮子湯下〇一治瀉痢黃連湯下〇一治水瀉車前子湯下〇一治飢飽勞碌沙參
湯下〇一治忘前失後石菖蒲湯下〇一治四肢無力牛膝湯下〇一治水蠱車前子湯下〇一治氣
蠱香附柿蒂湯下〇一治痞腿嘔化一丸〇一治酒毒陳皮湯下〇一治大小便不通滾
水下〇一治偏墜小茴香湯下〇一治小便尿血車前子湯下〇一治白濁下淋葱鬚
湯下〇一治頭痛即風迷薑湯下〇一治厥症薑湯下〇一治鬼迷瘋魔桃仁湯下
〇一治轉筋霍亂木瓜湯下〇一治懷孕過月不生用風吹落秫稭湯下即産〇一治産後血
迷炒荊芥穗湯下〇一治子死腹中白芥子湯下〇一治産後腹脹厚朴湯下〇一治産後
見神見鬼當歸湯下炒荊芥穗亦可〇一治小兒痘疹麥芽湯下〇一治蝎螫虫咬黃酒下〇
一治牙痛薑湯下含一粒在患處亦可止痛〇一治跌打損傷驚不省人事黃酒或童便下
〇一治楊梅初起薑黃酒熱服取汗再進一服滾水亦可〇一治火燒湯泡服一服毒火不致
內攻〇一治小兒有積用一服〇一治小兒乳積食積風寒驚嚇等症無有不效
並治不辨不明之症服一服即愈俱用白滾水下大
人每服十幾丸小人四五丸隨症調引孕婦勿服

京都德義堂記分設山西絳州

▲ 图 31《灵宝如意丹》（雕版刻印，210mm × 220mm，藏于“景和斋”）

商号：德义堂

地址：京都德义堂记分设山西绛州

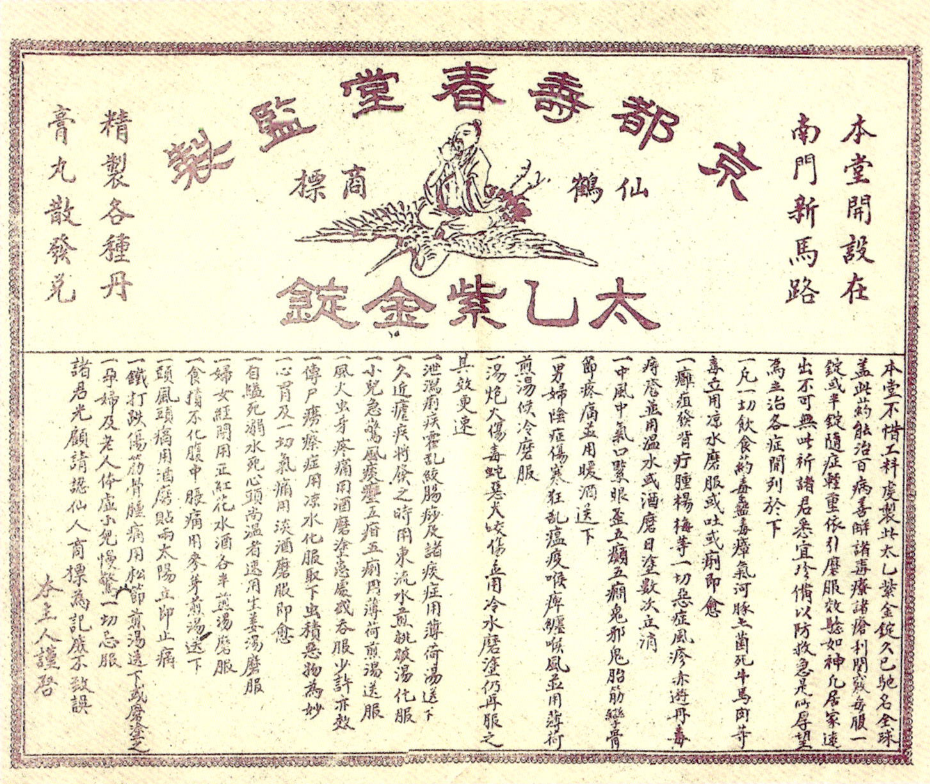

▲ 图 32《太乙紫金锭》（紫色石印，225mm × 265mm，藏于“景和斋”）

商号：京都寿春堂

地址：京都南门新马路

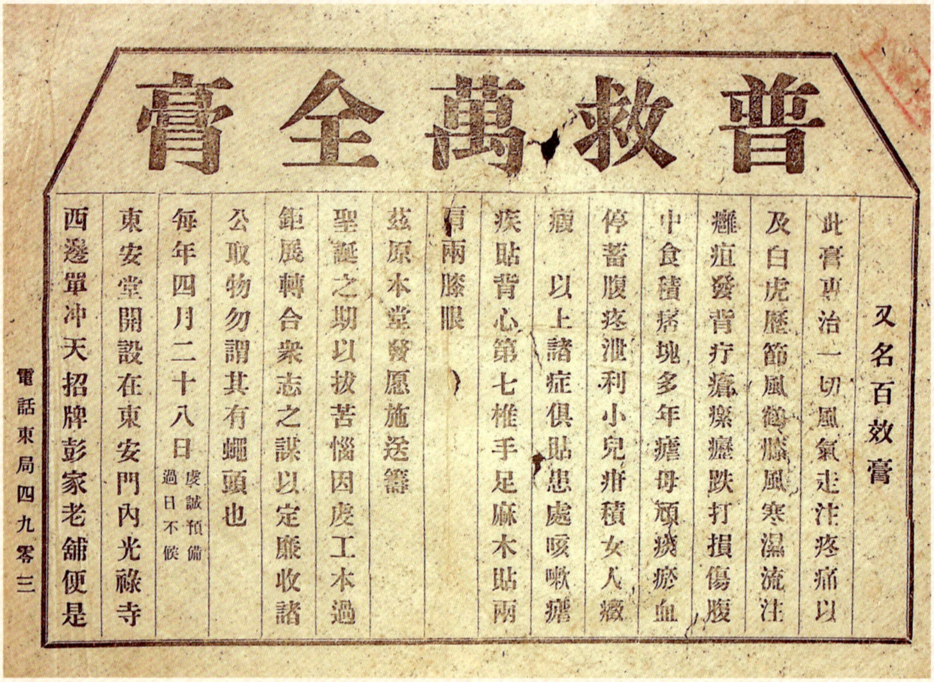
普救萬全膏
又名百效膏
此膏專治一切風氣走注疼痛以
及白虎歷節風鶴膝風寒濕流注
癰疽發背疔瘡瘰癧跌打損傷腹
中食積痞塊多年瘧母頑痰瘀血
停蓄腹疼泄利小兒痞積女人癥
瘕　以上諸症俱貼患處咳嗽瘧
疾貼背心第七椎手足麻木貼兩
肩兩膝眼
茲原本堂發愿施送籌
聖誕之期以拔苦惱因虔工本過
鉅展轉合衆志之謀以定廉收諸
公取物勿謂其有蠅頭也
每年四月二十八日 虔誠預備 過日不候
東安堂開設在東安門內光祿寺
西邊單冲天招牌彭家老舖便是
電話東局四九零三

▲ 图 33《普救万全膏（百效膏）》

（活字铅印，220mm × 310mm，藏于“景和斋”）

商号：东安堂

地址：京都东安门内光禄寺西边单冲天招牌彭家老铺

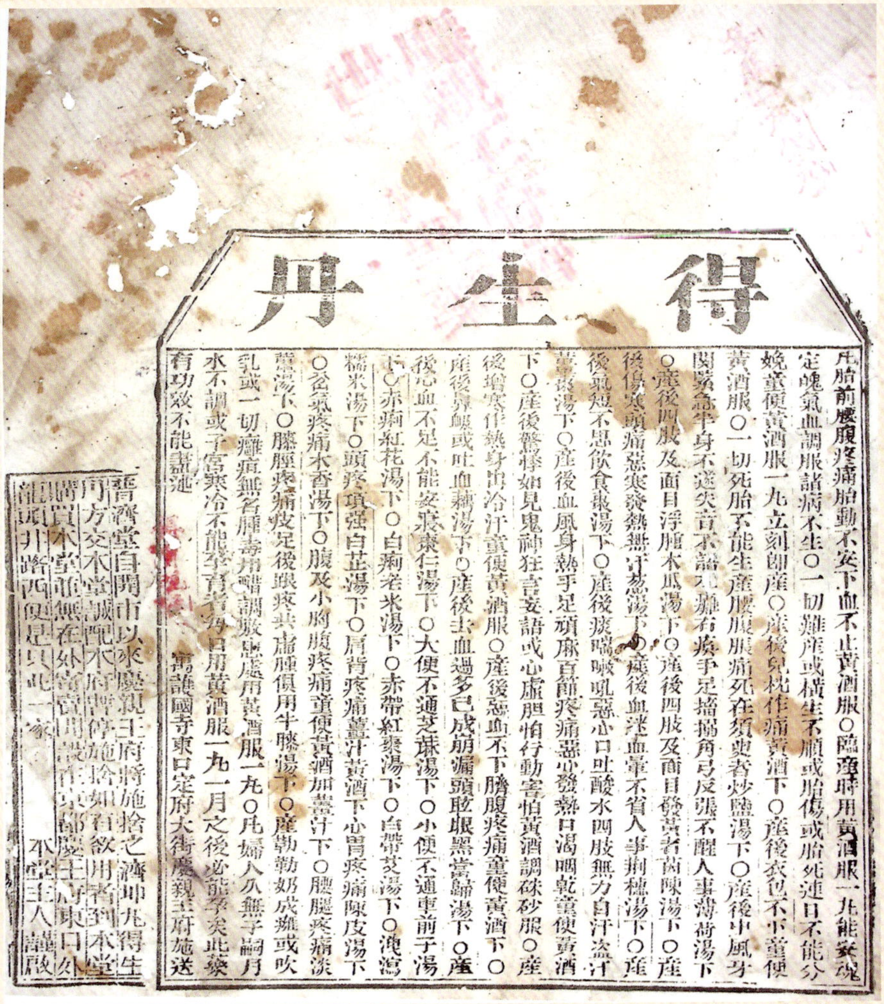

得生丹

凡胎前腰腹疼痛胎動不安下血不止黃酒服○臨產時用黃酒服一丸能安魂定魄氣血調服諸病不生○一切難產或橫生不順或胎傷或胎死連日不能分娩童便黃酒服一丸立刻即產○產後兒枕作痛黃酒下○產後衣包不下童便黃酒服○一切死胎不能生產腰腹脹痛死在須臾者炒鹽湯下○產後中風牙關緊急半身不遂失音不語口難右瘓手足搐搦角弓反張不醒人事薄荷湯下○產後四肢及面目浮腫木瓜湯下○產後四肢及面目發黃者茵陳湯下○產後傷寒頭痛惡寒發熱無汗葱湯下○產後血迷血暈不省人事荊穗湯下○產後氣短不思飲食棗湯下○產後痰喘咳嗽噁心口吐酸水四肢無力自汗盜汗薑蔥湯下○產後血風身熱手足頑麻百節疼痛噁心發熱口渴咽乾童便黃酒下○產後驚悸如見鬼神狂言妄語或心虛膽怕行動害怕黃酒調硃砂服○產後增寒作熱身出冷汗童便黃酒服○產後惡血不下臍腹疼痛童便黃酒下○產後鼻衄或吐血藕湯下○產後出血過多已成崩漏頭眩眼黑當歸湯下○產後心血不足不能安寢棗仁湯下○大便不通芝麻湯下○小便不通車前子湯下○赤痢紅花湯下○白痢老米湯下○赤帶紅棗湯下○白帶艾湯下○泄瀉糯米湯下○頭疼項強白芷湯下○肩背疼痛薑汁黃酒下心胃疼痛陳皮湯下○岔氣疼痛木香湯下○腹及小腹疼痛童便黃酒加薑汁下○腰腿疼痛淡薑湯下○膝脛疼痛及足後跟疼共虛腫俱用牛膝湯下○產後勒奶成癰或吹乳或一切癰疽無名腫毒用醋調敷患處用黃酒服一丸○凡婦人久無子嗣月水不調或子宮寒冷不能孕育者每日用黃酒服一丸一月之後必能孕矣此藥有功效不能盡述

護國寺東口定府大街慶親王府施送

普濟堂自開市以來慶親王府將施捨之濟坤丸得生丹方交本堂誠配本府仍行施捨如有欲用者到本堂購買本堂並無在外分賣開設在京都慶王府東口外龍頭井路西便是只此一家

本堂主人謹啟

▲ 图 34《得生丹》（石印，265mm×305mm，藏于“景和斋”）

商号：普济堂

地址：京都庆王府东口外龙头井路西（护国寺东口定府大街庆亲王府）

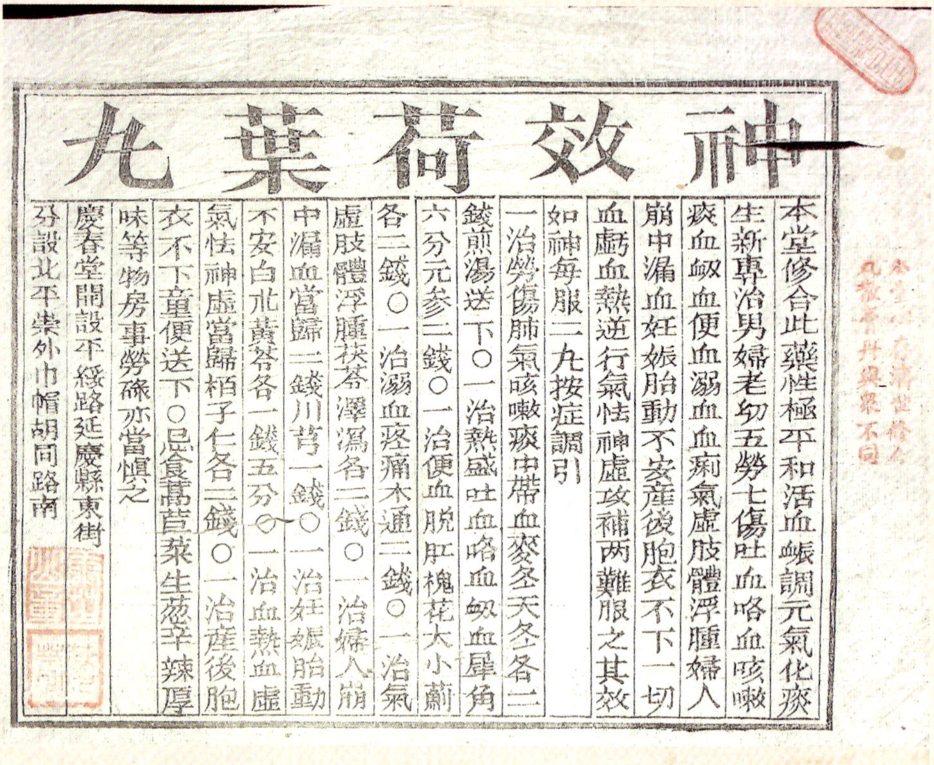
神效荷葉丸

本堂修合此藥性極平和活血脈調元氣化痰生新專治男婦老幼五勞七傷吐血咯血咳嗽痰血衄血便血溺血血痢氣虛肢體浮腫婦人崩中漏血妊娠胎動不安產後胞衣不下一切血虧血熱逆行氣怯神虛攻補兩難服之其效如神每服二丸按症調引

一治勞傷肺氣咳嗽痰中帶血麥冬天冬各二錢煎湯送下〇一治熱盛吐血咯血衄血犀角六分元參二錢〇一治便血脫肛槐花大小薊各二錢〇一治溺血疼痛木通二錢〇一治氣虛肢體浮腫茯苓澤瀉各二錢〇一治婦人崩中漏血當歸二錢川芎一錢〇一治妊娠胎動不安白朮黃芩各一錢五分〇一治血熱血虛氣怯神虛當歸栢子仁各二錢〇一治產後胞衣不下童便送下〇忌食蒿苣菜生葱辛辣厚味等物房事勞碌亦當慎之

慶春堂開設平綏路延慶縣東街
分設北平崇外巾帽胡同路南

▲ 图 35《神效荷叶丸》（雕版刻印，205mm × 270mm，藏于“景和斋”）

商号：庆春堂

地址：平绥路延庆县东街，分设北平崇外巾帽胡同路南

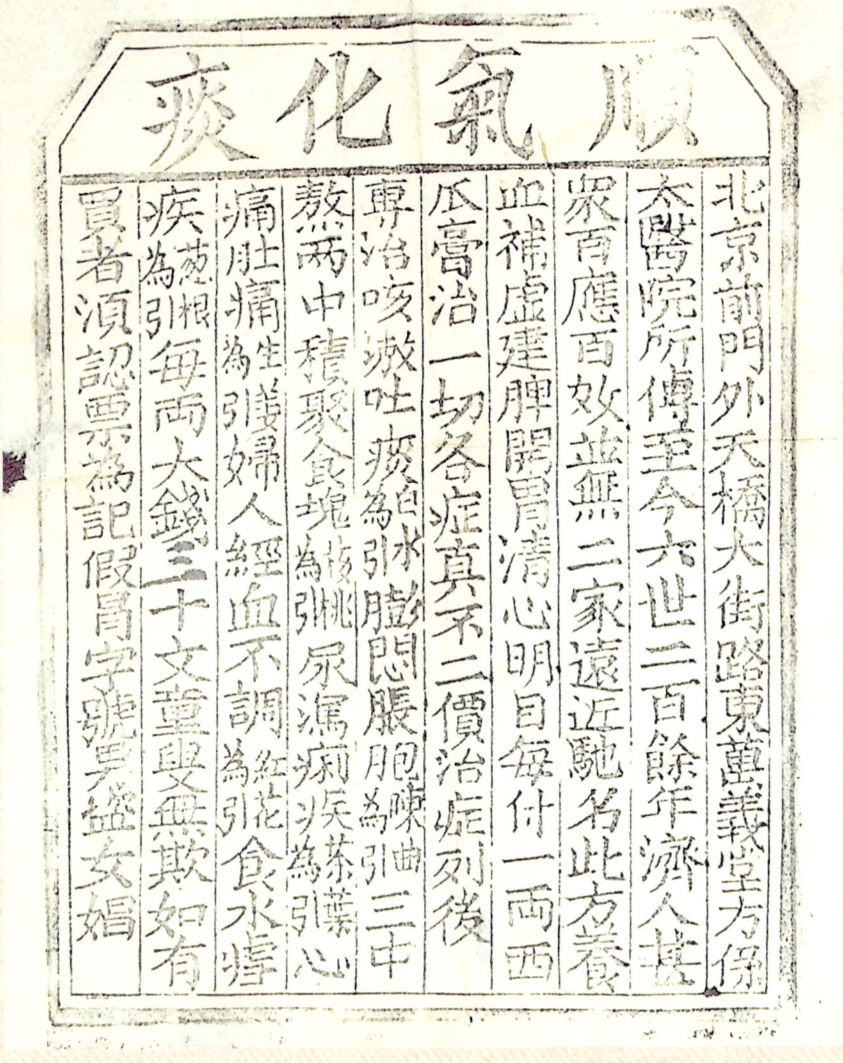

順氣化痰

北京前門外天橋大街路東萬義堂方係
太醫院所傳至今六世二百餘年濟人甚
衆百應百效並無二家遠近馳名此方養
血補虛建脾開胃清心明目每付一兩西
瓜膏治一切各症真不二價治症列後
專治咳嗽吐痰白水為引膨悶脹飽陳曲為引三中
熬兩中積聚食塊山楂為引尿瀉痢疾茶葉為引心
痛肚痛生薑為引婦人經血不調紅花為引食水瘧
疾葱根為引每兩大錢三十文童叟無欺如有
買者須認票為記假冒字號男盜女娼

▲ 图 36《顺气化痰》(雕版刻印，135mm × 190mm，藏于“景和斋”)

商号：万义堂

地址：北京前门外天桥大街路东

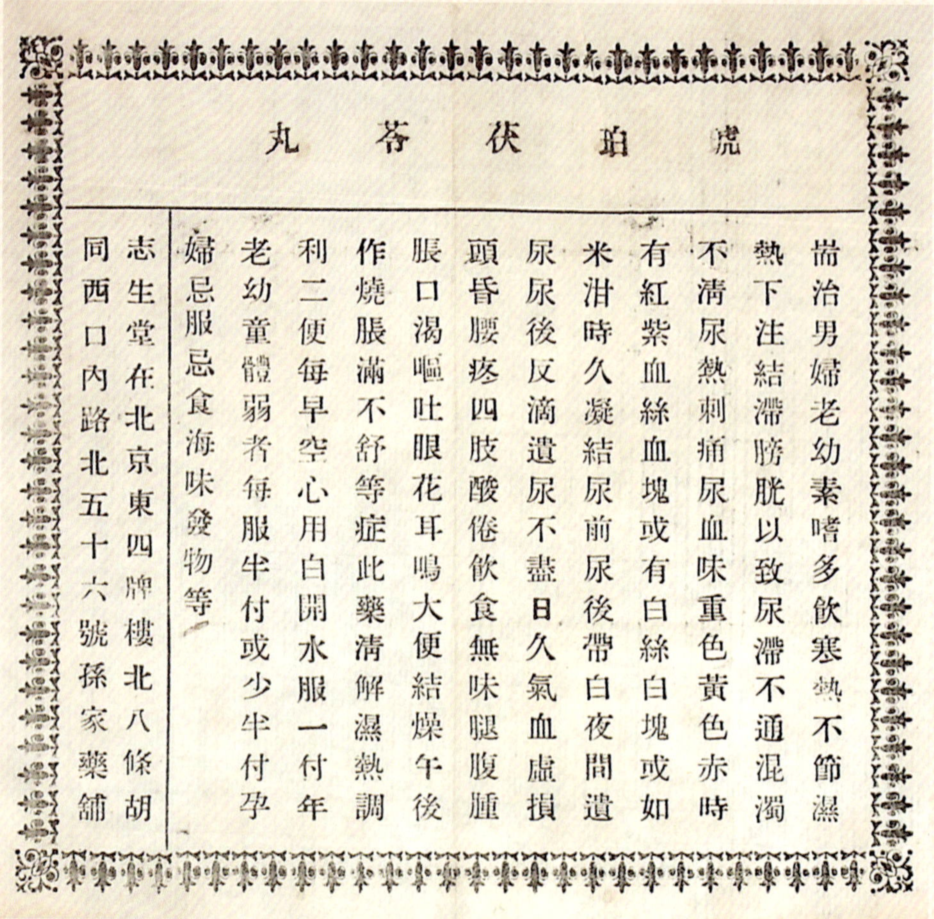

琥珀茯苓丸

耑治男婦老幼素嗜多飲寒熱不節濕熱下注結滯膀胱以致尿滯不通混濁不清尿熱刺痛尿血味重色黃色赤時有紅紫血絲血塊或有白絲白塊或如米泔時久凝結尿前尿後帶白夜間遺尿尿後反滴遺尿不盡日久氣血虛損頭昏腰疼四肢酸倦飲食無味腿腹腫脹口渴嘔吐眼花耳鳴大便結燥午後作燒脹滿不舒等症此藥清解濕熱調利二便每早空心用白開水服一付年老幼童體弱者每服半付或少半付孕婦忌服忌食海味發物等

志生堂在北京東四牌樓北八條胡同西口內路北五十六號孫家藥舖

▲ 图 37《琥珀茯苓丸》(石印，160mm × 170mm，藏于“景和斋”)

商号：志生堂

地址：北京东四牌楼北八条胡同西口内路北五十六号孙家药铺

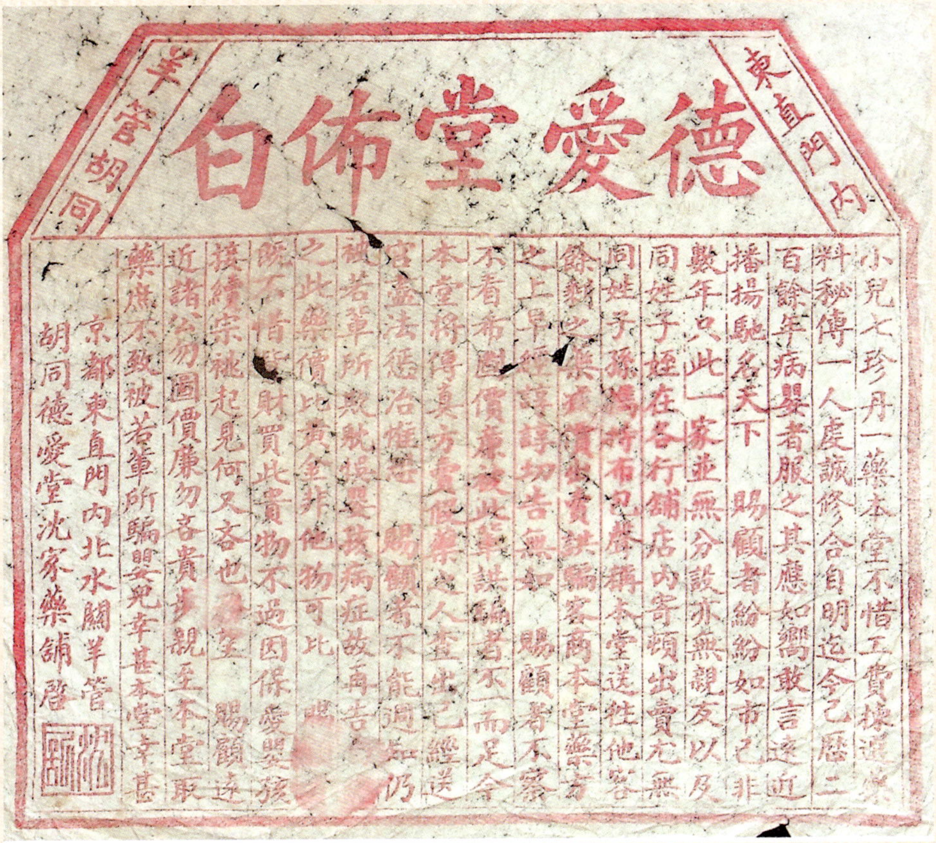

東直門內

德愛堂佈白

羊管胡同

小兒七珍丹一藥本堂不惜工費揀選藥
料秘傳一人虔誠修合自明迄今已歷二
百餘年病嬰者服之其應如響敢言遠近
播揚馳名天下　賜顧者紛紛如市已非
數年只此一家並無分設亦無親友以及
同姓子姪在各行鋪店內寄頓出賣尤無
同姓子孫憑持布包冒稱本堂送往他客
餘對之藥在貨出賣誆騙客商本堂藥方
之上早經詳諄切告無如　賜顧者不察
不看希圖價廉被此等誆騙者不一而足今
本堂將傳真方貴假藥之人查出已經送
官盡法懲治惟恐　賜顧者不能週知仍
被若輩所欺耽誤嬰孩病症故再告
之此藥價比黃金非他物可比　賜
既不惜資財買此貴物不過因係愛嬰孩
接續宗祧起見何又吝也務望　賜顧遠
近諸公勿圖價廉勿吝貴步親至本堂取
藥庶不致被若輩所騙嬰兒幸甚本堂幸甚
京都東直門內北水關羊管
胡同德愛堂沈家藥鋪啓

▲ 图 38《小儿七珍丹》（朱色石印，210mm × 215mm，藏于“景和斋”）

商号：德爱堂沈家药铺

地址：京都东直门内北水关羊管胡同

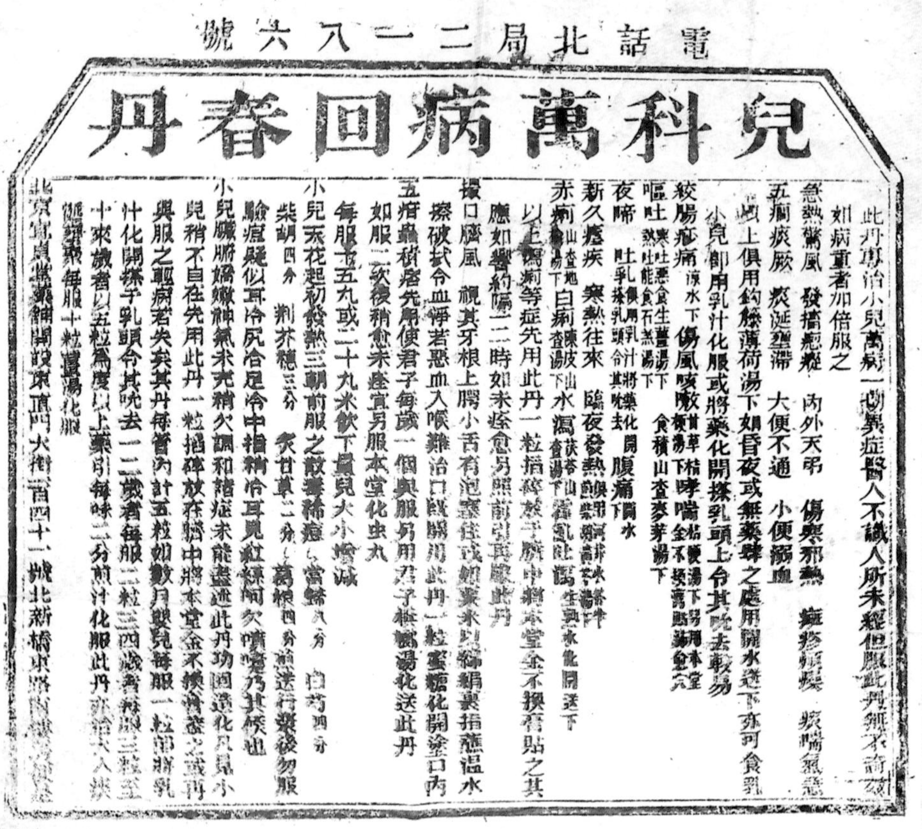

電話北局二一八六號

兒科萬病回春丹

此丹專治小兒萬病一切異症醫人不識人所未經但服此丹無不奇效
如病重者加倍服之
急熱驚風 發搐瘛瘲 內外天吊 傷寒邪熱 痘疹煩燥 痰喘氣急
五癇痰厥 痰涎壅滯 大便不通 小便溺血
以上俱用鈎藤薄荷湯下如昏夜或無藥鋪之處用開水送下亦可食乳
小兒即用乳汁化服或將藥化開搽乳頭上令其吮去較易
絞腸痧痛 涼水下 傷風咳嗽 甘草桔梗湯下 哮喘 桔梗湯下另用本堂全不換膏貼肺俞穴
嘔吐 寒吐惡食生薑湯下 熱吐能食石膏湯下 食積 山查麥芽湯下
夜啼 吐乳 俱用乳汁將藥化開搽乳頭令其吮去 腹痛 開水下
新久瘧疾 寒熱往來 臨夜發熱 俱用柴胡黃芩湯下
赤痢 山查地榆湯下 白痢 陳皮山查湯下 水瀉 茯苓山查湯下 霍亂吐瀉 生熟水化開送下
以上瀉痢等症先用此丹一粒搗碎放于臍中將本堂金不換膏貼之其
應如響約隔一二時如未痊愈另照前引再服此丹
撮口臍風 視其牙根上腭小舌有泡或如粟米以綿絹裹指蘸溫水
擦破拭令血淨若惡血入喉難治口既開用此丹一粒蜜糖化開塗口內
五疳蟲積痞先用使君子每歲一個與服另用君子煎湯化送此丹
如服二次後稍愈未痊宜另服本堂化虫丸
每服十五丸或二十丸米飲下量兒大小增減
小兒天花起初發熱三朝前服之較為稀痘 當歸八分 白芍四分
柴胡四分 荊芥穗三分 炙甘草二分 葛根四分 煎送行漿後勿服
驗痘疑似耳冷尻冷足冷中指稍冷耳見紅絲呵欠噴嚏乃其候也
小兒臟腑嬌嫩神氣未充稍欠調和諸症未能盡述此丹功同造化凡見小
兒稍不自在先用此丹一粒搗碎放在臍中將本堂金不換膏貼之幾再
與服之驅病若失矣其丹每管內計五粒如數月嬰兒每服一粒即將乳
汁化開搽于乳頭令其吮去一二歲者每服二粒三四歲者每服三粒至
十來歲者以五粒為度以上藥引每味二分煎汁化服此丹亦治大人
每服十粒薑湯化服
北京宜貞堂藥鋪開設東直門大街一百四十一號北新橋東路南樓房

▲ 图 39《儿科万病回春丹》（刻印，260mm×275mm，藏于“景和斋”）

商号：宜贞堂药铺

地址：北京东直门大街一百四十一号北新桥东路南楼房

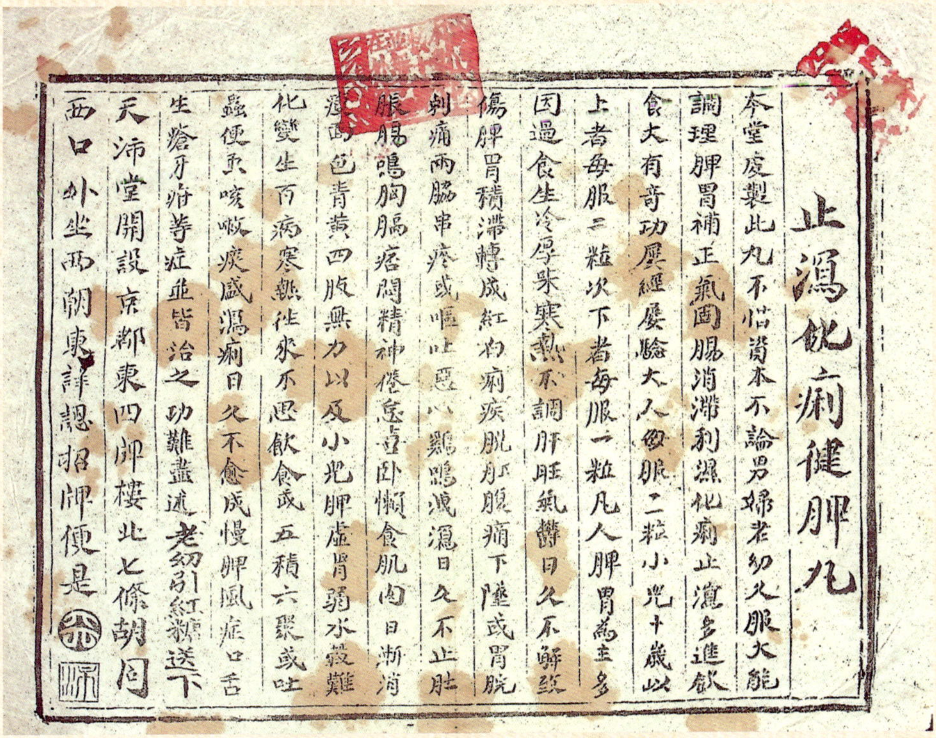

▲ 图 40《止泻化痢健脾丸》(石印，215mm × 285mm，藏于“景和斋”)

商号：天沛堂

地址：京都东四牌楼北七条胡同西口外坐西朝东

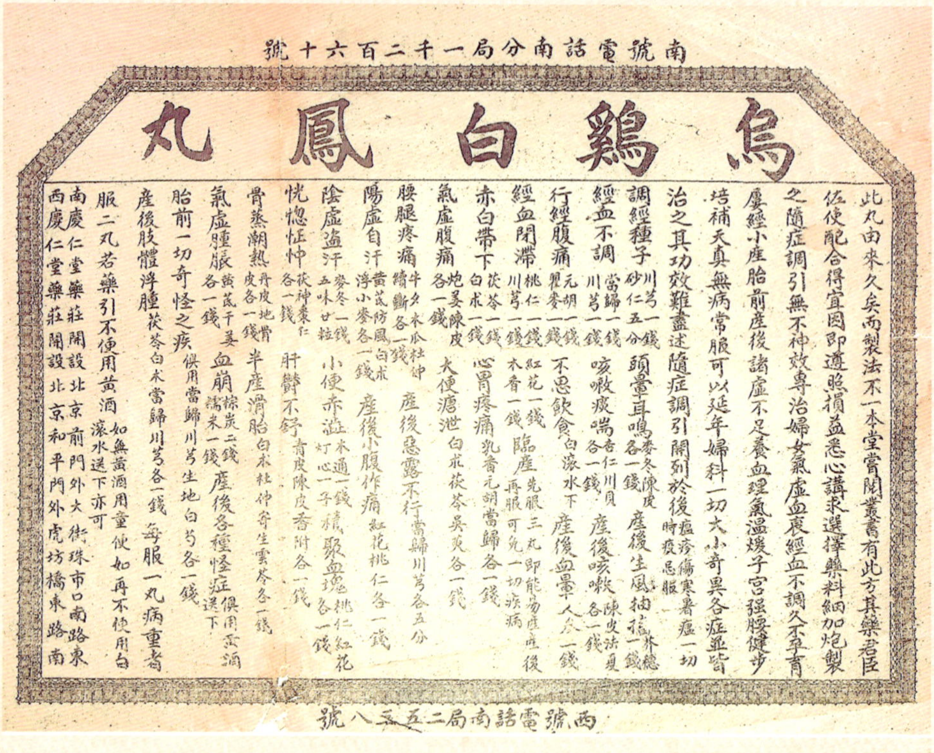
南號電話南分局一千二百六十號

烏鷄白鳳丸

此丸由来久矣而製法不一本堂嘗閲叢書有此方其藥君臣
佐使配合得宜因即遵照損益悉心講求選擇藥料細加炮製
之隨症調引無不神效専治婦女氣虚血衰經血不調久不孕育
屢經小産胎前産後諸虚不足養血理氣温煖子宫强腰健步
培補天真無病常服可以延年婦科一切大小奇異各症並皆
治之其功效難盡述隨症調引開列於後 瘟疹傷寒暑瘟一切時疫忌服

調經種子 川芎一錢 砂仁五分　頭暈耳鳴 麥冬 陳皮各一錢　産後生風抽搐 荊芥穗一錢
經血不調 當歸一錢 川芎一錢　咳嗽痰喘 杏仁 川貝各一錢　産後咳嗽 陳皮 法夏各一錢
行經腹痛 元胡一錢 瞿麥一錢　不思飲食 白滚水下　産後血暈 人参一錢
經血閉滞 桃仁一錢 川芎一錢　紅花一錢 木香一錢　臨産 先服三丸即能易産 産後再服可免一切疾病
赤白帶下 茯苓一錢 白术一錢　心胃疼痛 乳香 元胡 當歸各一錢
氣虚腹痛 炮姜 陳皮各一錢　大便溏泄 白术 茯苓 吴萸各一錢
腰腿疼痛 牛夕 木瓜 杜仲 續斷各一錢　産後惡露不行 當歸 川芎各五分
陽虚自汗 黄芪 防風 白术 浮小麥各一錢　産後小腹作痛 紅花 桃仁各一錢
陰虚盜汗 麥冬一錢 五味廿粒　小便赤澁 木通一錢 灯心一子　積聚血塊 桃仁 紅花各一錢
恍惚怔忡 茯神 棗仁各一錢　肝鬱不舒 青皮 陳皮 香附各一錢
骨蒸潮熱 丹皮 地骨皮各一錢　半産滑胎 白术 杜仲 寄生 雲苓各一錢
氣虚腫脹 黄芪 干姜各一錢　血崩 棕炭二錢 糯米一錢　産後各種怪症 俱用黄酒送下
胎前一切奇怪之疾 俱用當歸 川芎 生地 白芍各一錢
産後肢體浮腫 茯苓 白术 當歸 川芎各一錢　每服一丸病重者
服二丸若藥引不便用黄酒　如無黄酒用童便 如再不便用白滚水送下亦可

南慶仁堂藥莊開設北京前門外大街珠市口南路東
西慶仁堂藥莊開設北京和平門外虎坊橋東路南

西號電話南局二五五八號

▲ 图 41《乌鸡白凤丸》（石印，210mm × 290mm，藏于“景和斋”）

商号：南庆仁药庄

地址：前门外大街珠市口南路东（南庆仁堂药庄）

和平门外虎坊桥东路南（西庆仁堂药庄）

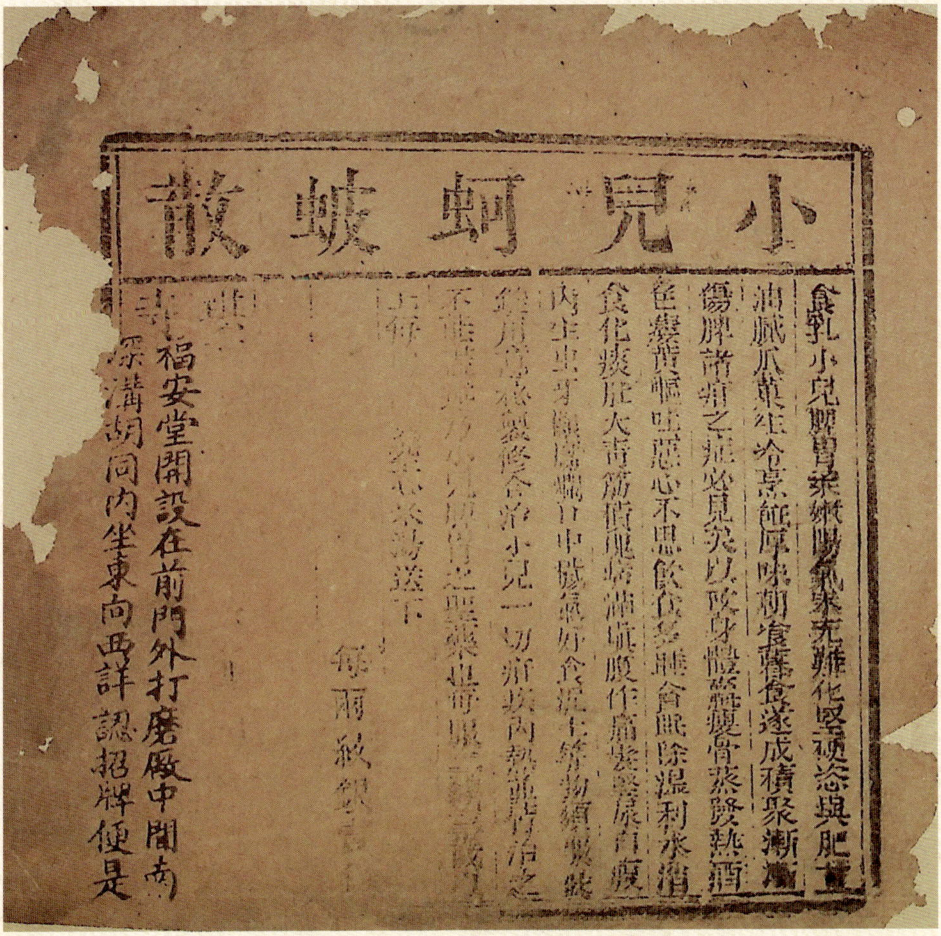

小兒蚵蚾散

食乳小兒脾胃柔嫩陽氣未充難化堅硬恣與肥甘油膩瓜菓生冷葷飦厚味初食停食遂成積聚漸漸傷脾諸疳之症必見究以攻身體羸瘦骨蒸發熱面色痿黃嘔吐惡心不思飲食多睡貪眠除濕利水消食化痰肚大青筋[illegible]腹作痛[illegible]內生虫牙[illegible]口中[illegible]好食泥土等物[illegible]總用[illegible]合治小兒一切疳疾內熱[illegible]治之不[illegible]

每服[illegible]米湯送下

每兩紋銀[illegible]

福安堂開設在前門外打磨廠中間南深溝胡同內坐東向西詳認招牌便是

▲ 图 42《小儿蚵蚾散》(刻印，152×160mm，藏于“景和斋”)

商号：福安堂（疑为白塔寺“琪卉堂”原版套印）

地址：前门外打磨厂中间南深沟胡同内坐东向西

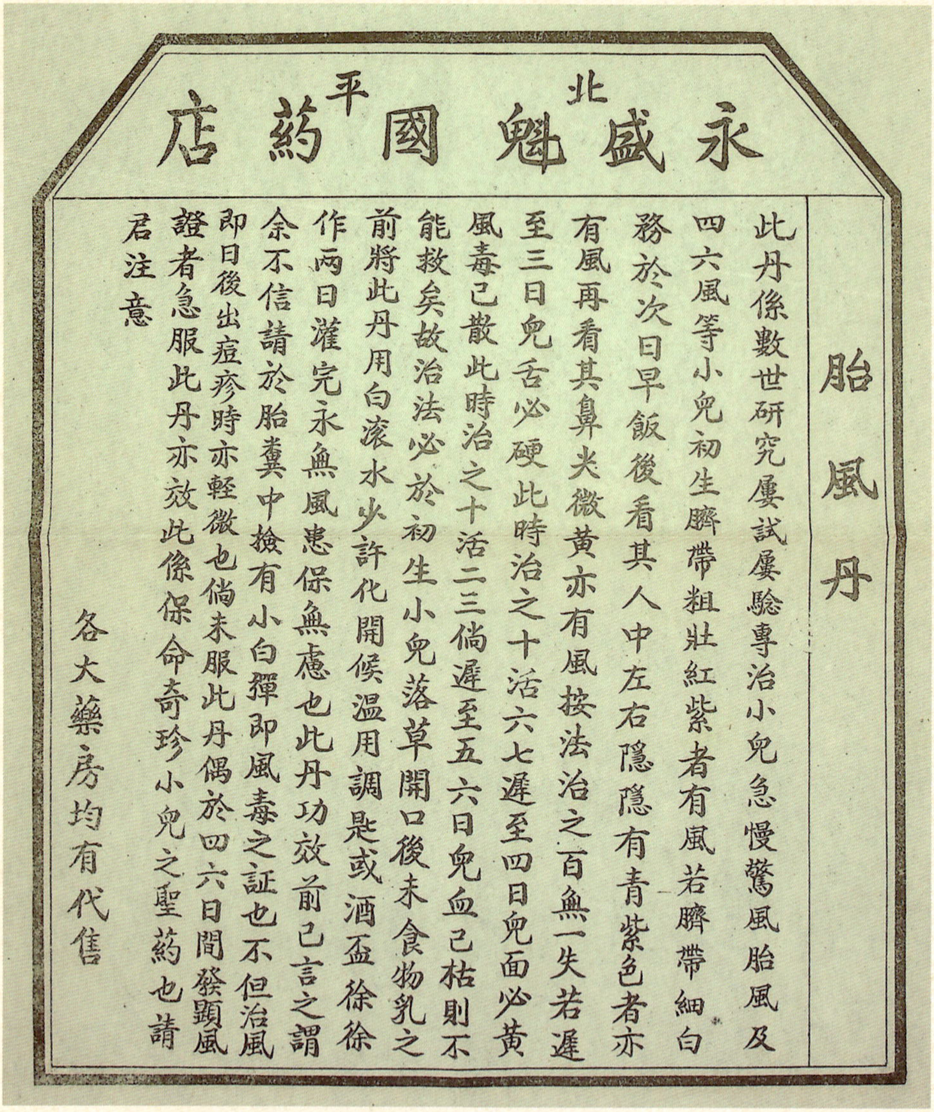

▲ 图 43《胎风丹》（石印，258×310mm，藏于“景和斋”）

商号：永胜魁国药店

地址：北平（具体地址未记载）

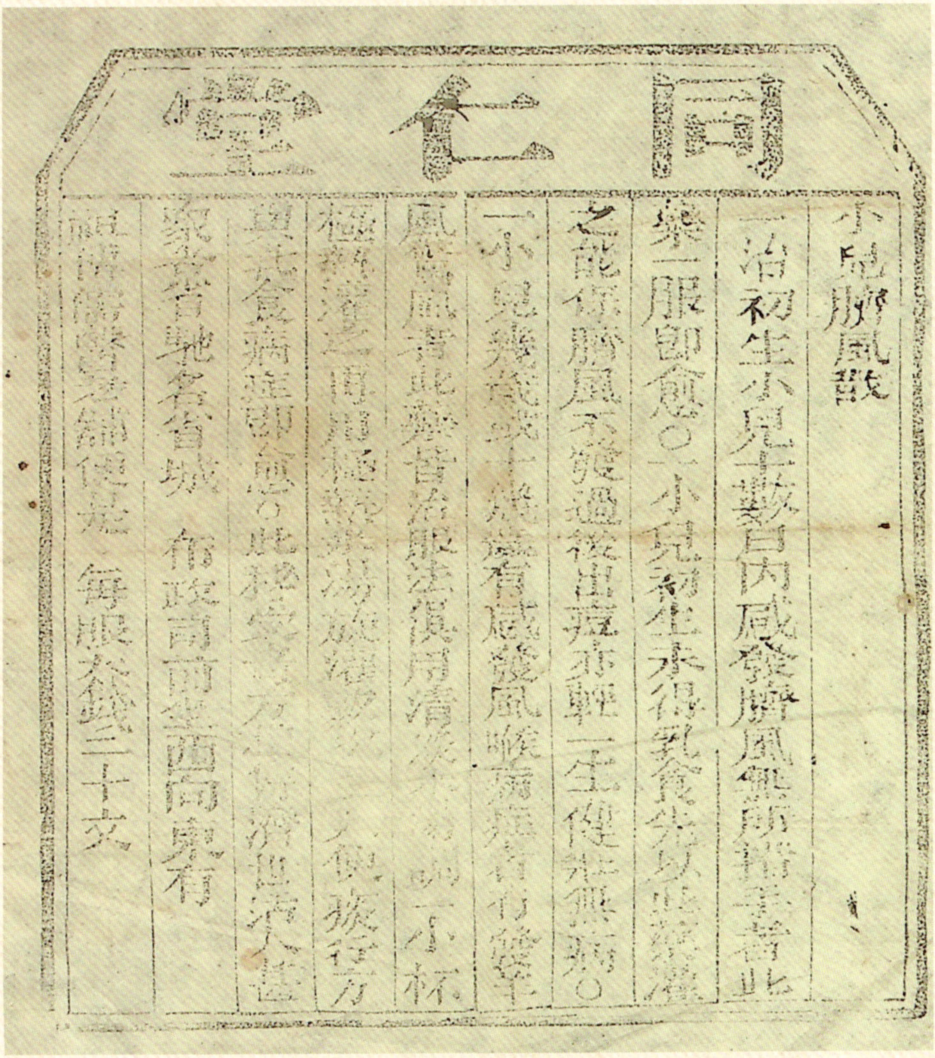
同仁堂

小兒臍風散

一治初生小兒十數日內感發臍風無所措手者此藥一服即愈○一小兒初生未得乳食先以此藥灌之能保臍風不發過後出痘亦輕一生健壯無病○一小兒幾歲或十幾歲有感發風喉痰症者有發驚風痰風者此藥皆治服法俱用清茶[illegible]調一小杯極熱灌之再用極熱米湯旋灌多[illegible]便痰[illegible]方與乳食病症即愈○此秘方乃[illegible]濟世活人[illegible]家者馳名省城　布政司前坐西向東有祖傳儒醫老舖便是　每服大錢二十文

▲ 图 44《小儿脐风散》(刻印，140 × 160mm，藏于“景和斋”)

商号：同仁堂

地址：布政司前坐西向东祖传儒医老铺

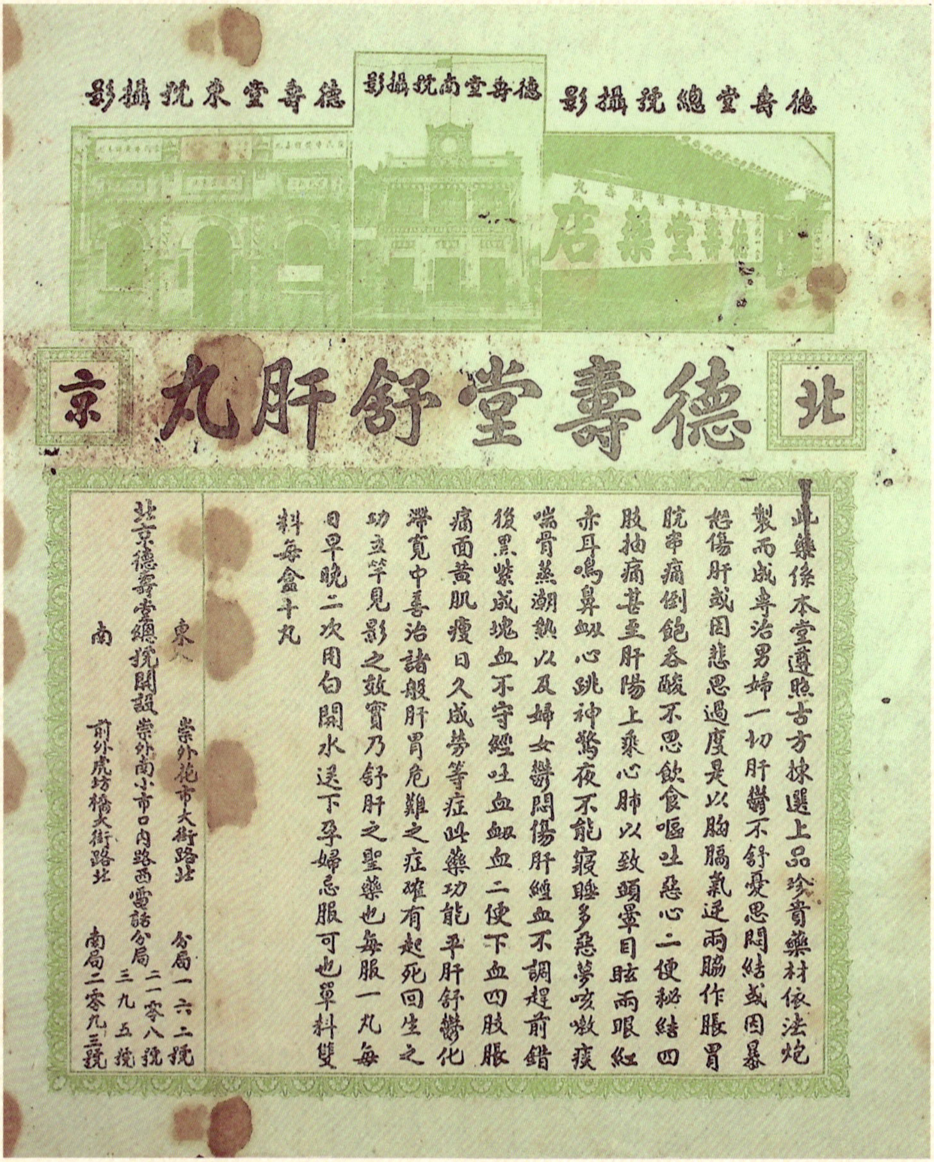

德壽堂總號攝影　德壽堂南號攝影　德壽堂東號攝影

北　德壽堂舒肝丸　京

此藥係本堂遵照古方揀選上品珍貴藥材依法炮製而成専治男婦一切肝鬱不舒憂思悶結或因暴怒傷肝或因悲思過度是以胸膈氣逆兩脇作脹胃脘串痛倒飽吞酸不思飲食嘔吐惡心二便秘結四肢抽痛甚至肝陽上乘心肺以致頭暈目眩兩眼紅赤耳鳴鼻衄心跳神驚夜不能寢睡多惡夢咳嗽痰喘骨蒸潮熱以及婦女鬱悶傷肝經血不調趕前錯後黑紫成塊血不守經吐血衄血二便下血四肢脹痛面黃肌瘦日久成勞等症此藥功能平肝舒鬱化滯寬中善治諸般肝胃危難之症確有起死回生之功立竿見影之效實乃舒肝之聖藥也每服一丸每日早晚二次用白開水送下孕婦忌服可也單料雙料每盒十丸

北京德壽堂總號開設崇外南小市口内路西電話分局二一零八號　三九五號

東　崇外花市大街路北　分局一六二號

南　前外虎坊橋大街路北　南局二零九三號

▲ 图 45《北京德寿堂舒肝丸》(彩印，260×205mm，藏于“景和斋”)

商号：德寿堂

地址：崇外南小市口内路西（总号）

崇外花市大街路北（东号）

前外虎坊桥大街路北（南号）

第二章　驰名天下

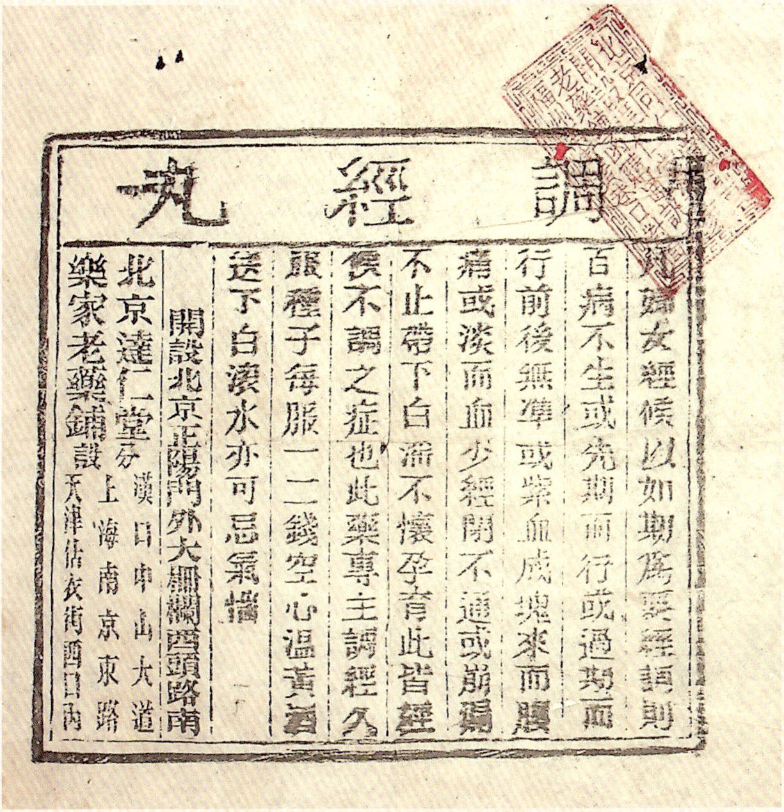

調經丸

凡婦女經候以如期爲要經調則百病不生或先期而行或過期而行前後無準或紫血成塊來而腹痛或淡而血少經閉不通或崩漏不止帶下白濁不懷孕育此皆經候不調之症也此藥專主調經久服種子每服一二錢空心溫黃酒送下白滚水亦可忌氣惱

開設北京正陽門外大柵欄西頭路南

北京達仁堂分設 漢口中山大道 上海南京東路 天津估衣街西口內

樂家老藥鋪

▲ 图 1《调经丸》(雕版刻印，160mm × 175mm，藏于“景和斋”)

商号：达仁堂乐家老药铺

地址：北京正阳门外大栅栏西头路南

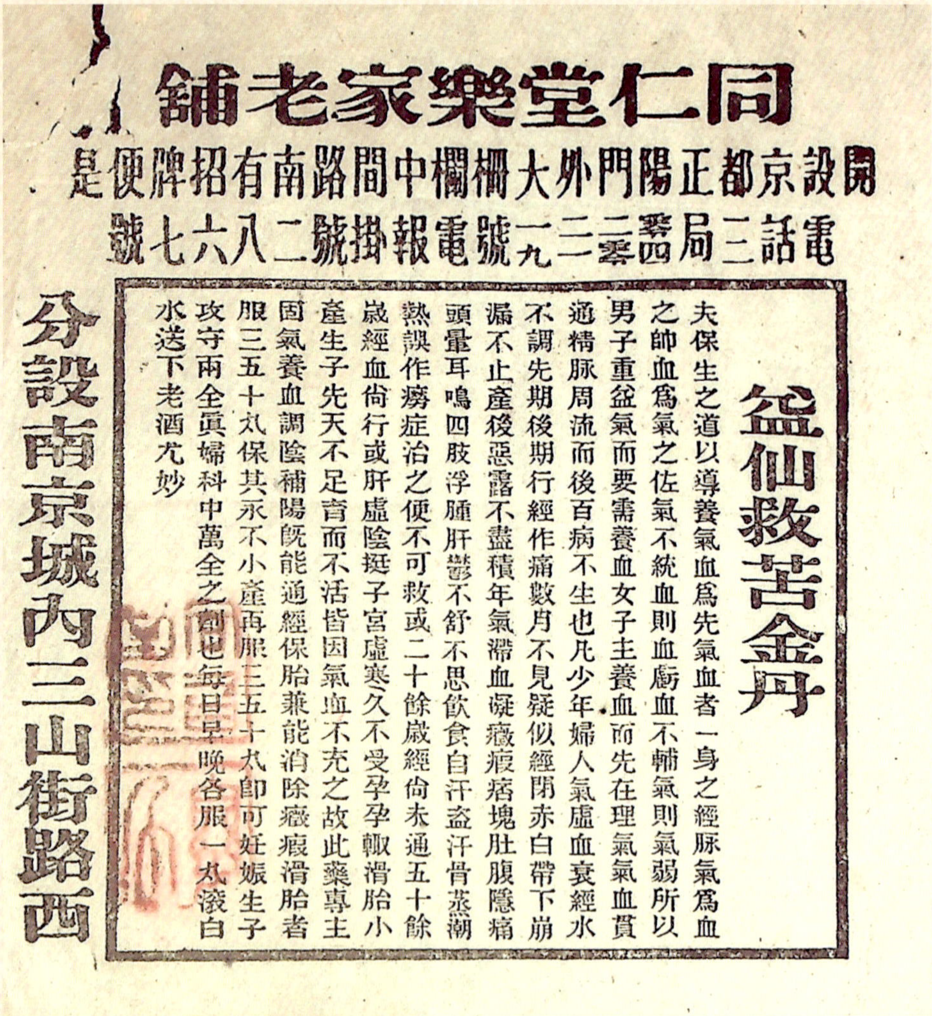

同仁堂樂家老鋪

開設京都正陽門外大柵欄中間路南有招牌便是

電話三局四零二三一九號電報掛號二八六七號

益仙救苦金丹

夫保生之道以導養氣血爲先氣血者一身之經脉氣爲血之帥血爲氣之佐氣不統血則血虧血不輔氣則氣弱所以男子重益氣而要需養血女子主養血而先在理氣氣血貫通精脉周流而後百病不生也凡少年婦人氣虛血衰經水不調先期後期行經作痛數月不見疑似經閉赤白帶下崩漏不止產後惡露不盡積年氣滯血凝癥瘕痞塊肚腹隱痛頭暈耳鳴四肢浮腫肝鬱不舒不思飲食自汗盜汗骨蒸潮熱誤作癆症治之便不可救或二十餘歲經尙未通五十餘歲經血尙行或肝虛陰挺子宮虛寒久不受孕孕輒滑胎小產生子先天不足育而不活皆因氣血不充之故此藥專主固氣養血調陰補陽旣能通經保胎兼能消除癥瘕滑胎者服三五十丸保其永不小產再服三五十丸即可妊娠生子攻守兩全眞婦科中萬全之劑也每日早晚各服一丸滚白水送下老酒尤妙

分設南京城內三山街路西

▲ 图 2《益仙救苦金丹》（雕版刻印，150mm × 175mm，藏于“景和斋”）

商号：同仁堂乐家老铺

地址：京都正阳门外大栅栏中间路南

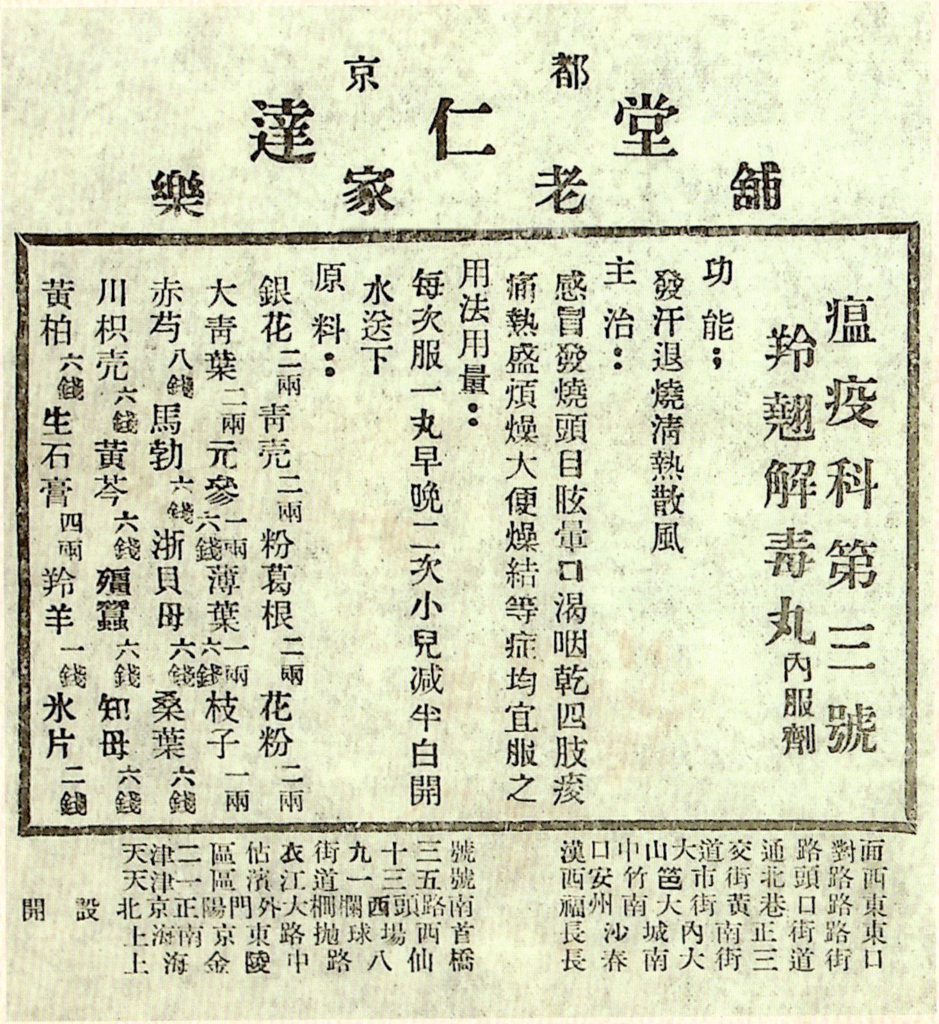

▲ 图 3《瘟疫科第三号 羚翘解毒丸》

（雕版刻印，155mm × 180mm，藏于“景和斋”）

商号：京都达仁堂乐家老铺

地址：北京正阳门外大栅栏西头路南

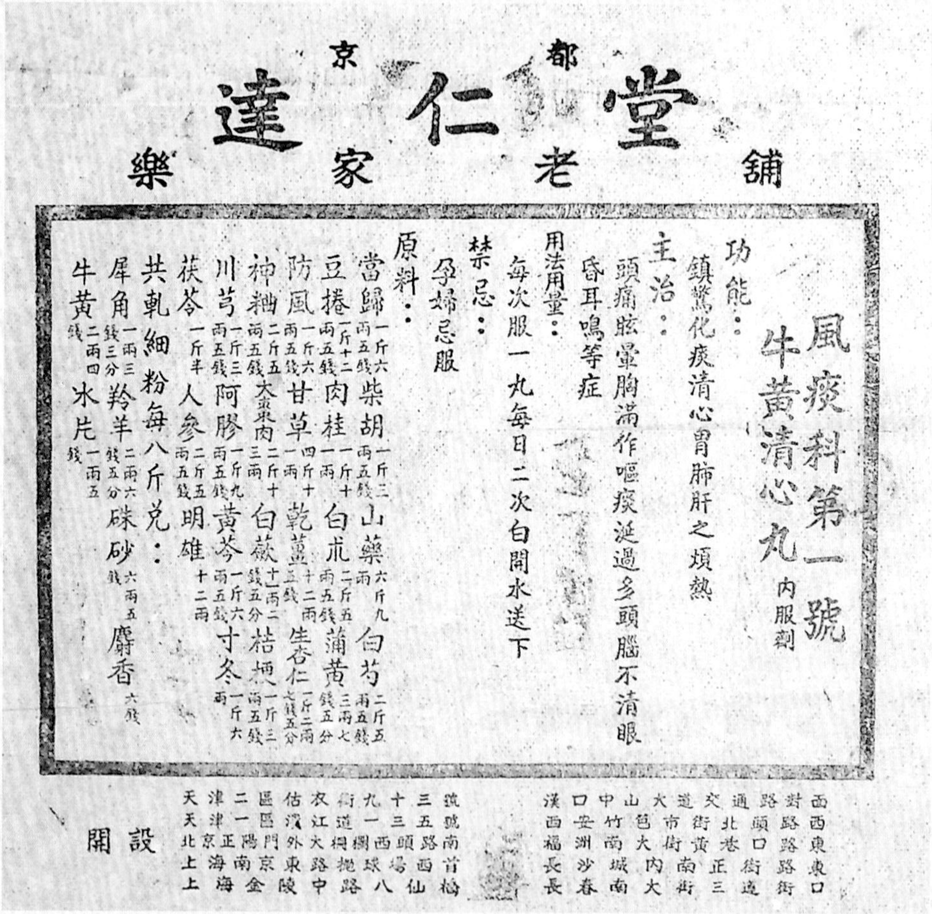
京都

達仁堂

樂家老鋪

風痰科第一號

牛黄清心丸 内服劑

功能：鎮驚化痰清心胃肺肝之煩熱

主治：頭痛眩暈胸満作嘔痰涎過多頭腦不清眼昏耳鳴等症

用法用量：每次服一丸每日二次白開水送下

禁忌：孕婦忌服

原料：

當歸一斤六兩五錢 柴胡一斤三兩五錢 山藥六斤九兩 白芍二斤五兩五錢

豆捲一斤十二兩五錢 肉桂一斤十一兩 白朮二斤五兩五錢 蒲黄三兩七錢五分

防風一斤六兩五錢 甘草四斤十一兩 乾薑十二兩五錢 生杏仁一斤二兩七錢五分

神麯二斤五兩五錢 大棗肉二斤十三兩 白蘞十二兩二錢五分 桔梗一斤三兩五錢

川芎一斤三兩五錢 阿膠一斤九兩五錢 黄芩一斤六兩五錢 寸冬一斤六兩

茯苓一斤半 人參二斤五兩五錢 明雄十二兩

共軋細粉每八斤兑：

犀角一兩三錢三分 羚羊二兩六錢五分 硃砂六兩五錢 麝香六錢

牛黄二兩四錢 冰片一兩五錢

開設

天津二區估衣街九十三號

天津一區濱江道一三五號

北京正陽門外大栅欄西頭路南

上海南京東路抛球場西首

上海金陵中路八仙橋

漢口中山大道交通路對西

西安竹笆市街北頭路西

福州南大街黄巷口路東

長沙城內南正街路東

長春南大街三道街口

▲ 图 4《风痰科第一号　牛黄清心丸》(铅印，155mm × 180mm，藏于“景和斋”)

商号：京都达仁堂乐家老铺

地址：北京正阳门外大栅栏西头路南

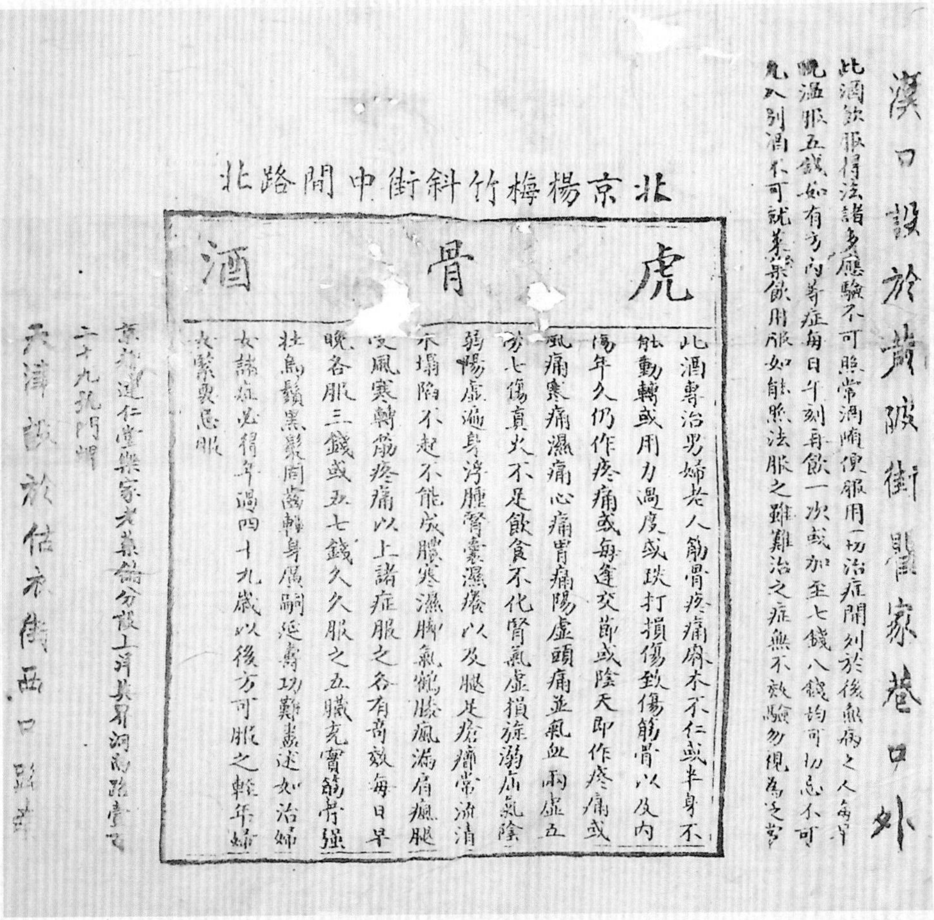

▲ 图 5《虎骨酒》（雕版刻印，199mm × 207mm，藏于“景和斋”）

商号：京都达仁堂乐家老药铺

地址：北京杨梅竹斜街中间路北

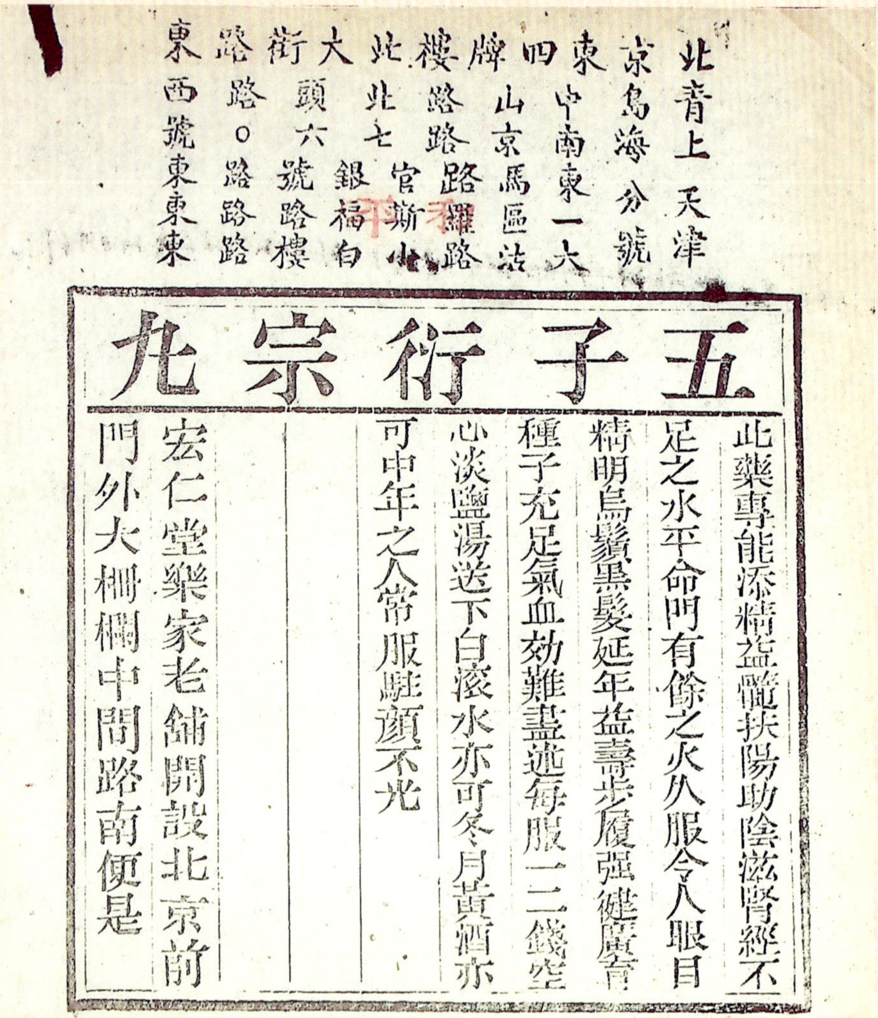

北青上天津
京島海分號
東中南東一大
四山京馬區站
牌路路路羅路
樓路官斯小
北北七
銀福白
大頭六號路樓
衙路○路路路
東西號東東東

五子衍宗丸

此藥專能添精益髓扶陽助陰滋腎經不
足之水平命門有餘之火久服令人眼目
精明烏鬚黑髮延年益壽步履強健廣育
種子充足氣血効難盡述每服一二錢空
心淡鹽湯送下白滚水亦可冬月黄酒亦
可中年之人常服駐顏不光

宏仁堂樂家老舖開設北京前
門外大柵欄中間路南便是

▲ 图 6《五子衍宗丸》（雕版刻印，160mm × 185mm，藏于“景和斋”）

商号：宏仁堂乐家老铺

地址：北京前门外大栅栏中间路南

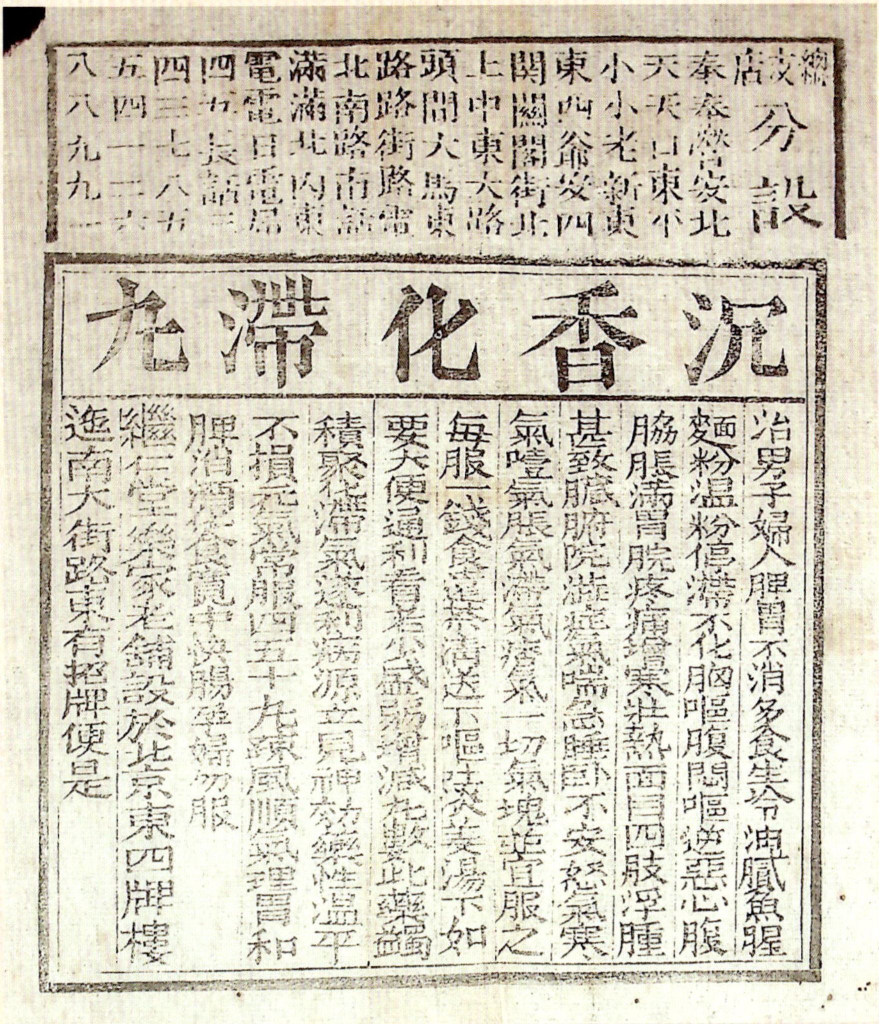
總支店分設

沉香化滯丸

治男子婦人脾胃不消多食生冷油膩魚腥
麵粉溫粉停滯不化胸嘔腹悶嘔逆惡心腹
脇脹滿胃脘疼痛積聚壯熱面目四肢浮腫
甚致臟腑脘滿痞氣喘急睡臥不安怒氣寒
氣噎氣脹氣滯氣積氣一切氣塊並宜服之
每服一錢食遠開水送下嘔吐淡薑湯下如
要大便通利看老少盛弱增減丸數此藥能
積聚化滯氣遂和病源立見神效藥性溫平
不損元氣常服四五十丸疏風順氣理胃和
脾消滯化食寬中快腸孕婦勿服
繼仁堂樂家老鋪設於北京東四牌樓
迤南大街路東有招牌便是

▲ 图 7《沉香化滞丸》(雕版刻印，160mm × 180mm，藏于“景和斋”)

商号：继仁堂乐家老铺

地址：北京东四牌楼迤南大街路东

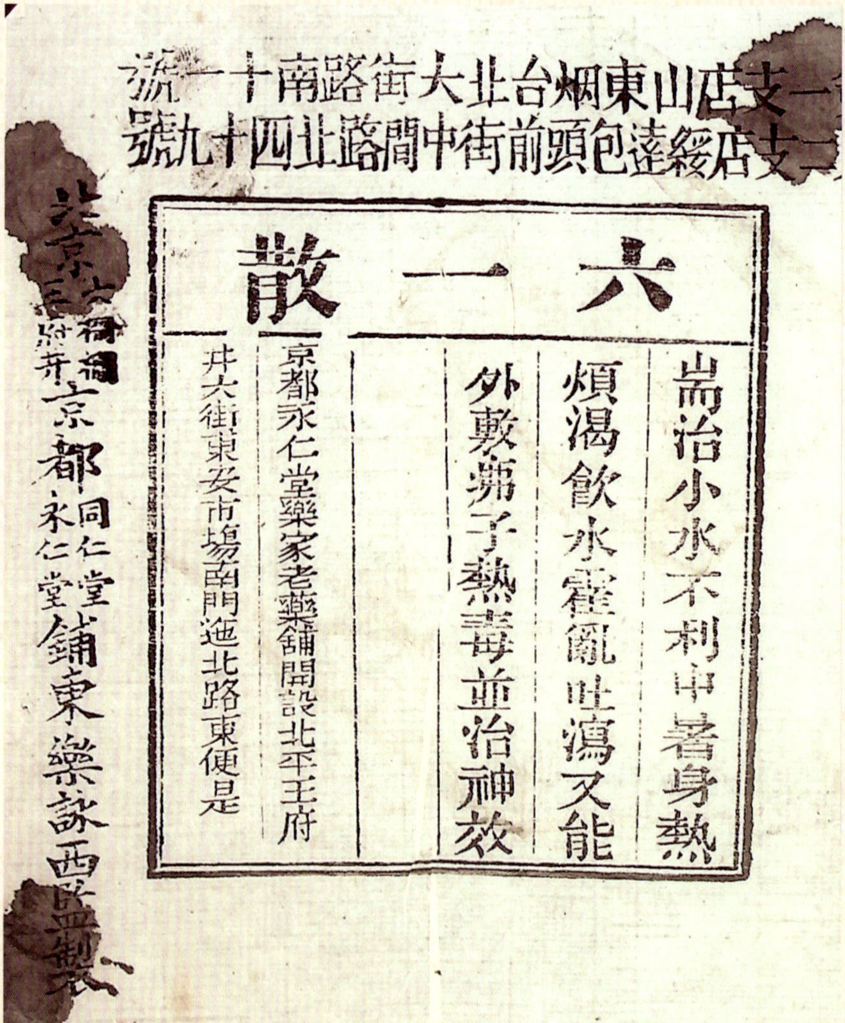
一支店山東烟台北大街路南十一號
二支店綏遠包頭前街中間路北四十九號

六一散

専治小水不利中暑身熱
煩渴飲水霍亂吐瀉又能
外敷痱子熱毒並治神效

京都永仁堂藥家老藥鋪開設北平王府
井大街東安市場南門迤北路東便是

京都永仁堂鋪東樂詠西監製

▲ 图 8《六一散》（雕版刻印，160mm × 180mm，藏于“景和斋”）

商号：京都永仁堂乐家老铺

地址：北平王府井大街东安市场南门迤北路东

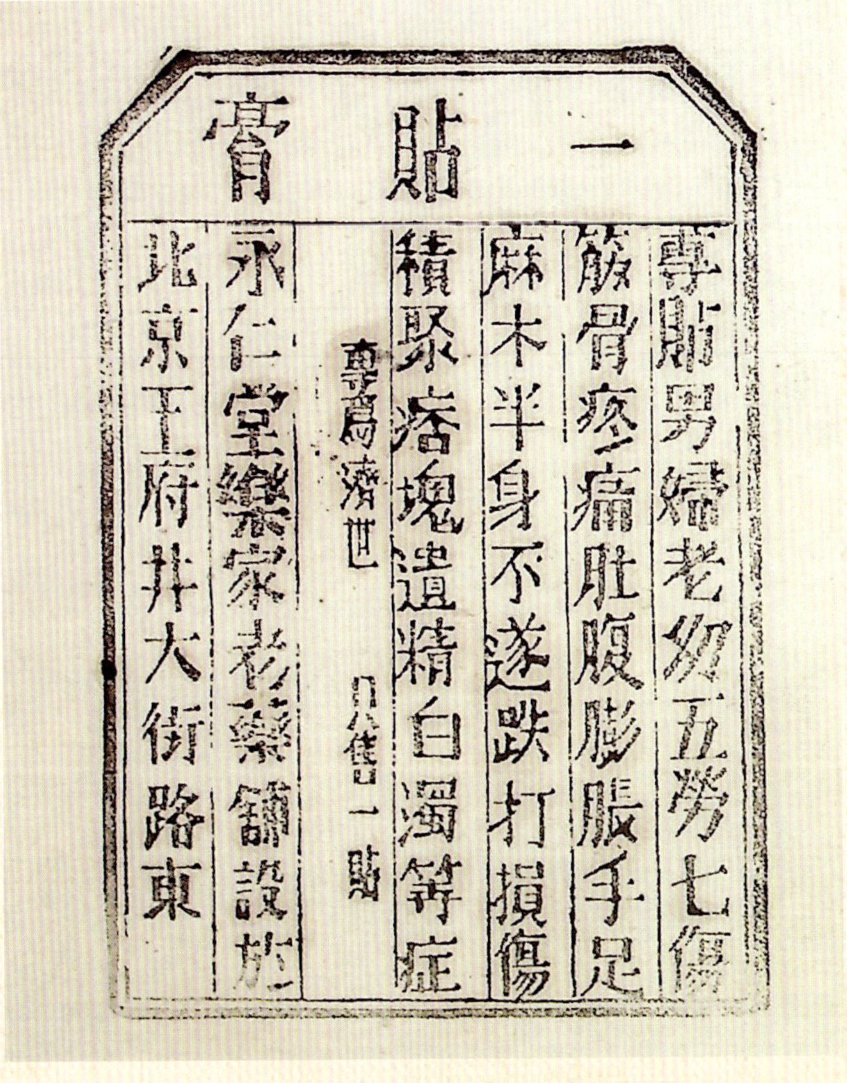

▲ 图 9《一贴膏》(雕版刻印，130mm × 190mm，藏于“景和斋”)

商号：永仁堂乐家老药铺

地址：北京王府井大街路东

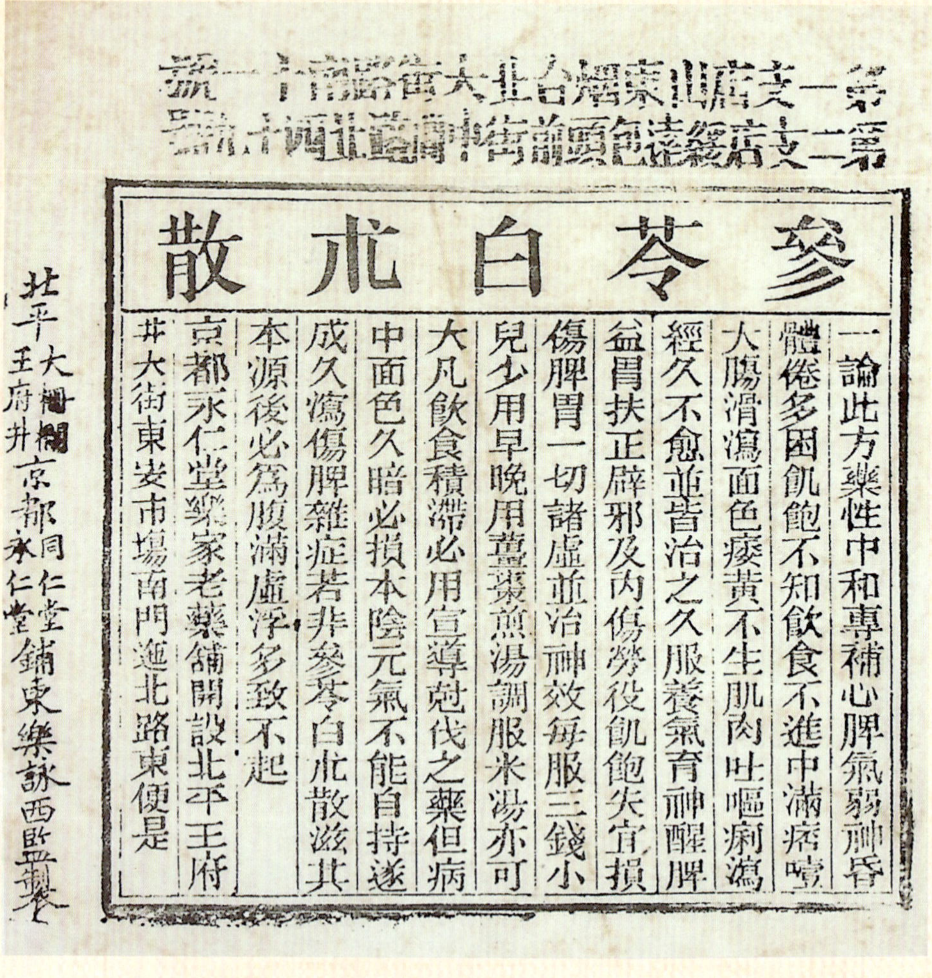
第一支店山東煙台北大街路南門牌十一號
第二支店綏遠包頭前街中間路北門牌十六號

參苓白朮散

一論此方藥性中和專補心脾氣弱神昏體倦多因飢飽不知飲食不進中滿痞噎大腸滑瀉面色痿黃不生肌肉吐嘔痢瀉經久不愈並皆治之久服養氣育神醒脾益胃扶正辟邪及內傷勞役飢飽失宜損傷脾胃一切諸虛並治神效每服三錢小兒少用早晚用薑棗煎湯調服米湯亦可大凡飲食積滯必用宣導剋伐之藥但病中面色久暗必損本陰元氣不能自持遂成久瀉傷脾雜症若非參苓白朮散滋其本源後必爲腹滿虛浮多致不起

京都永仁堂樂家老藥舖開設北平王府井大街東安市場南門迤北路東便是

北平大柵欄京都同仁堂
王府井京都永仁堂鋪東樂詠西監製

▲ 图 10《参苓白术散》（雕版刻印，160mm × 170mm，藏于“景和斋”）

商号：京都永仁堂乐家老药铺

地址：北平王府井大街东安市场南门迤北路东

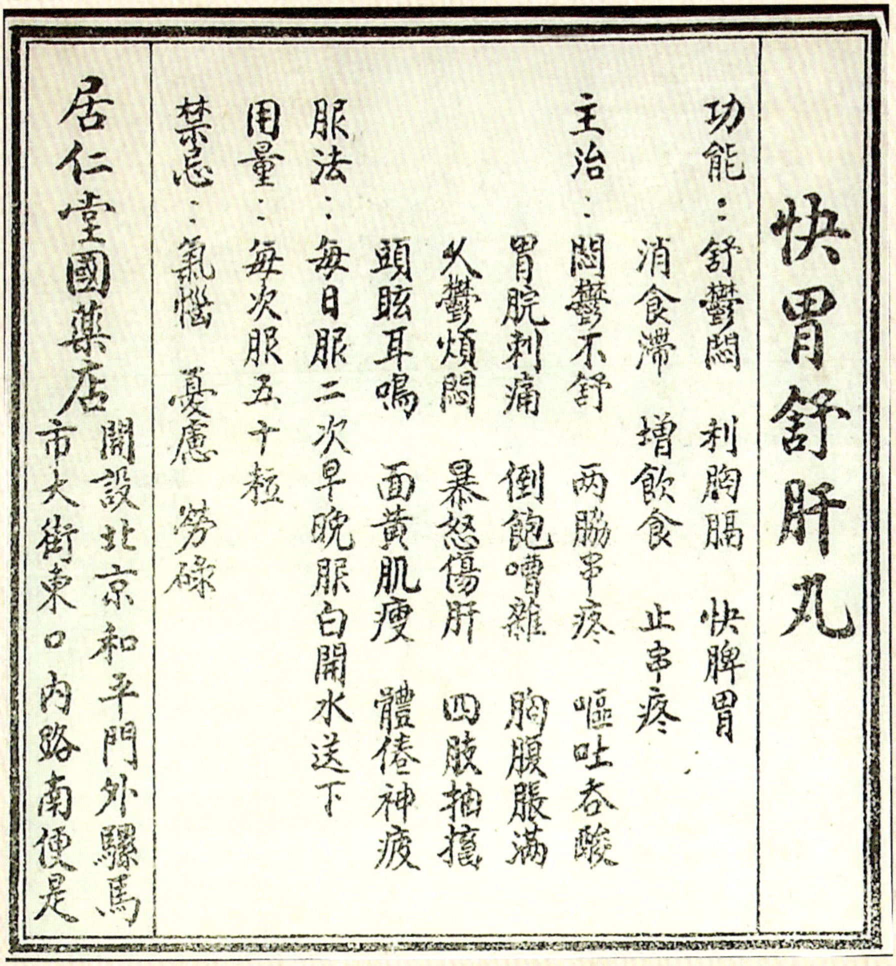

快胃舒肝丸

功能：舒鬱悶　利胸膈　快脾胃

消食滯　增飲食　止串疼

主治：悶鬱不舒　兩脇串疼　嘔吐吞酸

胃脘刺痛　倒飽嘈雜　胸腹脹滿

火鬱煩悶　暴怒傷肝　四肢抽搐

頭眩耳鳴　面黃肌瘦　體倦神疲

服法：每日服二次早晚服白開水送下

用量：每次服五十粒

禁忌：氣惱　憂慮　勞碌

居仁堂國藥店　開設北京和平門外騾馬市大街東口內路南便是

▲ 图 11《快胃疏肝丸》（石印，120mm×130mm，藏于“景和斋”）

商号：居仁堂国药店（同仁堂分号）

地址：北京和平门外骡马市大街东口内路南

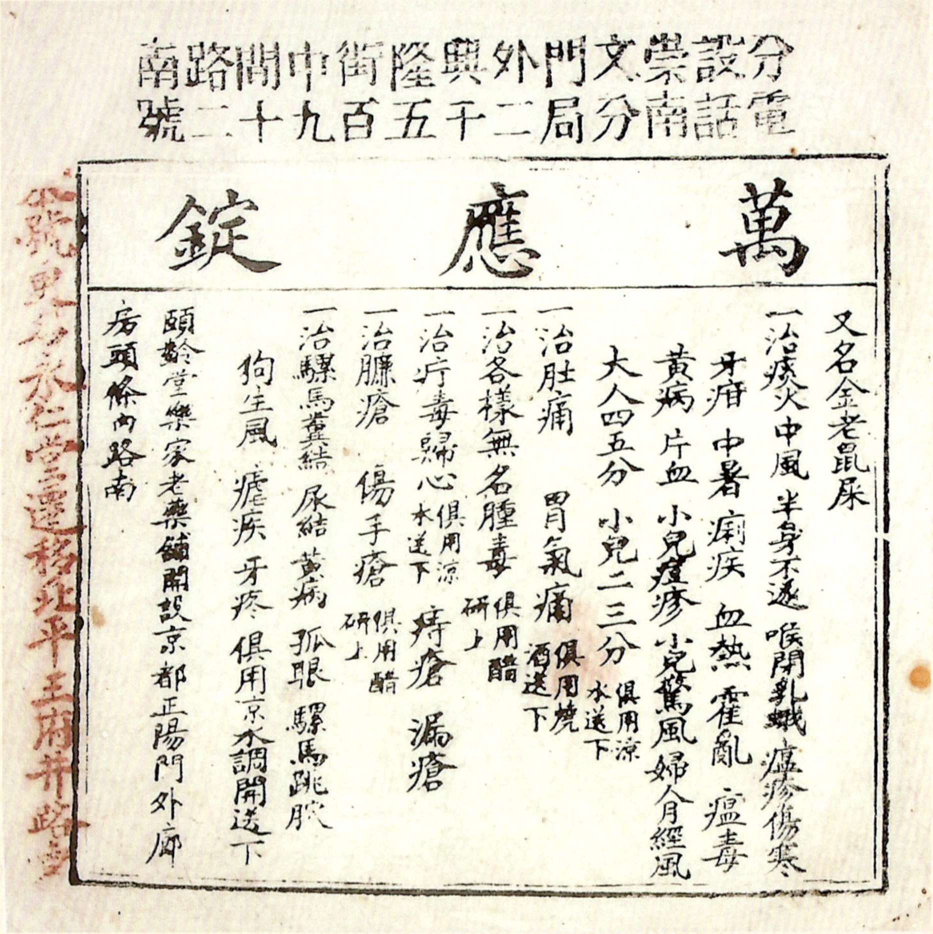
分設崇文門外興隆街中間路南
電話南分局二千五百九十二號

萬應錠

又名金老鼠屎
一治痰火中風 半身不遂 喉閉乳蛾 痧疹傷寒
牙疳 中暑 痢疾 血熱 霍亂 瘟毒
黃病 片血 小兒痘疹 小兒驚風 婦人月經風
大人四五分 小兒二三分 俱用涼水送下
一治肚痛 胃氣痛 俱用燒酒送下
一治各樣無名腫毒 俱用醋研上
一治疔毒歸心 俱用涼水送下 痔瘡 漏瘡
一治臁瘡 傷手瘡 俱用醋研上
一治騾馬囊結 尿結 黃病 孤眼 騾馬跳脫
狗生風 癱瘓 牙疼 俱用京水調開送下
頤齡堂樂家老藥舖開設京都正陽門外廊
房頭條內路南

▲ 图 12《万应锭》（雕版刻印，177mm × 203mm，藏于“景和斋”）

商号：颐龄堂乐家老药铺

地址：京都正阳门外廊房头条内路南

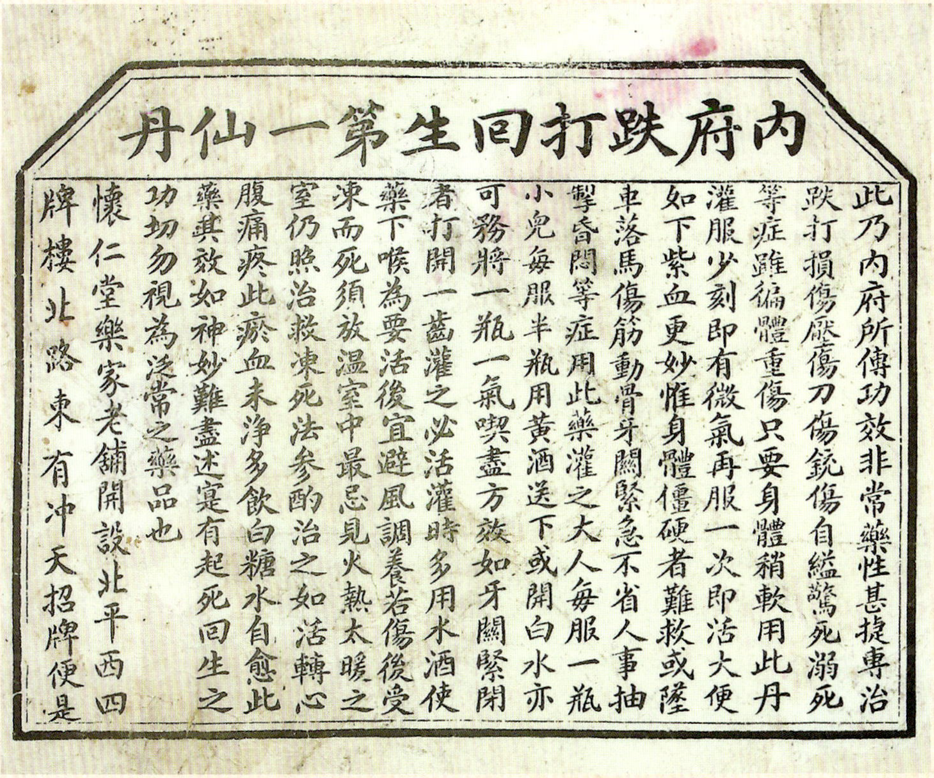
内府跌打回生第一仙丹

此乃内府所傳功效非常藥性甚捷專治跌打損傷壓傷刀傷銃傷自縊驚死溺死等症雖徧體重傷只要身體稍軟用此丹灌服少刻即有微氣再服一次即活大便如下紫血更妙惟身體僵硬者難救或墜車落馬傷筋動骨牙關緊急不省人事抽掣昏悶等症用此藥灌之大人每服一瓶小兒每服半瓶用黃酒送下或開白水亦可務將一瓶一氣喫盡方效如牙關緊閉者打開一齒灌之必活灌時多用水酒使藥下喉為要活後宜避風調養若傷後受凍而死須放温室中最忌見火熱太暖之室仍照治救凍死法參酌治之如活轉心腹痛疼此瘀血未淨多飲白糖水自愈此藥其效如神妙難盡述寔有起死回生之功切勿視為泛常之藥品也

懷仁堂樂家老鋪開設北平西四牌樓北路東有沖天招牌便是

▲ 图 13《内府跌打回生第一仙丹》

（雕版刻印，255mm × 268mm，藏于“景和斋”）

商号：怀仁堂乐家老铺

地址：北平西四牌楼北路东

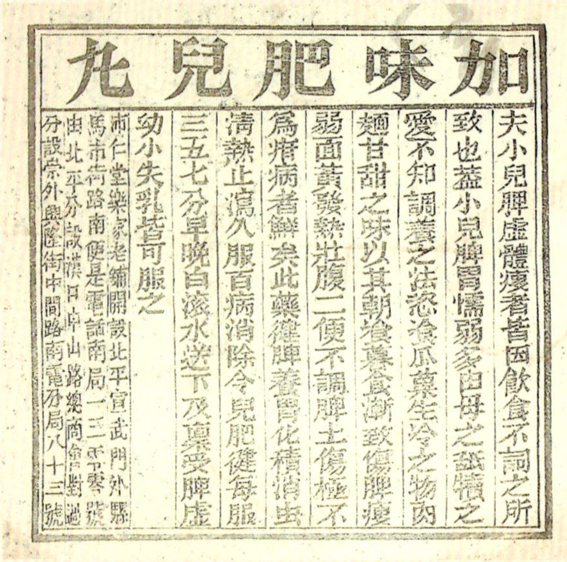

加味肥兒丸

夫小兒脾虛體瘦者皆因飲食不調之所致也蓋小兒脾胃懦弱多由母之鍾愛之愛不知調養之法恣飡瓜菓生冷之物肉麵甘甜之味以其朝飡暮食漸致傷脾瘦弱面黃發熱壯腹二便不調脾土傷極不為疳病者鮮矣此藥健脾養胃化積消虫清熱止瀉久服百病消除令兒肥健每服三五七分早晚白滾水送下及稟受脾虛幼小失乳者皆可服之

沛仁堂樂家老鋪開設北平宣武門外騾馬市街路南便是電話南局一三一零號
由北平分設漢口中山路總商會對過
分設崇外興隆街中間路南電分局八十三號

▲ 图 14《加味肥儿丸》(雕版刻印，160mm × 190mm，藏于“景和斋”)

商号：沛仁堂乐家老铺

地址：北平宣武门外骡马市街路南

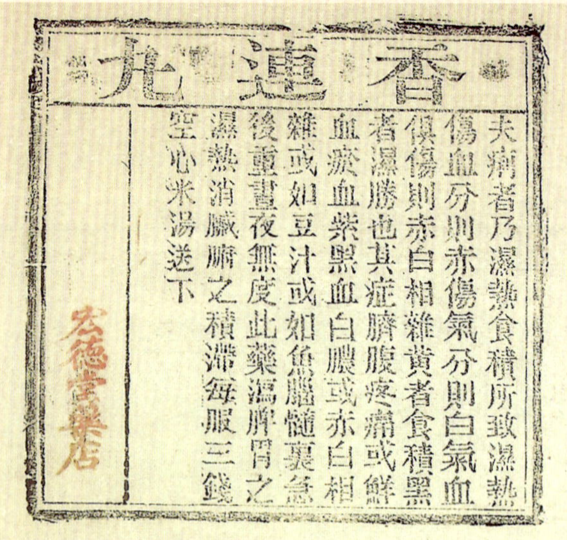

香連丸

夫痢者乃濕熱食積所致濕熱傷血分則赤傷氣分則白氣血俱傷則赤白相雜黃者食積黑者濕勝也其症臍腹疼痛或鮮血瘀血紫黑血白膿或赤白相雜或如豆汁或如魚腦髓裏急後重晝夜無度此藥瀉脾胃之濕熱消臟腑之積滯每服三錢空心米湯送下

宏德堂藥店

▲ 图 15《香连丸》(雕版刻印，165mm × 192mm，藏于“景和斋”)

商号：宏德堂药店 (同仁堂北京分号)

地址：未标注

妙靈丹（內服劑）

處方：

天竺黃七兩　膽南星七兩　生石膏七兩

殭蠶七兩　桔梗二兩　連翹四兩

金銀花四兩　薄荷二兩　貝母二兩

桑葉二兩　黃芩二兩　杏仁二兩

生地四兩　甘草一兩　蟬蛻一兩

鈎藤一兩

計十六味共爲細粉每五十五兩細粉兌：

麝香六錢　冰片六錢　硃砂二兩

製法： 右藥和勻煉蜜爲丸重五分蠟皮封固

功能： 解熱化痰安神

主治： 小兒發熱　痰涎壅盛　驚悸不安　咳嗽氣促

服法： 每服一丸日服二次溫開水送下三歲以下者酌情遞減

禁忌： 忌食油膩

北京宏仁堂國藥店

總店：北京前門外大柵欄78號　電話三、二一五二號

分店：北京東四牌樓北大街55號　電話四、二三一五號

上海南京東路路北760號　電話九六二二八號

天津大沽路東　電話三、一八五四號

天津東馬路東　電話二、三六二二號

支店：天津和平路東　電話二、五一三七號

青島中山路北頭路西　電話二、六三九一號

▲ 图 16《妙灵丹》（活字铅印，155mm × 180mm，藏于“景和斋”）

商号：北京宏仁堂国药店（同仁堂分号）

地址：北京前门外大栅栏 78 号

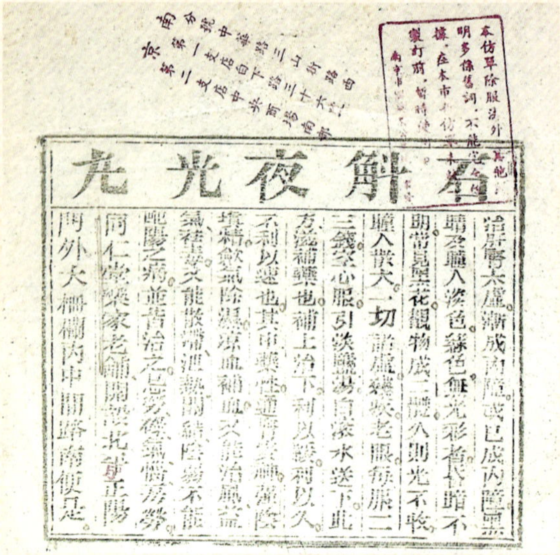

南京分號中華路三山街路西
第一支店白下路三十六號
第二支店中央商場南部

石斛夜光丸

治肝腎太虛，漸成內障，或已成內障，黑睛及瞳人淡色、綠色，無光彩者，皆暗不明，常見黑花，觀物成二體。久則光不收，瞳人散大。一切諸虛雜痰，老眼昏朦。二三錢空心服，引淡鹽湯、白滾水送下。此方滋補藥也，補上治下，利以緩，利以久，不利以速也。其中藥性通腎安神，強陰填精，斂氣除濕，涼血補血，又能治風益氣，祛毒又能散滯泄熱，開鬱結，陰弱不能配陽之病，並皆治之。忌勞碌氣惱房勞。同仁堂樂家老鋪，開設北京正陽門外大柵欄內中間路南便是。

▲ 图 17《石斛夜光丸》(雕版刻印，157mm × 182mm，藏于“景和斋”)

商号：同仁堂乐家老铺（同仁堂南京分号）

地址：南京中华路三山街路西

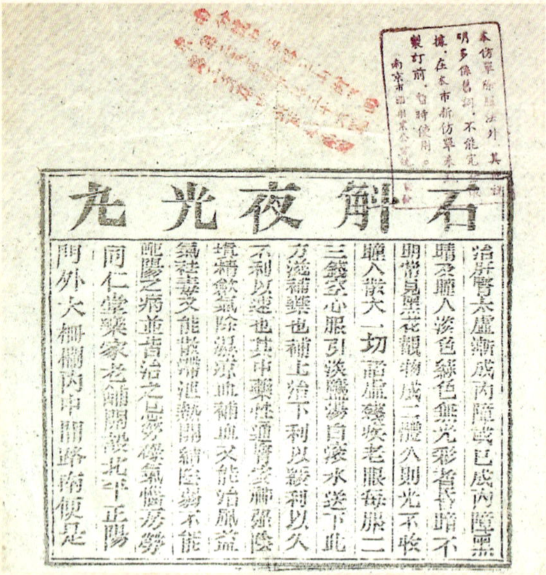

石斛夜光丸

治肝腎太虛，漸成內障，或已成內障，黑睛及瞳人淡色、綠色，無光彩者，皆暗不明，常見黑花，觀物成二體。久則光不收，瞳人散大。一切諸虛雜痰，老眼昏朦。二三錢空心服，引淡鹽湯、白滾水送下。此方滋補藥也，補上治下，利以緩，利以久，不利以速也。其中藥性通腎安神，強陰填精，斂氣除濕，涼血補血，又能治風益氣，祛毒又能散滯泄熱，開鬱結，陰弱不能配陽之病，並皆治之。忌勞碌氣惱房勞。同仁堂樂家老鋪，開設北京正陽門外大柵欄內中間路南便是。

▲ 图 18《石斛夜光丸》(雕版刻印，160mm × 182mm，藏于“景和斋”)

商号：同仁堂乐家老铺（同仁堂南京分号）

地址：南京中华路三山街路西

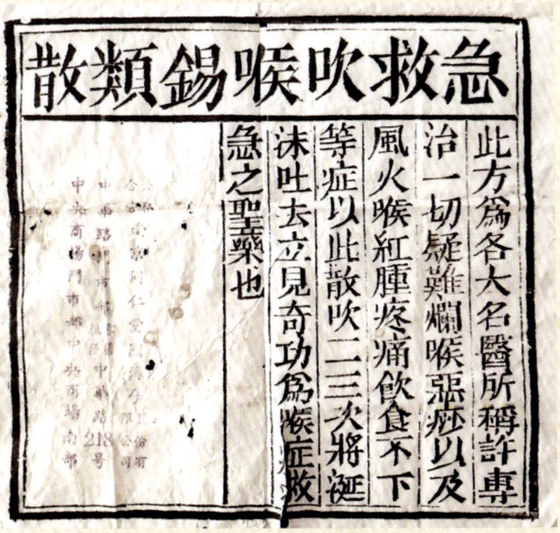

▲ 图 19《急救吹喉锡类散》(雕版刻印，150mm × 175mm，藏于“景和斋”)

商号：公私合营南京同仁堂国药号(股份有限公司)

地址：南京中华路门市部 218 号

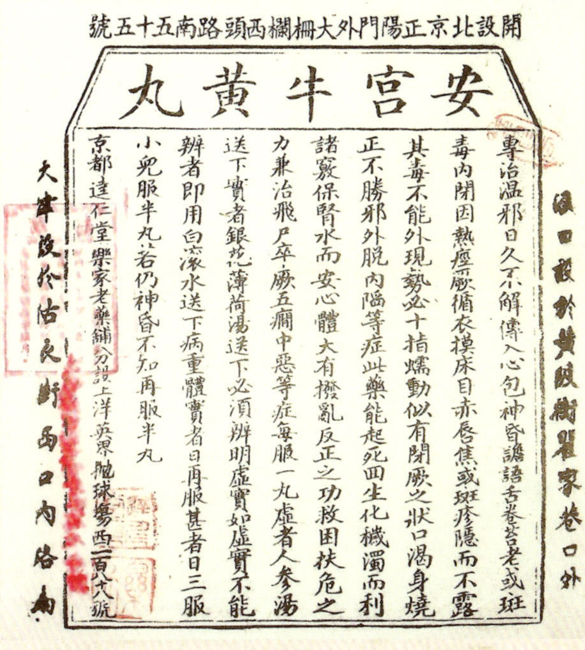

▲ 图 20《安宫牛黄丸》(雕版刻印，225mm × 300mm，藏于“景和斋”)

商号：达仁堂乐家老药铺(同仁堂天津分号)

地址：天津估衣街西口内路南

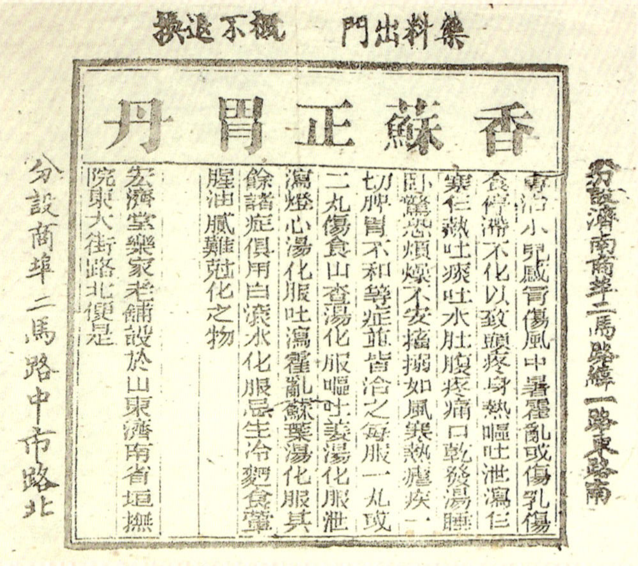

藥料出門　概不退換

香蘇正胃丹

分設濟南商埠二馬路緯一路東路南

專治小兒感冒傷風中暑霍亂或傷乳傷食停滯不化以致頭疼身熱嘔吐泄瀉佢氣作歎吐痰吐水肚腹疼痛口乾發渴睡臥驚恐煩燥不安搐搦如風痘熱瘧疾一切脾胃不和等症並皆治之每服一丸或二丸傷食山查湯化服嘔吐薑湯化服泄瀉燈心湯化服吐瀉霍亂蘇葉湯化服其餘諸症俱用白滾水化服忌生冷麵食葷腥油膩難尅化之物

宏濟堂樂家老鋪設於山東濟南省垣撫院東大街路北便是

分設商埠二馬路中市路北

▲ 图 21《香苏正胃丹》（雕版刻印，170mm × 185mm，藏于“景和斋”）

商号：宏济堂乐家老铺（同仁堂济南分号）

地址：山东济南省垣抚院东大街路北

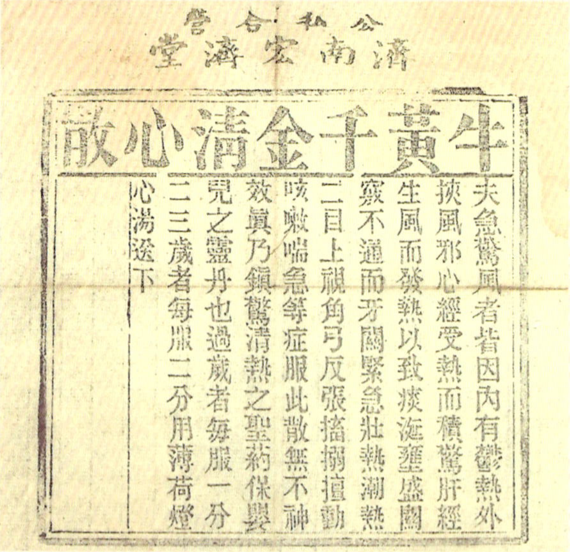

公私合營

濟南宏濟堂

牛黃千金清心散

夫急驚風者皆因內有鬱熱外挾風邪心經受熱而積驚肝經生風而發熱以致痰涎壅盛閉竅不通而牙關緊急壯熱潮熱二目上視角弓反張搐搦擅動咳嗽喘急等症服此散無不神效真乃鎮驚清熱之聖葯保嬰兒之靈丹也過歲者每服一分二三歲者每服二分用薄荷燈心湯送下

▲ 图 22《牛黄千金清心散》（雕版刻印，187mm × 192mm，藏于“景和斋”）

商号：公私合营济南宏济堂（同仁堂济南分号）

地址：未标注

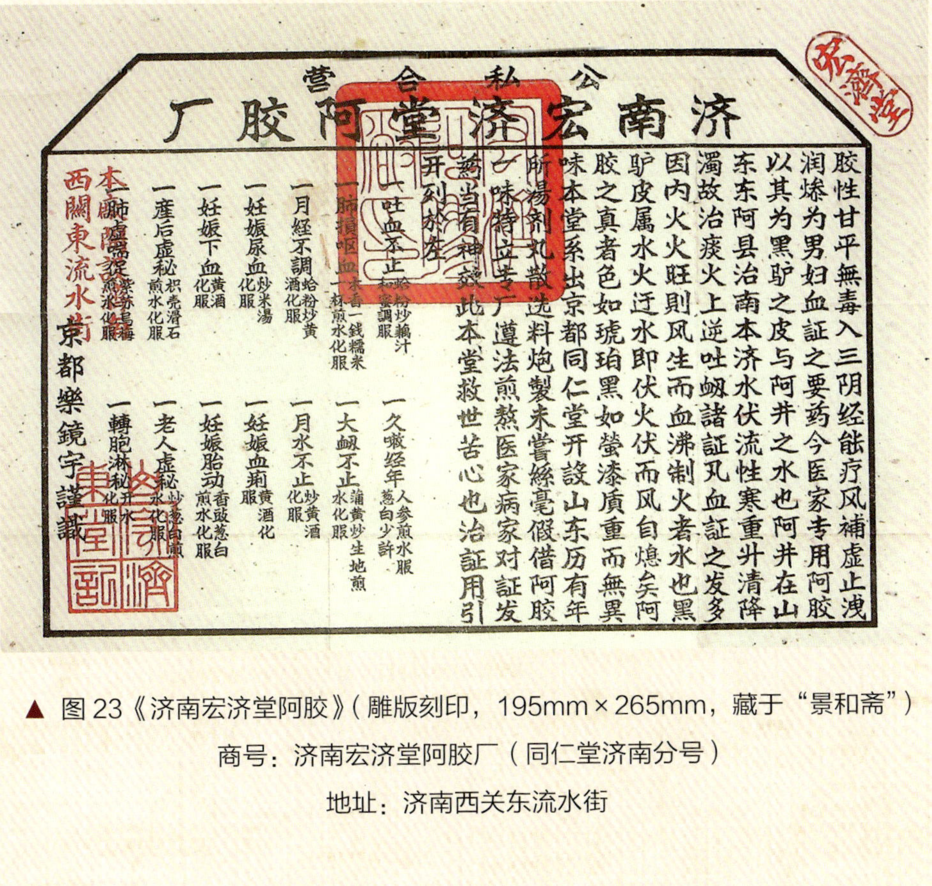
公私合营
济南宏济堂阿胶厂

胶性甘平無毒入三阴经能疗风補虚止洩润烯为男妇血証之要药今医家专用阿胶以其为黑驴之皮与阿井之水也阿井在山东东阿县治南本济水伏流性寒重斗清降濁故治痰火上逆吐衂諸証凡血証之发多因内火火旺則风生而血沸制火者水也黑驴皮属水火迂水即伏火伏而风自熄矣阿胶之真者色如琥珀黑如螢漆質重而無異味本堂系出京都同仁堂开設山东历有年所湯剂丸散选料炮製未嘗絲毫假借阿胶一味特立专厂遵法煎熬医家病家对証发药当有神效此本堂救世苦心也治証用引开列於左

一吐血不止 蛤粉炒藕汁和蜜調服
一肺損呕血 木香一錢糯米一杯煎水化服
一月経不調 蛤粉炒黄酒化服
一妊娠尿血 炒米湯化服
一妊娠下血 黄酒化服
一產后虚秘 枳壳滑石煎水化服
一肺虚喘嗽 紫苏烏梅煎水化服

一久嗽经年 人参煎水服葱白少許
一大衂不止 蒲黄炒生地煎水化服
一月水不止 炒黄酒化服
一妊娠血痢 黄酒化服
一妊娠胎动 香豉葱白煎水化服
一老人虚秘 炒葱白煎水化服
一轉胞淋秘 开水化服

本號開設
西關東流水街

京都樂鏡宇謹識

▲ 图 23《济南宏济堂阿胶》（雕版刻印，195mm × 265mm，藏于“景和斋”）

商号：济南宏济堂阿胶厂（同仁堂济南分号）

地址：济南西关东流水街

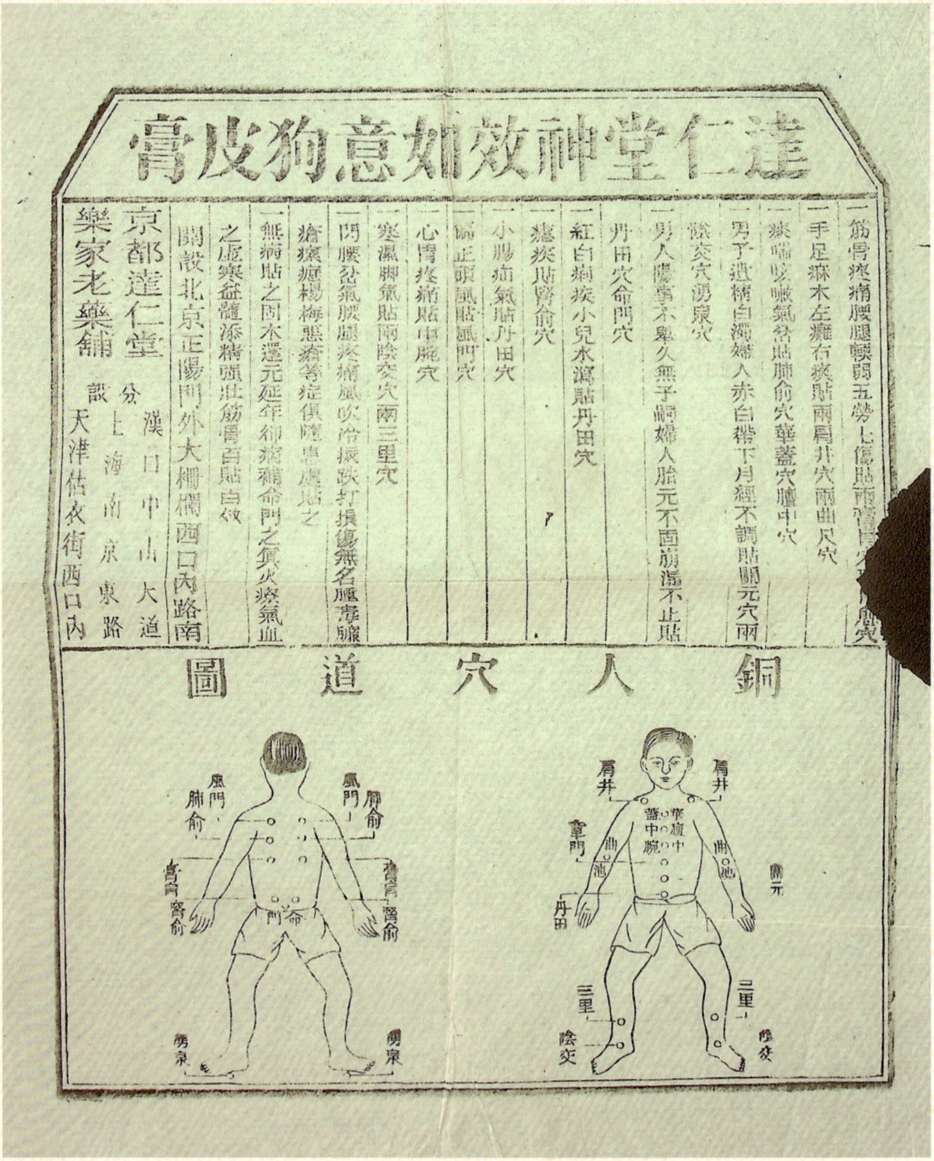

達仁堂神效如意狗皮膏

一筋骨疼痛腰腿軟弱五勞七傷貼兩膏肓穴兩腎俞穴
一手足痲木左癱右瘓貼兩肩井穴兩曲尺穴
一痰喘咳嗽氣結貼肺俞穴華蓋穴膻中穴
一男子遺精白濁婦人赤白帶下月經不調貼關元穴兩
陰交穴湧泉穴
一男人陽事不舉久無子嗣婦人胎元不固崩漏不止貼
丹田穴命門穴
一紅白痢疾小兒水瀉貼丹田穴
一瘧疾貼腎俞穴
一小腸疝氣貼丹田穴
一偏正頭風貼風門穴
一心胃疼痛貼中脘穴
一寒濕脚氣貼兩陰交穴兩三里穴
一閃腰岔氣腰腿疼痛風吹冷振跌打損傷無名腫毒臁
瘡瘰癧楊梅惡瘡等症俱隨患處貼之
一無病貼之固本還元延年卻病補命門之真火壯氣血
之虛寒益髓添精強壯筋骨百貼百效
開設北京正陽門外大柵欄西口內路南

京都達仁堂 分設 漢口中山大道 上海南京東路 天津估衣街西口內
樂家老藥鋪

銅人穴道圖

▲ 图 24《达仁堂神效如意狗皮膏》(刻印，290 × 350mm，藏于“景和斋”)

商号：京都达仁堂乐家老药铺

地址：北京正阳门外大栅栏西口内路南

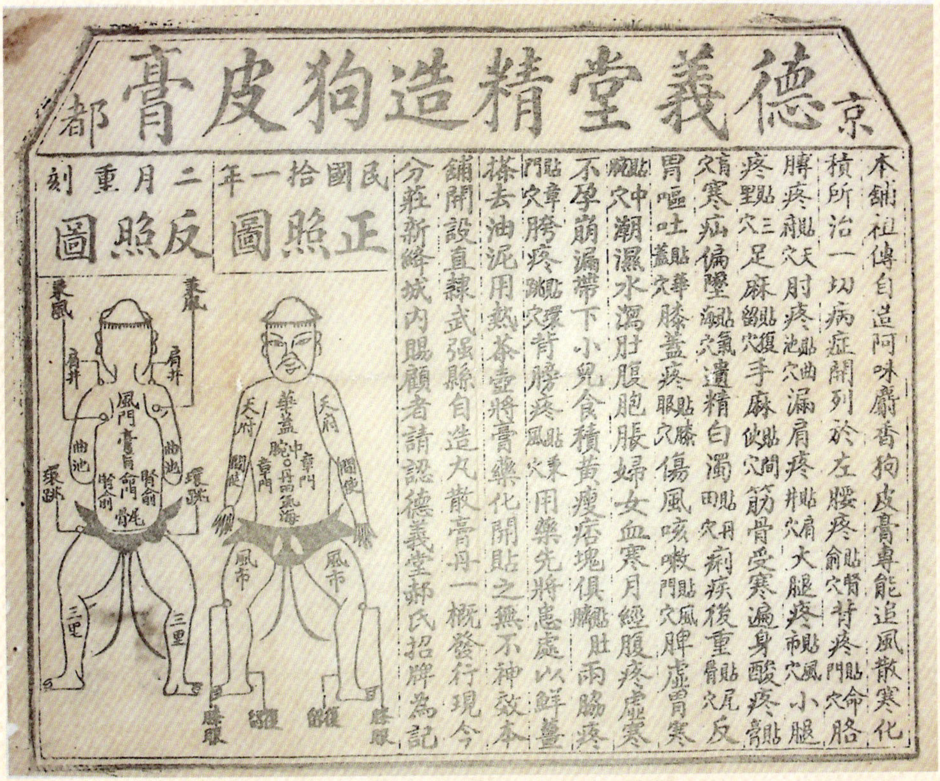

▲ 图 25《京都德义堂精造狗皮膏》（石印，220mm × 270mm，藏于“景和斋”）

商号：京都德义堂（直隶分号，德义堂郝氏）

地址：直隶武强县；分庄设新绛城，德义堂郝氏招牌为记

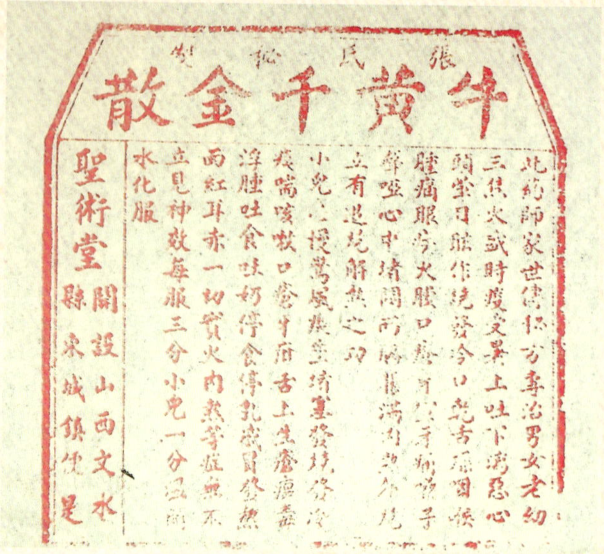

▲ 图 26《张氏秘制牛黄千金散》（朱色石印，195mm × 215mm，藏于“景和斋”）

商号：圣术堂（山西分号）

地址：山西文水县东城镇

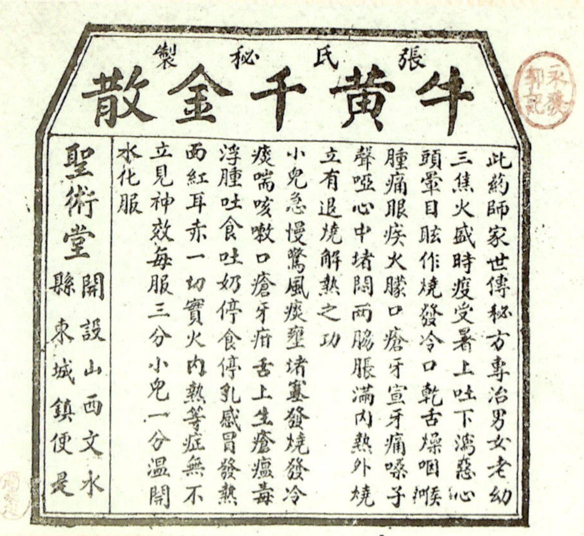

▲ 图 27《张氏秘制牛黄千金散》（石印，155mm × 155mm，藏于“景和斋”）

商号：圣术堂（山西分号）

地址：山西文水县东城镇

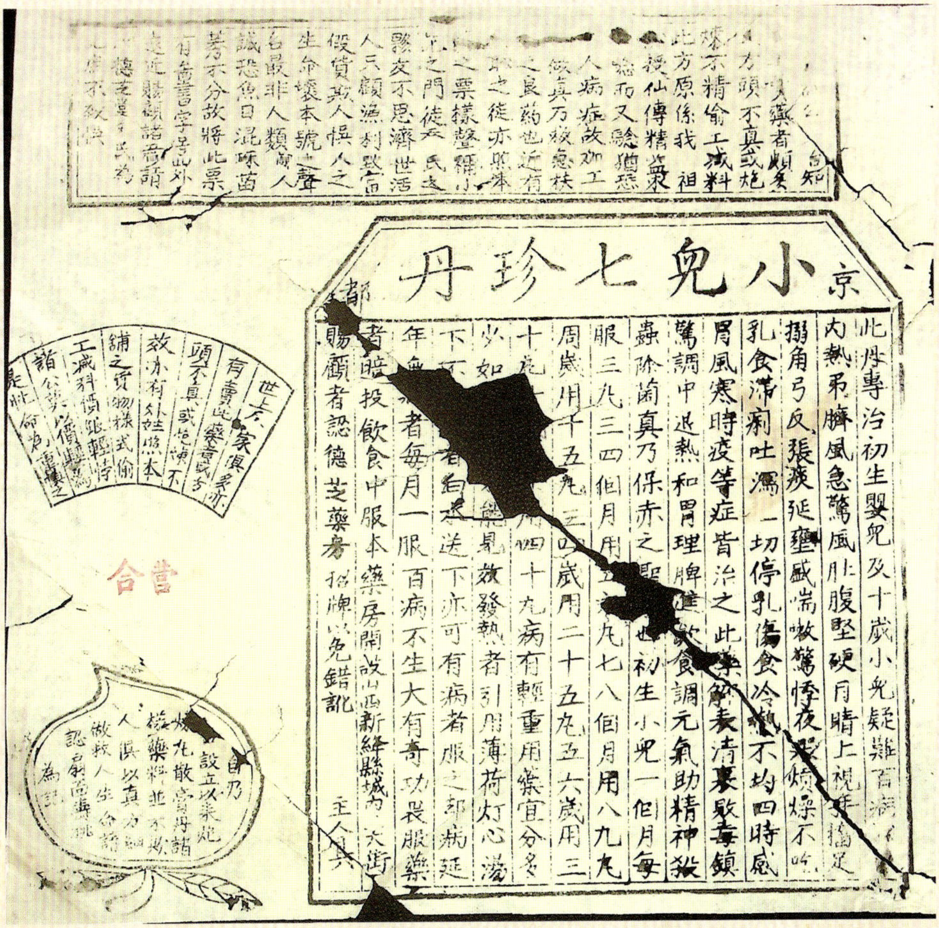

▲ 图 28《小儿七珍丹》（刻印，210mm × 215mm，藏于“景和斋”）

商号：京都德芝堂（山西分号）

地址：山西新绛县城内大街

第三章　参茸药香

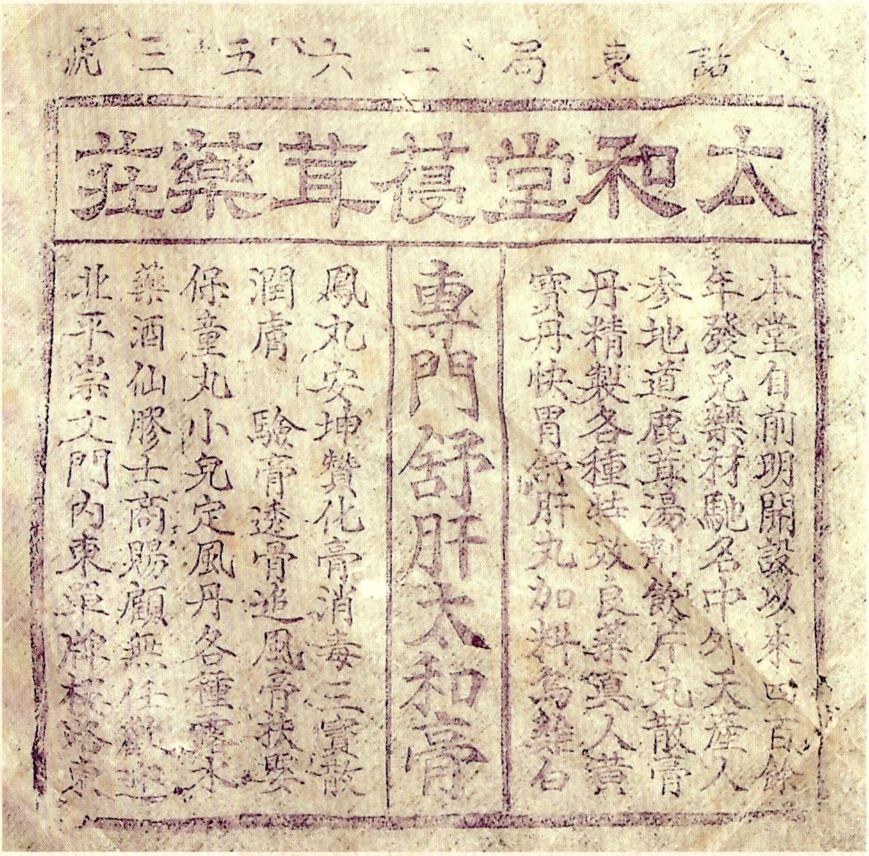
電話東局二六五三號

太和堂參茸藥莊

本堂自前明開設以來四百餘年發兌藥材馳名中外天產人參地道鹿茸湯劑飲片丸散膏丹精製各種特效良藥眞人黃寶丹快胃舒肝丸加料烏雞白

專門舒肝太和膏

鳳丸安坤贊化膏消毒三寶散潤膚[illegible]驗膏透骨追風膏扶嬰保童丸小兒定風丹各種露水藥酒仙膠士商賜顧無任歡迎

北平崇文門內東單牌樓路東

▲ 图 1《专门疏肝太和膏》（紫色刻印，380mm×380mm，藏于“景和斋”）

商号：太和堂参茸药庄

地址：北平崇文门内东单牌楼路东

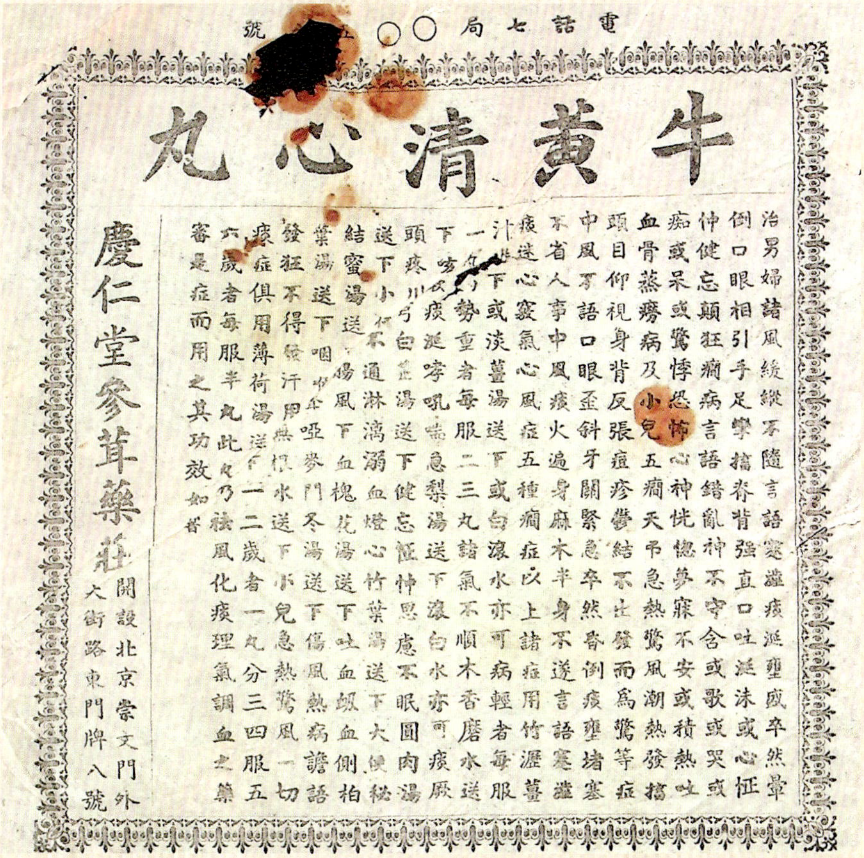

▲ 图 2《牛黄清心丸》（石印，175mm × 192mm，藏于“景和斋”）

商号：庆仁堂参茸药庄

地址：北京崇文门外大街路东门牌八号

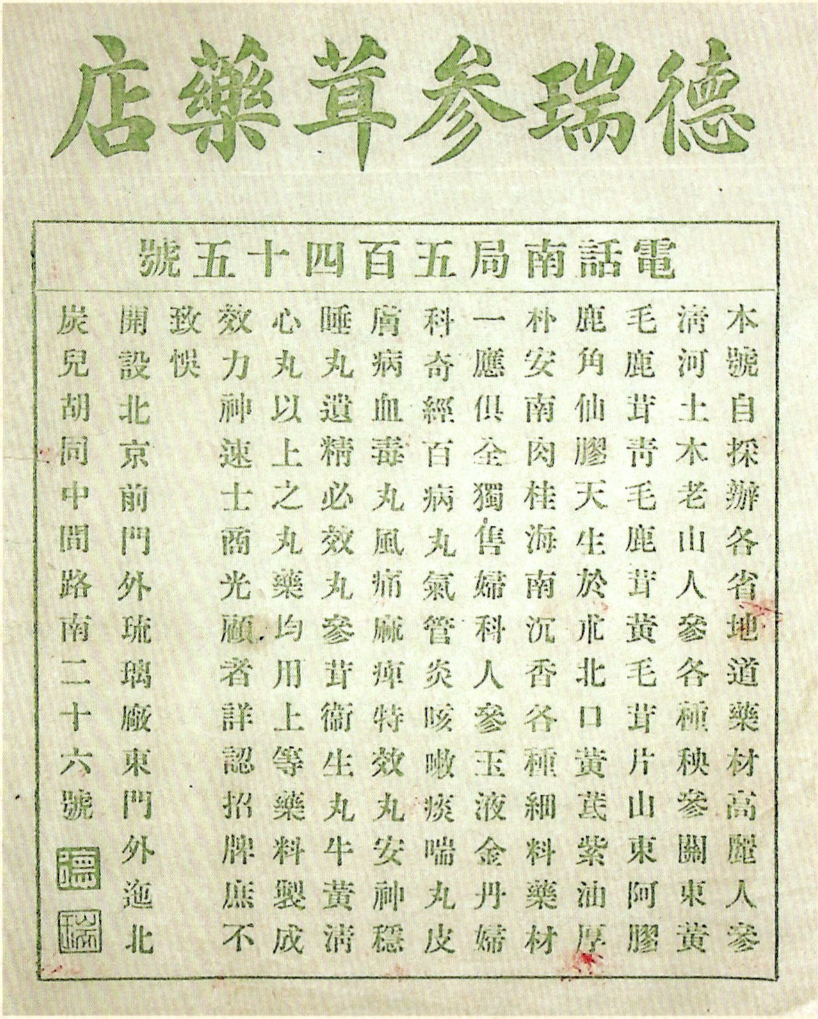

▲ 图 3《德瑞参茸药店广告》(绿色铅印，150mm × 180mm，藏于“景和斋”)

商号：德瑞参茸药店

地址：北京前门外琉璃厂东门外迤北炭儿胡同中间路南二十六号

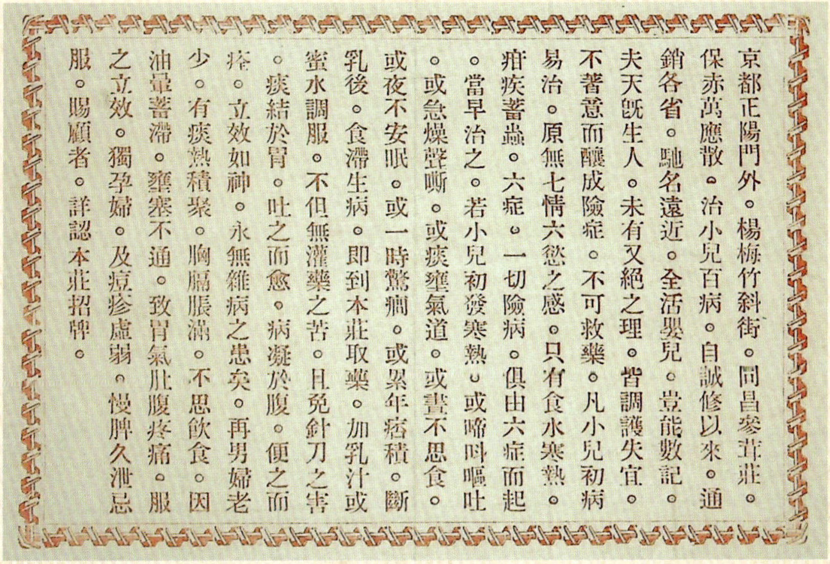

京都正陽門外。楊梅竹斜街。同昌參茸莊。保赤萬應散。治小兒百病。自誠修以來。通銷各省。馳名遠近。全活嬰兒。豈能數記。夫天既生人。未有又絕之理。皆調護失宜。不著意而釀成險症。不可救藥。凡小兒初病易治。原無七情六慾之感。只有食水寒熱。疳疾蓄蟲。六症。一切險病。俱由六症而起。當早治之。若小兒初發寒熱。或啼叫嘔吐。或急燥聲嘶。或痰壅氣道。或晝不思食。或夜不安眠。或一時驚癇。或累年痞積。斷乳後。食滯生病。即到本莊取藥。加乳汁或蜜水調服。不但無灌藥之苦。且免針刀之害。痰結於胃。吐之而愈。病凝於腹。便之而痊。立效如神。永無雜病之患矣。再男婦老少。有痰熱積聚。胸膈脹滿。不思飲食。因油暈蓄滯。壅塞不通。致胃氣肚腹疼痛。服之立效。獨孕婦。及痘疹虛弱。慢脾久泄忌服。賜顧者。詳認本莊招牌。

▲ 图 4《保赤万应散（声明）》（朱色铅印，140mm × 195mm，藏于“景和斋”）

商号：同昌参茸庄

地址：京都正阳门外杨梅竹斜街

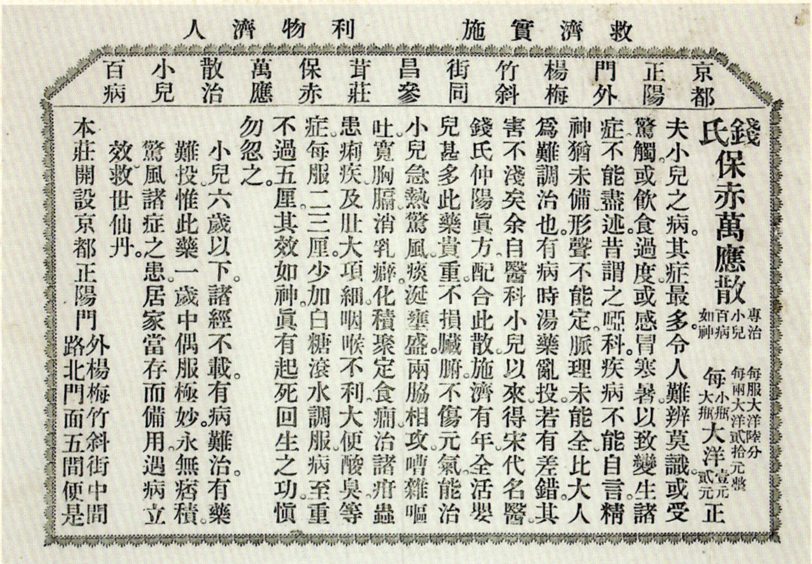

救濟寶施　利物濟人

京都正陽門外楊梅竹斜街同昌參茸莊保赤萬應散治小兒百病

錢氏保赤萬應散　專治小兒百病如神

每服大洋陸分　每兩大洋貳拾元整

每小瓶大洋壹元　大瓶大洋貳元正

夫小兒之病。其症最多。令人難辨莫識。或受驚觸或飲食過度或感冒寒暑以致變生諸症不能盡述。昔謂之啞科。疾病不能自言。精神猶未備形聲不能定。脈理未能全比大人爲難調治也。有病時湯藥亂投。若有差錯。其害不淺矣余自醫科小兒以來得宋代名醫錢氏仲陽眞方。配合此散。施濟有年。全活嬰兒甚多此藥貴重不損臟腑不傷元氣。能治小兒急熱驚風痰涎壅盛兩脇相攻。嘈雜嘔吐寬胸膈消乳癖化積聚定食癇治諸疳蟲患痢疾及肚大項細咽喉不利大便酸臭等症每服二三厘少加白糖滾水調服病至重不過五厘其效如神眞有起死回生之功愼勿忽之。

小兒六歲以下。諸經不載。有病難治。有藥難投惟此藥一歲中偶服極妙。永無痞積。驚風諸症之患居家當存而備用遇病立效救世仙丹。

本莊開設京都正陽門外楊梅竹斜街中間路北門面五間便是

▲ 图 5《钱氏保赤万应散》（活字铅印，175mm × 192mm，藏于“景和斋”）

商号：同昌参茸庄

地址：京都正阳门外杨梅竹斜街中间路北门面五间

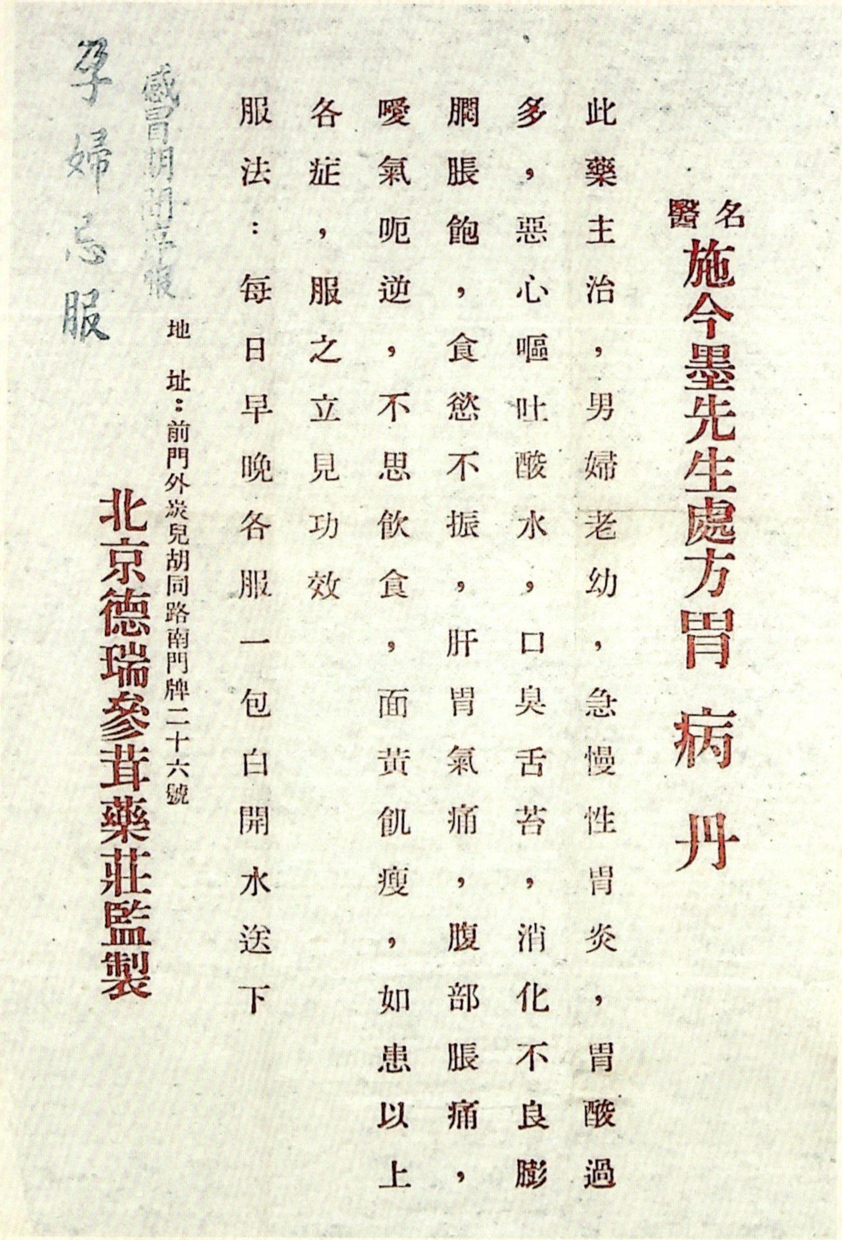

名醫
施今墨先生處方胃病丹

此藥主治，男婦老幼，急慢性胃炎，胃酸過多，惡心嘔吐酸水，口臭舌苔，消化不良膨脹飽，食慾不振，肝胃氣痛，腹部脹痛，噯氣呃逆，不思飲食，面黃飢瘦，如患以上各症，服之立見功效

服法：每日早晚各服一包白開水送下

感冒期間停服

孕婦忌服

地址：前門外炭兒胡同路南門牌二十六號

北京德瑞參茸藥莊監製

▲ 图 6《名医施今墨先生处方胃病丹》

（活字铅印，130mm × 195mm，藏于“景和斋”）

商号：北京德瑞参茸药庄

地址：北京前门外炭儿胡同路南二十六号

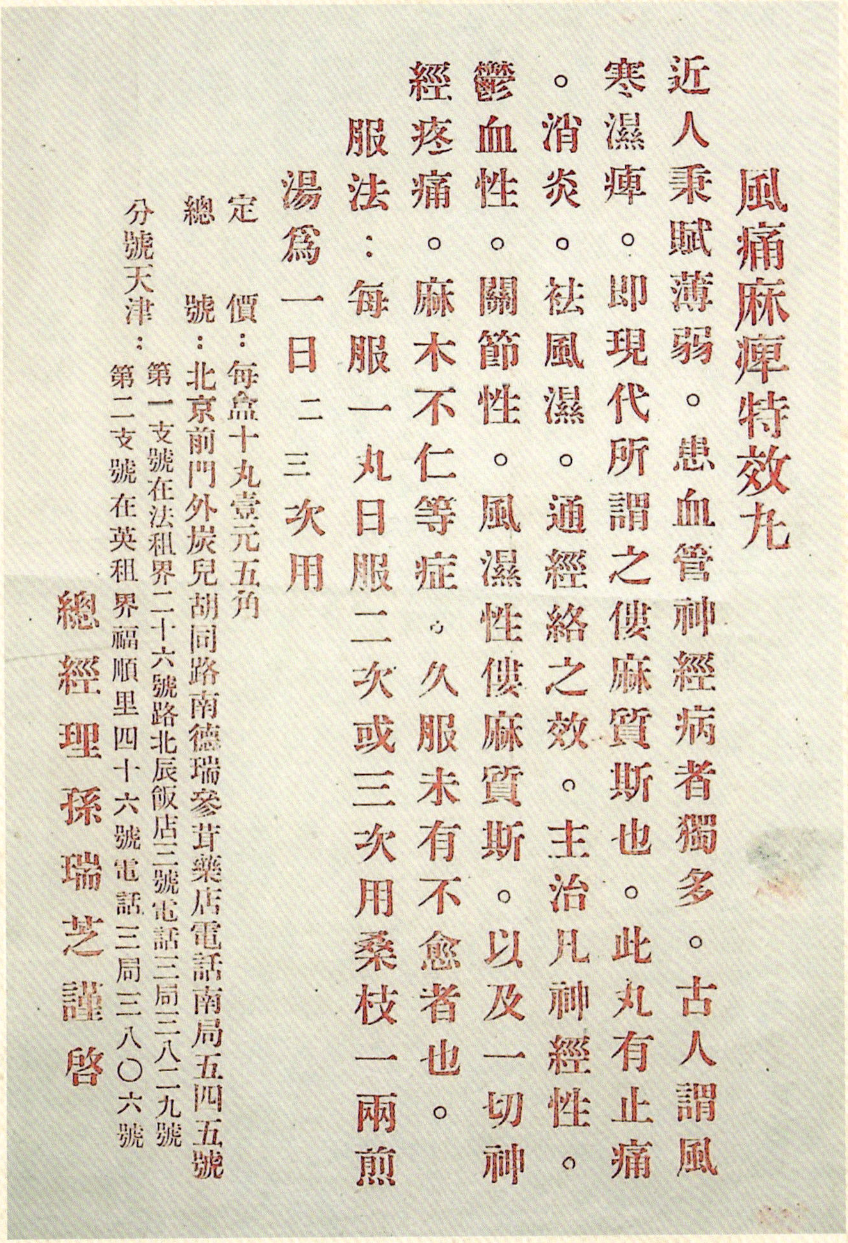
風痛麻痺特效丸

近人稟賦薄弱。患血管神經病者獨多。古人謂風寒濕痺。即現代所謂之僂麻質斯也。此丸有止痛。消炎。祛風濕。通經絡之效。主治凡神經性。鬱血性。關節性。風濕性僂麻質斯。以及一切神經疼痛。麻木不仁等症。久服未有不愈者也。

服法：每服一丸日服二次或三次用桑枝一兩煎湯爲一日二三次用

定價：每盒十丸壹元五角

總號：北京前門外炭兒胡同路南德瑞參茸藥店電話南局五四五號

分號天津：第一支號在法租界二十六號路北辰飯店三號電話三局三八一九號

第二支號在英租界福順里四十六號電話三局三八〇六號

總經理孫瑞芝謹啓

▲ 图 7《风痛麻痹特效丸》（朱色铅印，175mm × 260mm，藏于“景和斋”）

商号：德瑞参茸药店

地址：北京前门外炭儿胡同路南

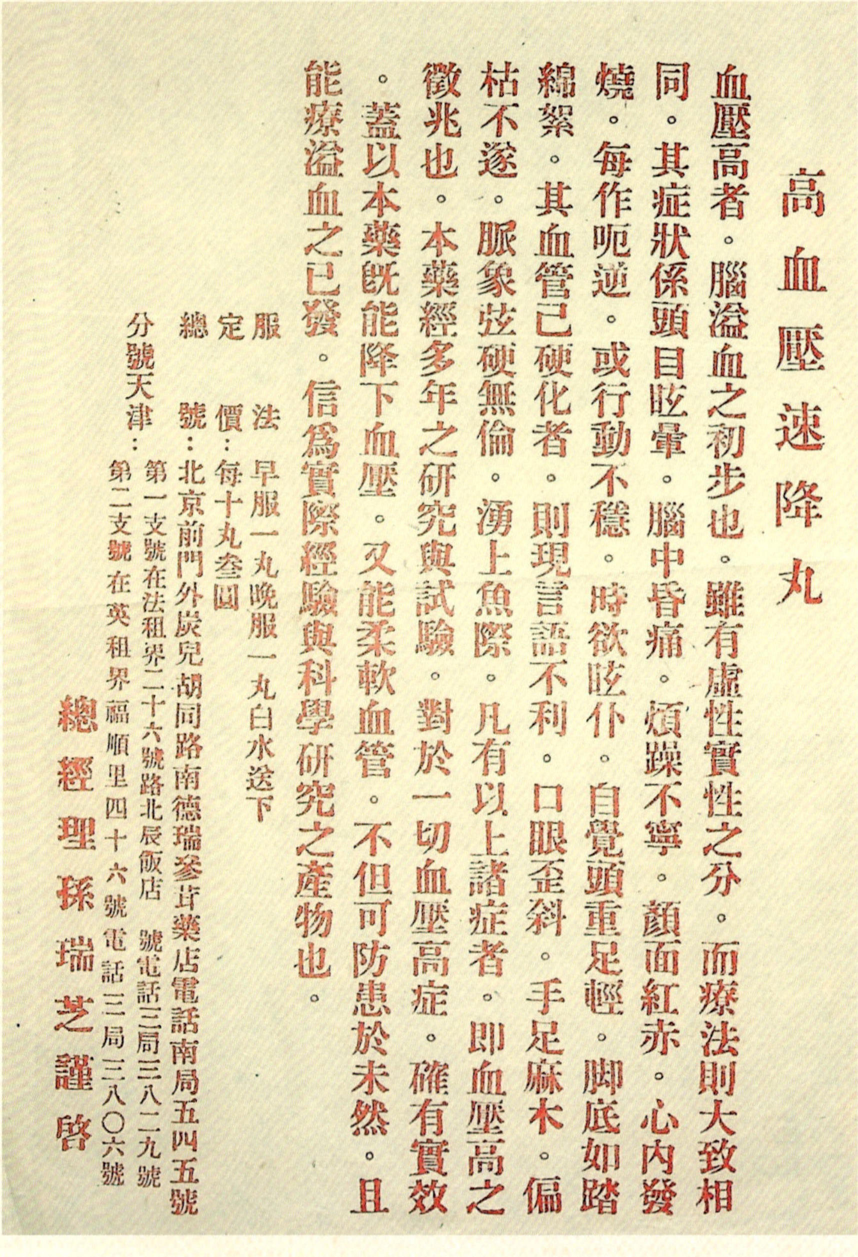

高血壓速降丸

血壓高者。腦溢血之初步也。雖有虛性實性之分。而療法則大致相同。其症狀係頭目眩暈。腦中昏痛。煩躁不寧。顏面紅赤。心內發燒。每作呃逆。或行動不穩。時欲眩仆。自覺頭重足輕。脚底如踏綿絮。其血管已硬化者。則現言語不利。口眼歪斜。手足麻木。偏枯不遂。脈象弦硬無倫。湧上魚際。凡有以上諸症者。即血壓高之徵兆也。本藥經多年之研究與試驗。對於一切血壓高症。確有實效。蓋以本藥既能降下血壓。又能柔軟血管。不但可防患於未然。且能療溢血之已發。信爲實際經驗與科學研究之產物也。

服　法　早服一丸晚服一丸白水送下

定　價：每十丸叁圓

總　號：北京前門外炭兒胡同路南德瑞參茸藥店電話南局五四五號

分號天津：第一支號在法租界二十六號路北辰飯店　號電話三局三八二九號

第二支號在英租界福順里四十六號電話三局三八〇六號

總經理孫瑞芝謹啓

▲ 图 8《高血压速降丸》（朱色铅印，175mm × 260mm，藏于“景和斋”）

商号：德瑞参茸药店

地址：北京前门外炭儿胡同路南

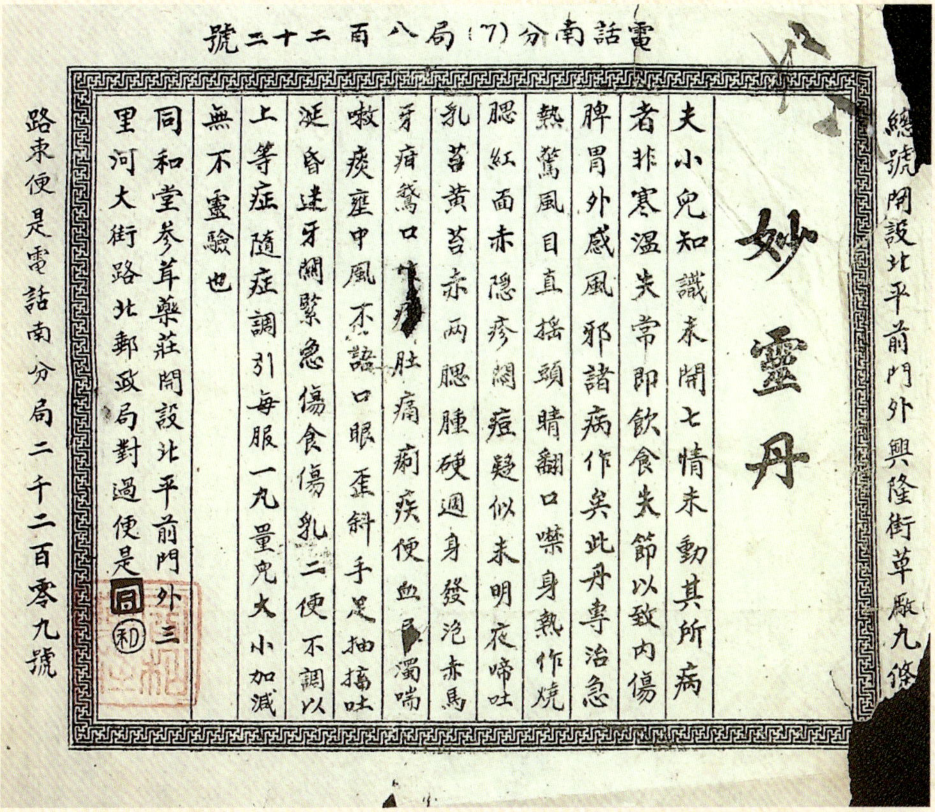

電話南分(7)局八百二十二號

總號開設北平前門外興隆街草廠九條

妙靈丹

夫小兒知識未開七情未動其所病者非寒溫失常即飲食失節以致內傷脾胃外感風邪諸病作矣此丹專治急熱驚風目直搖頭睛翻口噤身熱作燒腮紅面赤隱疹潮痘疑似未明夜啼吐乳蓄黃苔赤兩腮腫硬週身發泡赤馬牙疳鵝口[illegible]肚痛痢疾便血[illegible]濁喘嗽痰壅中風不語口眼歪斜手足抽搐吐涎昏迷牙關緊急傷食傷乳二便不調以上等症隨症調引每服一丸量兒大小加減無不靈驗也

同和堂參茸藥莊開設北平前門外三里河大街路北郵政局對過便是 同和

路東便是電話南分局二千二百零九號

▲ 图 9《妙灵丹》(石印，185mm × 205mm，藏于“景和斋”)

商号：同和堂参茸药庄

地址：北平前门外三里河大街路北邮政局对过

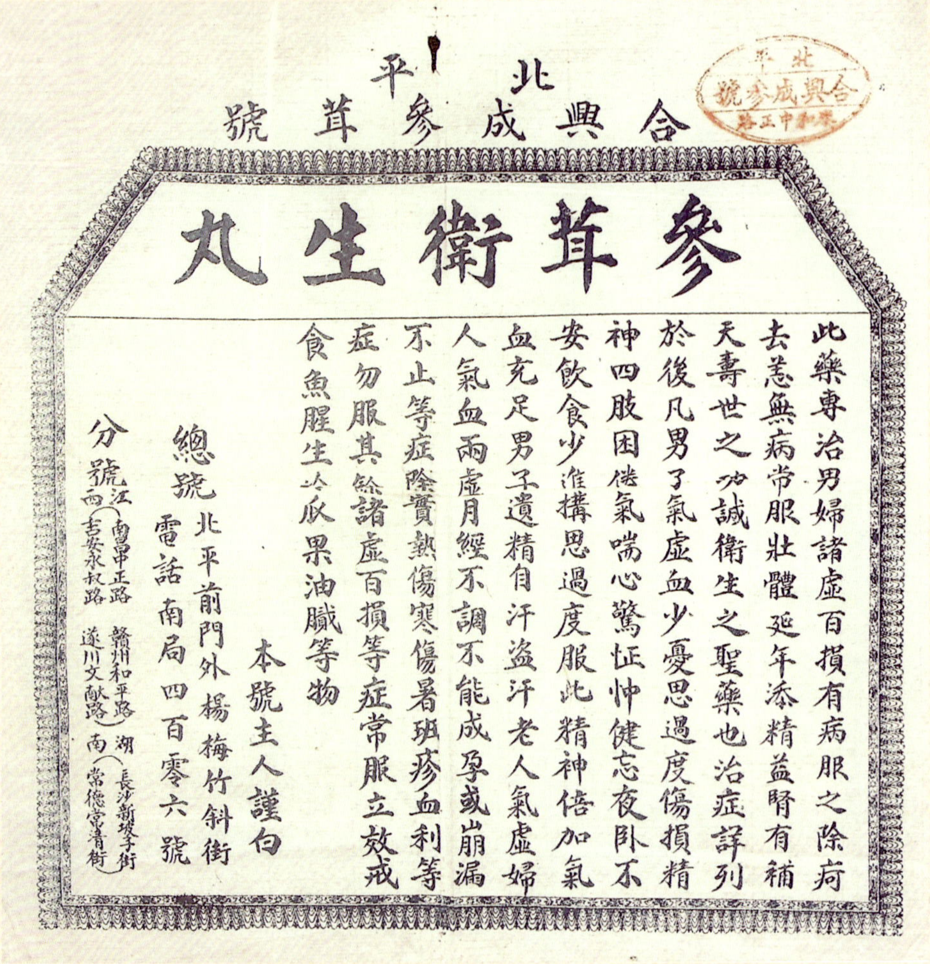

北平
合興成參茸號

參茸衛生丸

此藥專治男婦諸虛百損有病服之除痾去恙無病常服壯體延年添精益腎有補天壽世之功誠衛生之聖藥也治症詳列於後凡男子氣虛血少憂思過度傷損精神四肢困倦氣喘心驚怔忡健忘夜臥不安飲食少進構思過度服此精神倍加氣血充足男子遺精自汗盜汗老人氣虛婦人氣血兩虛月經不調不能成孕或崩漏不止等症除實熱傷寒傷暑斑疹血痢等症勿服其餘諸虛百損等症常服立效戒食魚腥生冷瓜果油膩等物

本號主人謹白

總號 北平前門外楊梅竹斜街 電話南局四百零六號

分號 江西（南昌中正路 吉安永叔路）贛州和平路 遂川文獻路 湖南（長沙新坡子街 常德常青街）

▲ 图 10《参茸卫生丸》（蓝色石印，240mm × 260mm，藏于“景和斋”）

商号：北平合兴成参茸号

地址：北平前门外杨梅竹斜街

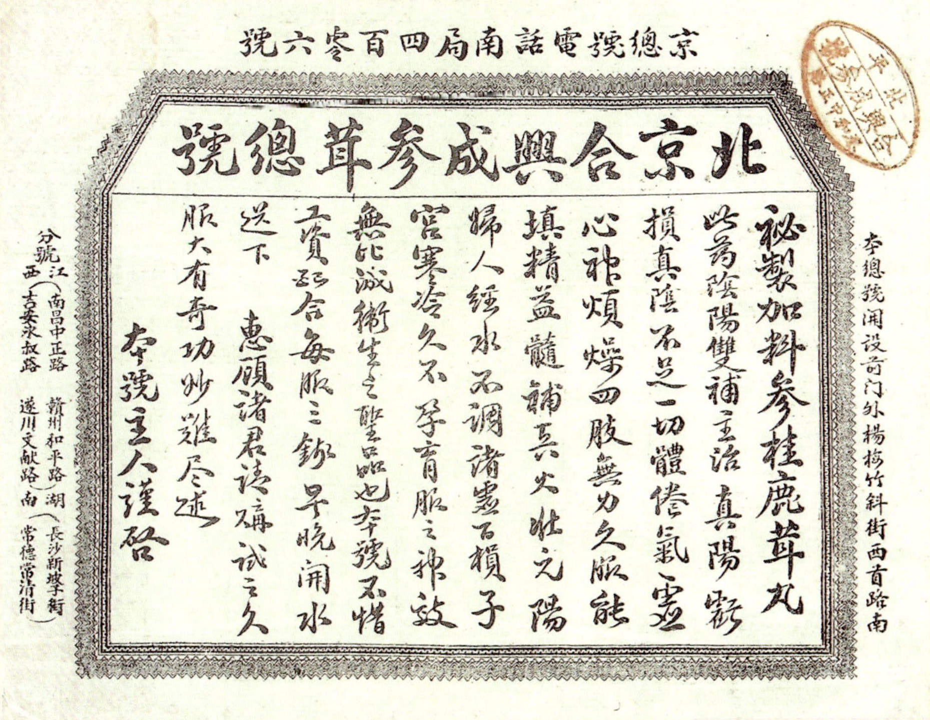

▲ 图 11《秘制加料参桂鹿茸丸》（蓝色石印，205mm × 230mm，藏于“景和斋”）

商号：北京合兴成参茸总号

地址：北京前门外杨梅竹斜街西首路南

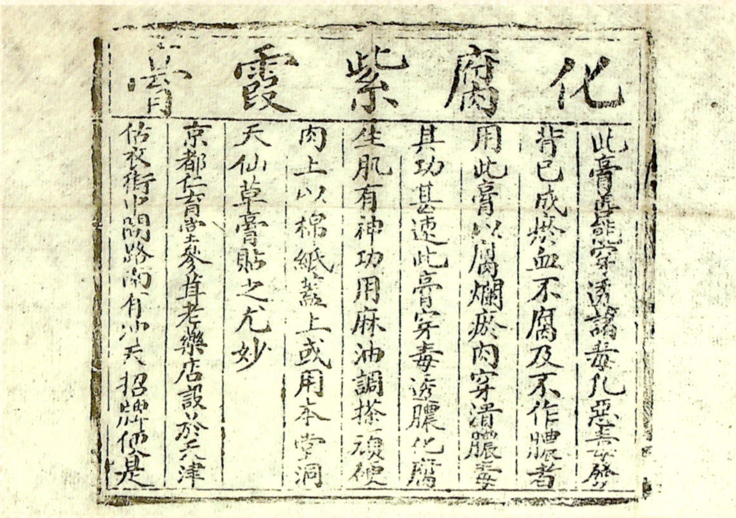

化腐紫霞膏

此膏專能穿透諸毒凡惡毒發背已成瘀血不腐及不作膿者用此膏以腐爛瘀肉穿潰膿毒其功甚速此膏穿毒透膿化腐生肌有神功用麻油調搽硬處肉上以棉紙蓋上或用本堂洞天仙草膏貼之尤妙

京都仁育堂參茸老藥店設於天津估衣街中間路南有小天招牌便是

▲ 图 12《化腐紫霞膏》（雕版刻印，195mm × 235mm，藏于“景和斋”）

商号：京都育仁堂参茸老药店（天津分号）

地址：天津估衣街中间路南

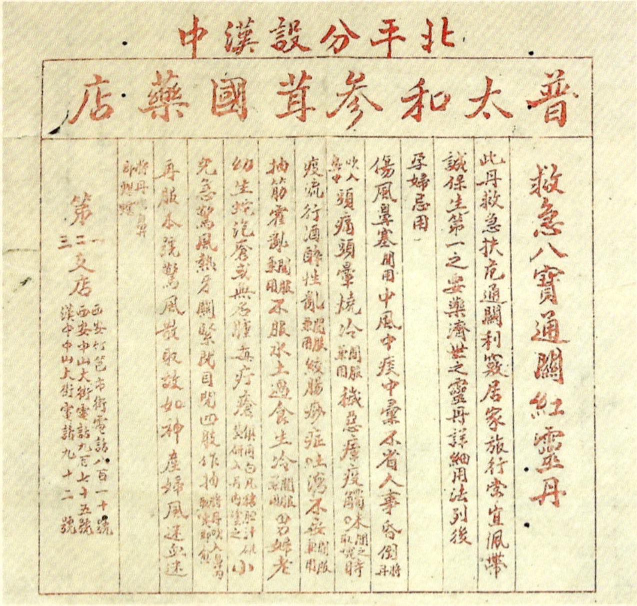

北平分設漢中

普太和參茸國藥店

救急八寶通關紅靈丹

此丹救急扶危通關利竅居家旅行常宜佩帶誠保生第一之妥藥濟世之靈丹詳細用法列後

孕婦忌用

傷風鼻塞 中風中痰中暈不省人事昏倒 頭痛頭暈燒冷 纖悉瘧疫 瘟疫流行酒醉性亂 絞腸痧症吐瀉不安 抽筋霍亂 不服水土過食生冷 男婦老幼生瘡泡瘡或無名腫毒疔瘡 小兒急驚風熱痰關緊閉目咬四肢作抽 再服本號驚風散取效如神產婦風迷血迷

第一二三支店
西安竹笆市街電話八百一十號
西安中山大街電話九百七十五號
漢中中山大街電話九十二號

▲ 图 13《救急八宝通关红灵丹》（朱色石印，195mm × 210mm，藏于“景和斋”）

商号：普太和参茸国药店（汉中分号）

地址：汉中中山大街

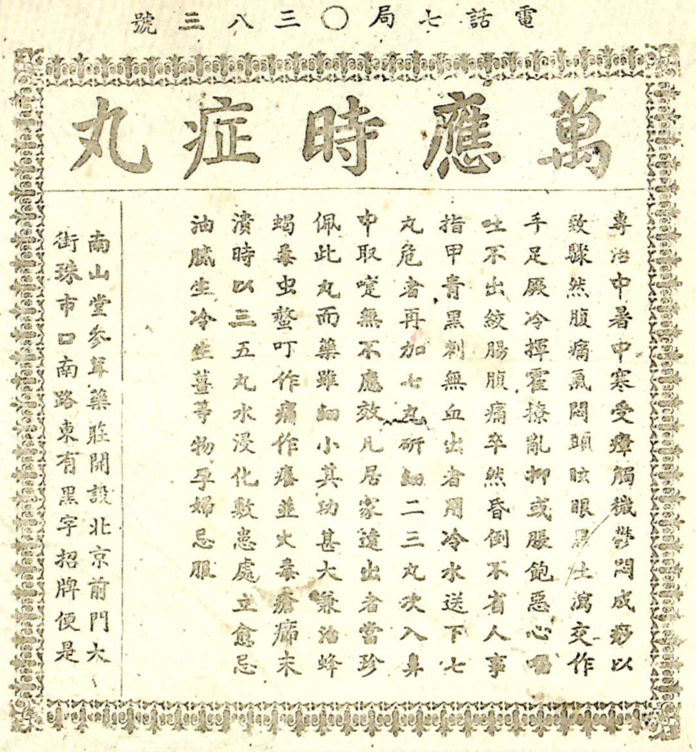

▲ 图 14《万应时症丸》(石印，153mm × 155mm，藏于“景和斋”)

商号：南山堂参茸药庄

地址：北京前门大街珠市口南路东

第四章　京城示告

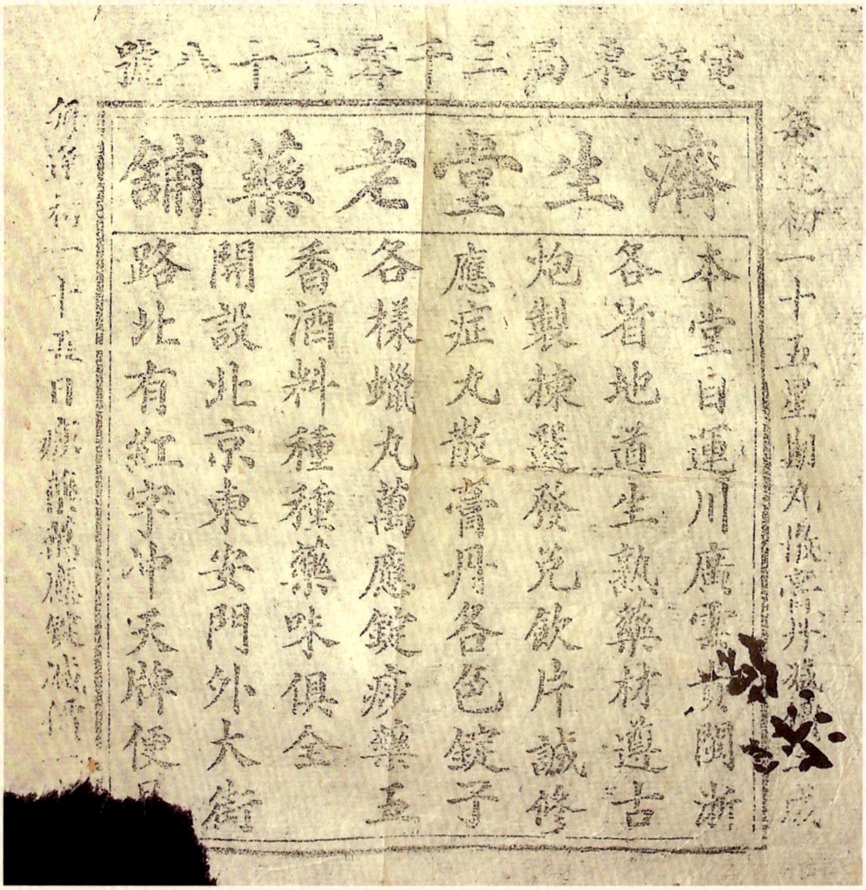
電話東局三千零六十八號

濟生堂老藥舖

本堂自運川廣雲貴閩浙
各省地道生熟藥材遵古
炮製揀選發兑飲片誠修
應症丸散膏丹各色錠子
各樣蠟丸萬應錠痧藥五
香酒料種種藥味俱全
開設北京東安門外大街
路北有紅字中天牌便

▲ 图 1　药材包裹单（雕版刻印，330mm×340mm，藏于“景和斋”）

商号：济生堂老药铺

地址：北京东安门外大街路北

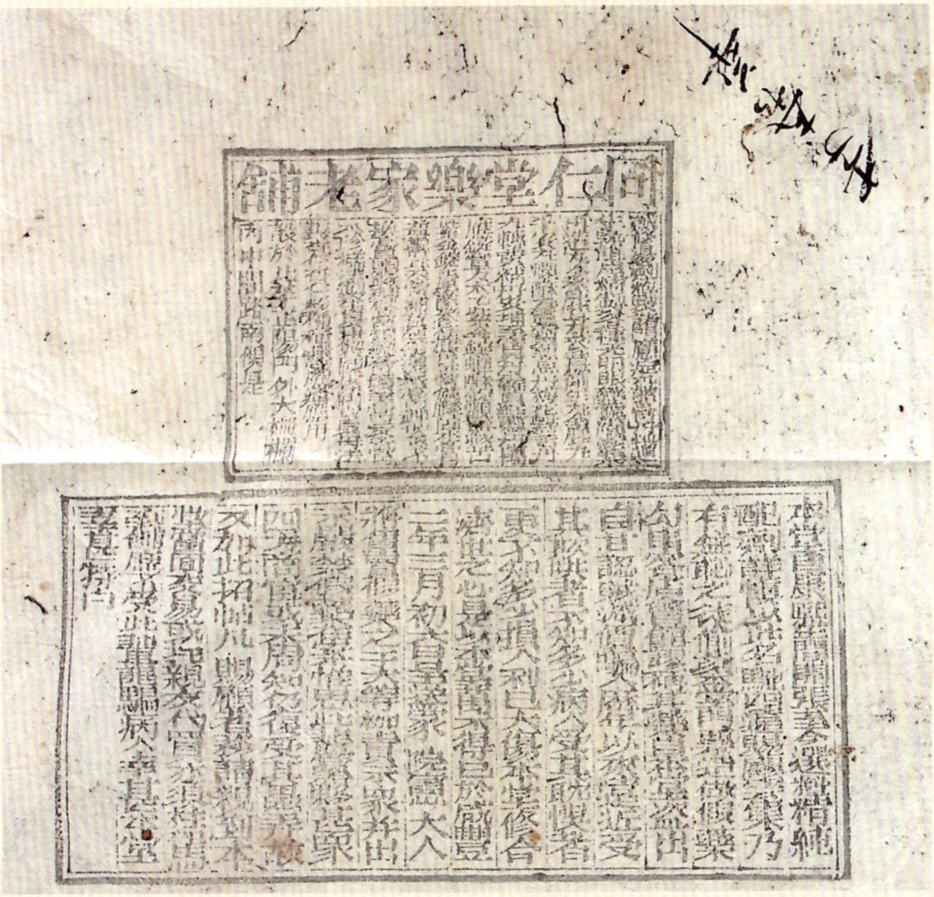
同仁堂樂家老鋪

▲ 图 2 同仁堂乐家老铺公告（雕版刻印，223mm × 243mm，藏于“景和斋”）

商号：同仁堂乐家老铺

地址：北平正阳门外大栅栏内中间路南

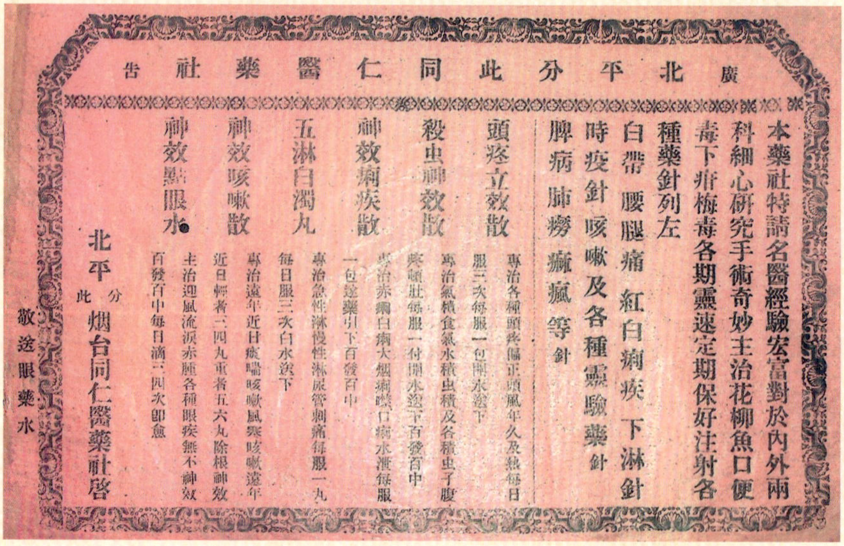

廣 北平分此同仁醫藥社 告

本藥社特請名醫經驗宏富對於內外兩科細心研究手術奇妙主治花柳魚口便毒下疳梅毒各期靈速定期保好注射各種藥針列左

白帶　腰腿痛　紅白痢疾　下淋針

時疫針　咳嗽及各種靈驗藥針

脾病　肺癆　癲瘋等針

頭疼立效散　專治各種頭疼偏正頭風年久及熱每日服三次每服一包開水送下

殺虫神效散　專治氣積食氣水積虫積及各種虫子腹疼頓肚每服一付開水送下百發百中

神效痢疾散　專治赤痢白痢大烟痢噤口痢水瀉每服一包送藥引下百發百中

五淋白濁丸　專治急性淋慢性淋尿管刺痛每服一丸每日服三次白水送下

神效咳嗽散　專治遠年近日痰喘咳嗽風寒咳嗽遠年近日輕者三四丸重者五六丸除根神效

神效點眼水　主治迎風流淚赤腫各種眼疾無不神效百發百中每日滴三四次即愈

北平分此烟台同仁醫藥社啓

敬送眼藥水

▲ 图 3《北平分此同仁医药社广告》(铅印，125mm × 160mm，藏于“景和斋”)

商号：北平分此同仁医药社 (烟台分号)

地址：未标注

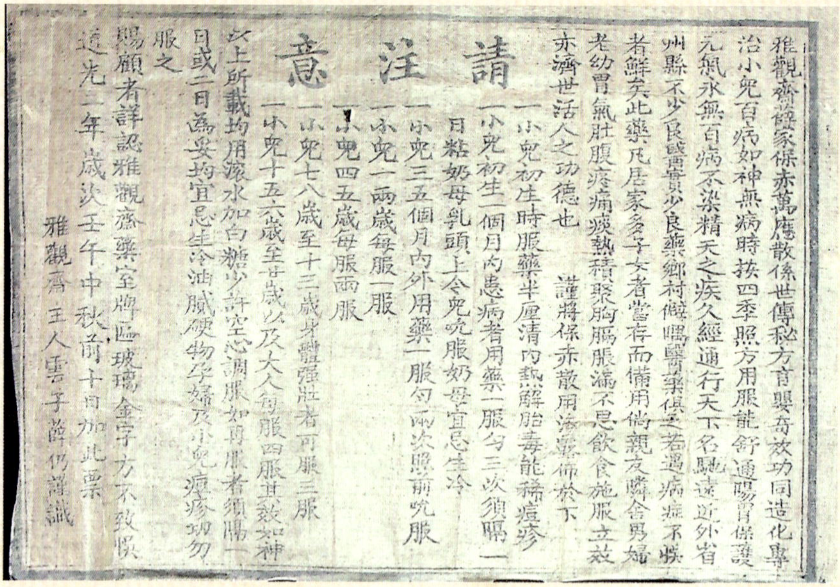

雅觀齋薛家保赤萬應散係世傳秘方育嬰奇效功同造化專治小兒百病如神無病時按四季照方用服能舒通腸胃保護元氣永無百病不染精天之疾久經通行天下名馳遠近外省州縣不少良醫實少良藥鄉村僻隅醫藥俱乏若遇病症不蒙者鮮矣此藥凡居家多子女者當存而備用倘親友鄰舍男婦老幼胃氣肚腹疼痛痰熱積聚胸膈脹滿不思飲食施服立效亦濟世活人之功德也　謹將保赤散用法開佈於下

請注意

一小兒初生時服藥半厘清內熱解胎毒能稀痘疹

一小兒初生一個月內患病者用藥一服匀三次須隔一日粘奶母乳頭上令兒吮服奶母宜忌生冷

一小兒三五個月內外用藥一服匀兩次照前吮服

一小兒一兩歲每服一服

一小兒四五歲每服兩服

一小兒七八歲至十三歲身體強壯者可服三服

一小兒十五六歲至廿歲以及大人每服四服其效如神

以上所載均用滾水加白糖少許空心調服如再服者須隔一日或二日為妥均宜忌生冷油膩硬物孕婦及小兒痘疹切勿服之

賜顧者詳認雅觀齋藥室牌匾玻璃金字方不致悞

道光二年歲次壬午中秋前十日加此票

雅觀齋主人雲子薛仍謹識

▲ 图 4《薛家保赤万应散》(蓝色石印，130mm × 190mm，藏于“景和斋”)

商号：雅观斋

地址：京都正阳门外杨梅竹斜街

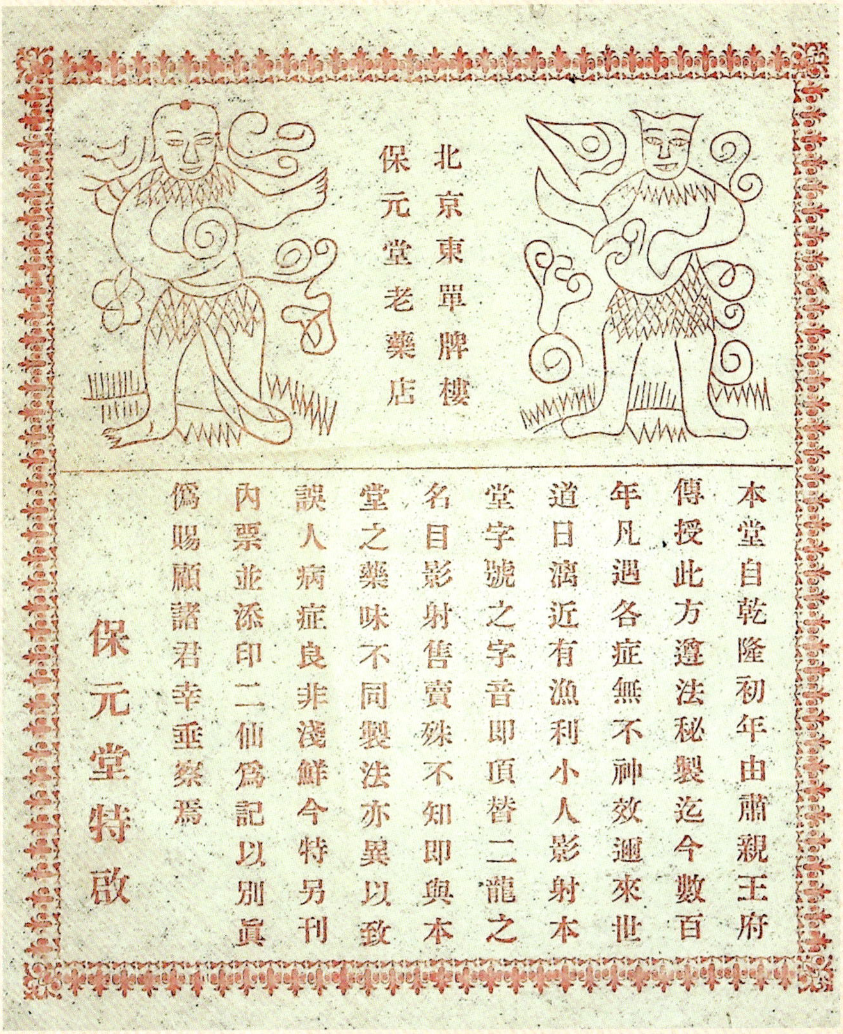

▲ 图 5《保元堂特启》（朱色铅印，182mm × 208mm，藏于“景和斋”）

商号：保元堂老药店

地址：北京东单牌楼

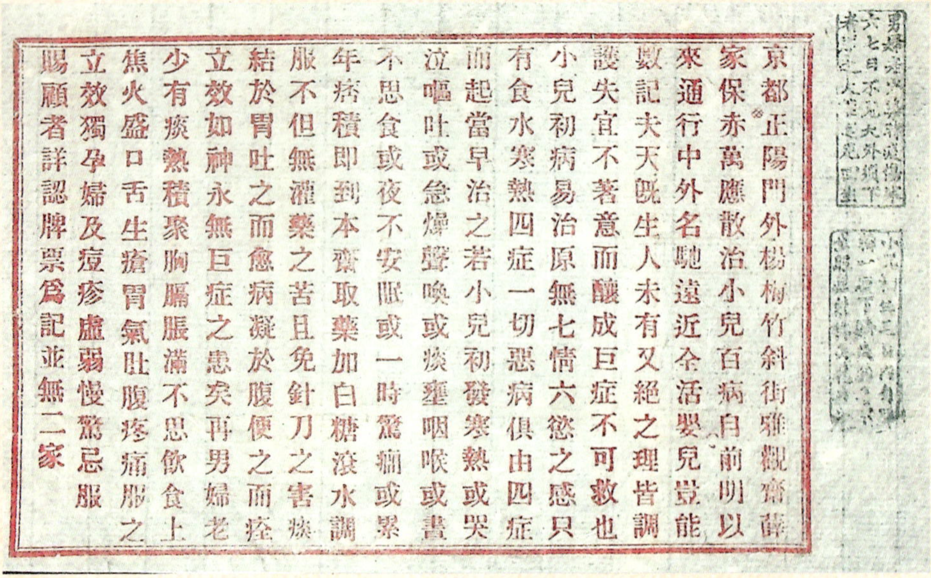
京都正陽門外楊梅竹斜街雅觀齋薛
家保赤萬應散治小兒百病自前明以
來通行中外名馳遠近全活嬰兒豈能
數記夫天旣生人未有叉絕之理皆調
護失宜不著意而釀成巨症不可救也
小兒初病易治原無七情六慾之感只
有食水寒熱四症一切惡病俱由四症
而起當早治之若小兒初發寒熱或哭
泣嘔吐或急燥聲喚或痰壅咽喉或晝
不思食或夜不安眠或一時驚癎或累
年痞積即到本齋取藥加白糖滾水調
服不但無灌藥之苦且免針刀之害痰
結於胃吐之而愈病凝於腹便之而痊
立效如神永無巨症之患矣再男婦老
少有痰熱積聚胸膈脹滿不思飲食上
焦火盛口舌生瘡胃氣肚腹疼痛服之
立效獨孕婦及痘疹虛弱慢驚忌服
賜顧者詳認牌票為記並無二家

▲ 图 6《保赤万应散（声明）》（朱色铅印，130mm × 185mm，藏于“景和斋”）

商号：雅观斋

地址：京都正阳门外杨梅竹斜街

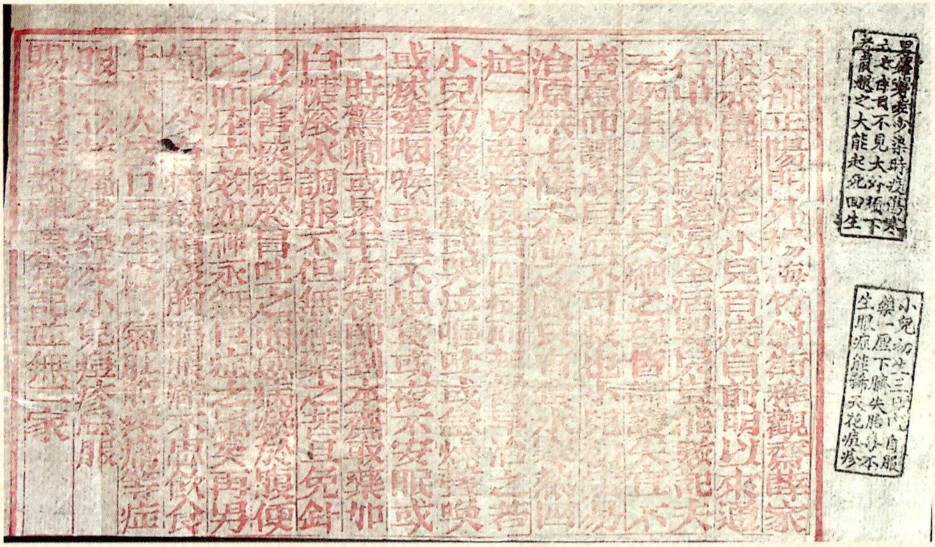

▲ 图 7《保赤万应散（声明）》（朱色刻印，135mm × 200mm，藏于“景和斋”）

商号：雅观斋

地址：京都正阳门外杨梅竹斜街

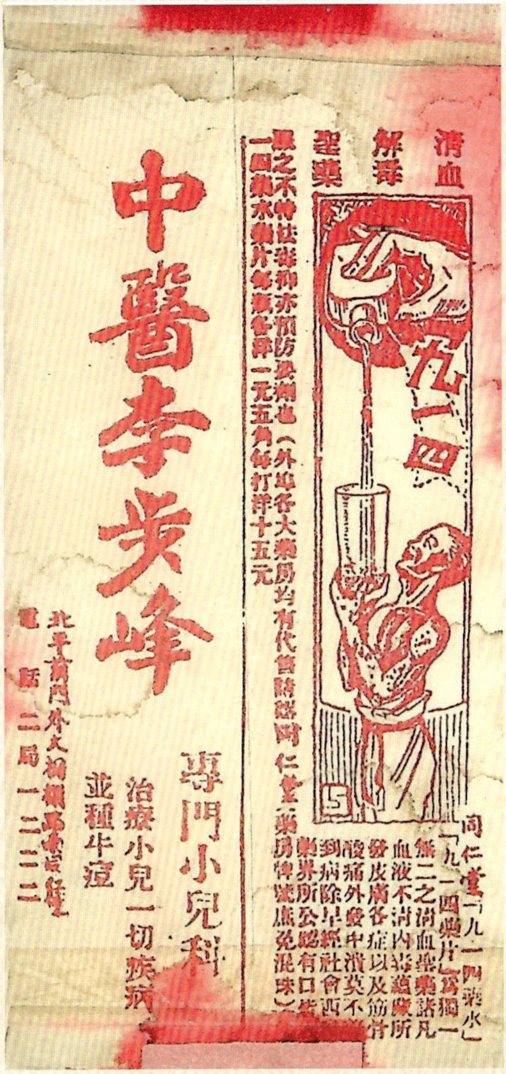

▲ 图 8《中医李步峰（信封）》（朱色铅印，80mm × 175mm，藏于“景和斋”）

商号：同仁堂

地址：北平前门外大栅栏路南

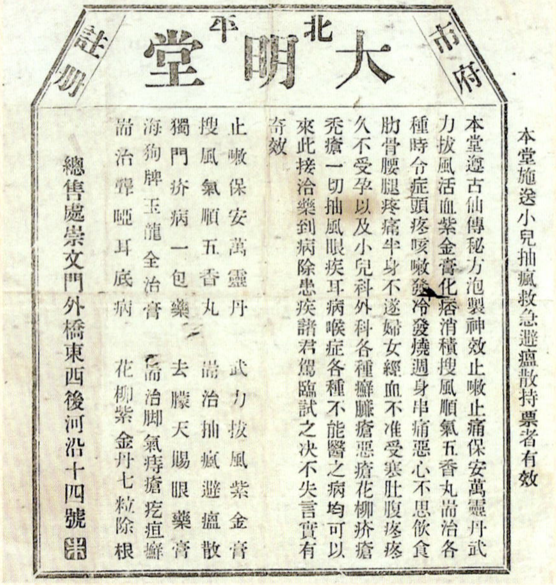
本堂施送小兒抽瘋救急避瘟散持票者有效

市府

北平大明堂

註册

本堂遵古仙傳秘方泡製神效止嗽止痛保安萬靈丹武力拔風活血紫金膏化痞消積搜風順氣五香丸耑治各種時令症頭疼咳嗽發冷發燒週身串痛惡心不思飲食肋骨腰腿疼痛半身不遂婦女經血不准受寒肚腹疼疼久不受孕以及小兒科外科各種癬臁瘡惡瘡花柳疥瘡禿瘡一切抽風眼疾耳病喉症各種不能醫之病均可以來此接洽樂到病除患疾諸君駕臨試之决不失言實有奇效

止嗽保安萬靈丹　武力拔風紫金膏
搜風氣順五香丸　耑治抽瘋避瘟散
獨門疥病一包藥　去朦天賜眼藥膏
海狗牌玉龍全治膏　耑治脚氣痔瘡疙疸癬
耑治聾啞耳底病　花柳紫金丹七粒除根

總售處崇文門外橋東西後河沿十四號

▲ 图 9《北平大明堂启示（小儿抽疯救急避瘟散票据）》

（活字铅印，80mm × 176mm，藏于“景和斋”）

商号：北平大明堂

地址：北平崇文门外桥东西后河沿十四号

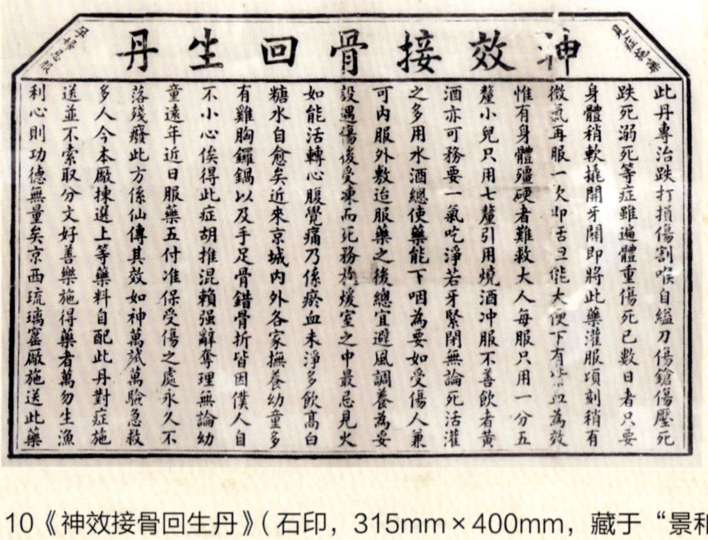
神效接骨回生丹

此丹專治跌打損傷割喉自縊刀傷鎗傷壓死跌死溺死等症雖遍體重傷死已數日者只要身體稍軟撬開牙關即將此藥灌服頃刻稍有微氣再服一次即舌已能大便下有紫血為效惟有身體殭硬者難救大人每服只用一分五釐小兒只用七釐引用燒酒冲服不善飲者黃酒亦可務要一氣吃淨若牙緊閉無論死活灌之多用水酒總使藥能下咽為要如受傷人兼可內服外敷迨服藥之後總宜避風調養為要設遇傷後受凍而死務將煖室之中最忌見火如能活轉心腹覺痛乃係瘀血未淨多飲蒿白糖水自愈矣近來京城內外各家撫養幼童多有雞胸羅鍋以及手足骨錯骨折皆因僕人自不小心悞得此症胡推混賴強辯奪理無論幼童遠年近日服藥五付准保受傷之處永久不落殘廢此方係仙傳其效如神萬試萬驗急救多人今本廠揀選上等藥料自配此丹對症施送並不索取分文好善樂施得藥者萬勿生漁利心則功德無量矣京西琉璃窰廠施送此藥

▲ 图 10《神效接骨回生丹》（石印，315mm × 400mm，藏于“景和斋”）

商号：京西琉璃窑厂

地址：京西琉璃窑厂

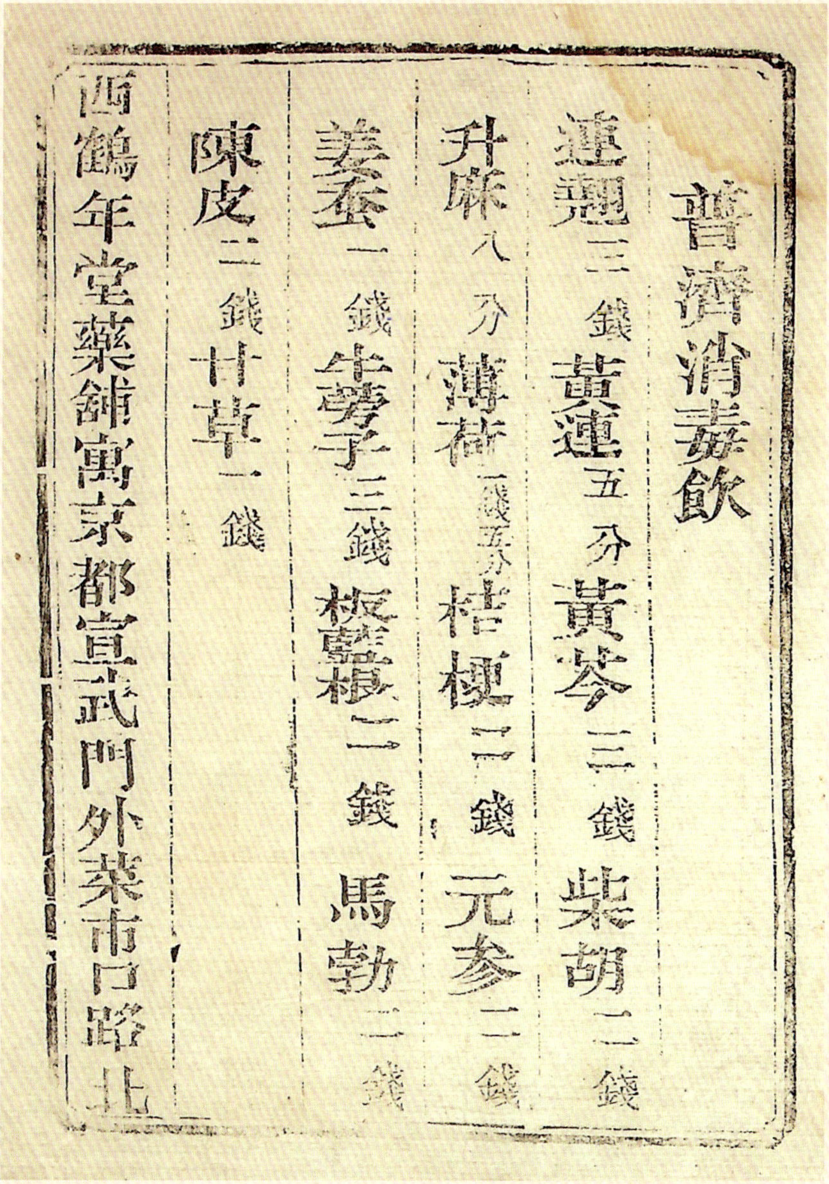

普濟消毒飲

連翹三錢 黃連五分 黃芩三錢 柴胡二錢

升麻八分 薄荷一錢五分 桔梗二錢 元參二錢

姜蚕一錢 牛蒡子三錢 板藍根二錢 馬勃一錢

陳皮二錢 甘草一錢

西鶴年堂藥舖寓京都宣武門外菜市口路北

▲ 图 11《普济消毒饮》（雕版刻印，140mm×215mm，藏于“景和斋”）

商号：西鹤年堂

地址：京都宣武门外菜市口路北

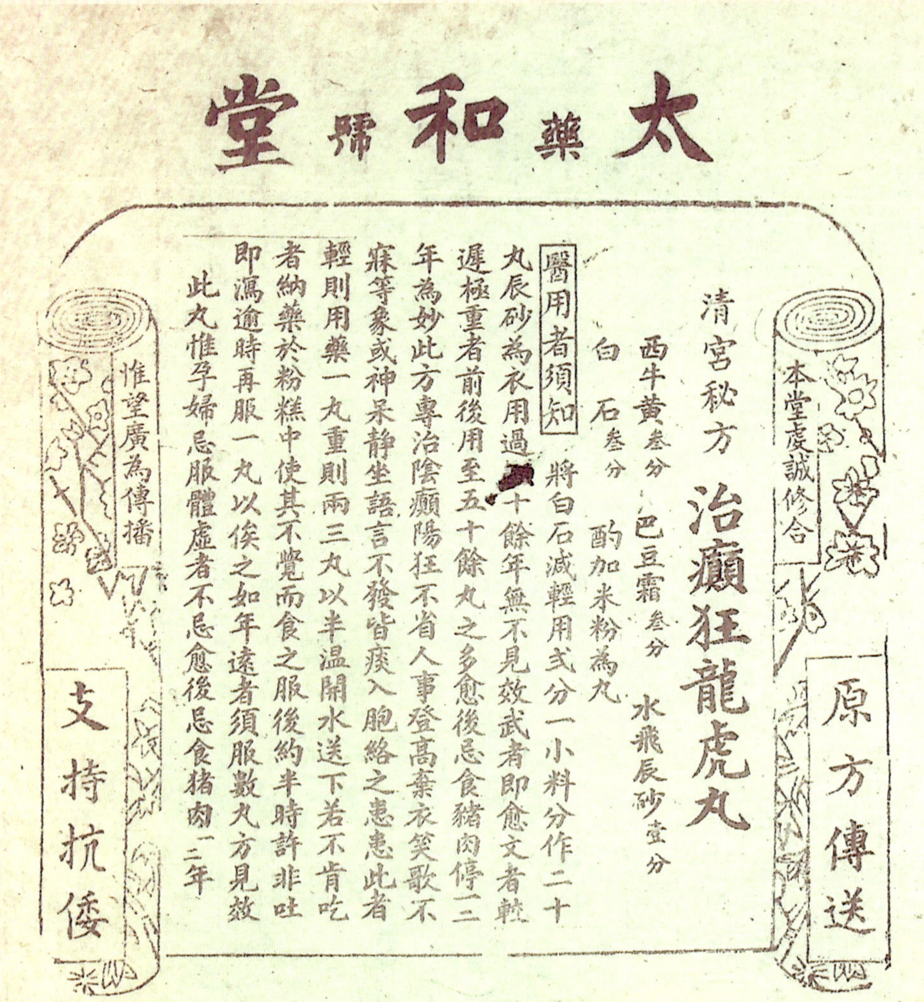

▲ 图 12《清宫秘方：治癫狂龙虎丸》

（石印，180mm × 210mm，藏于“景和斋”）

商号：太和堂药号

地址：京都小市口

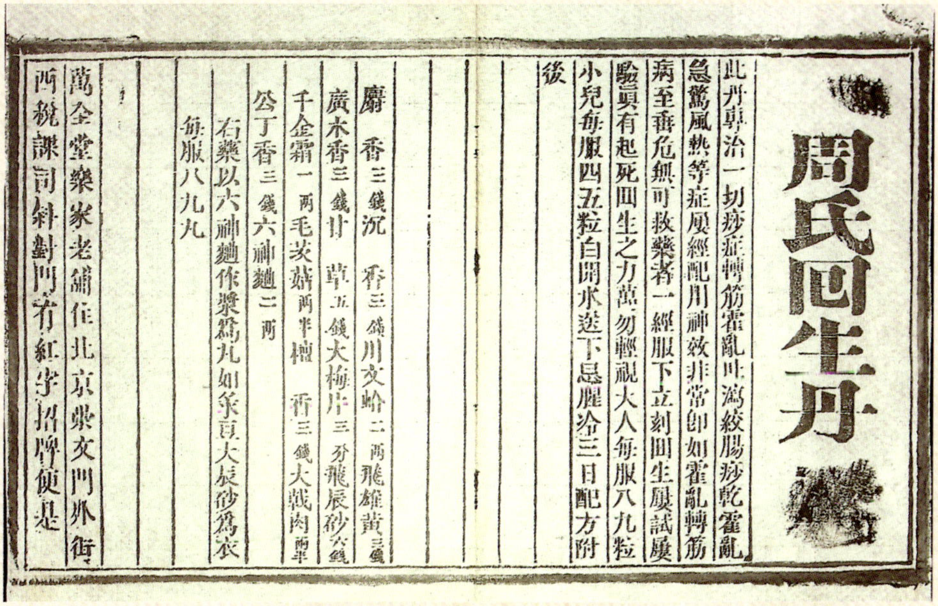

周氏回生丹

此丹專治一切痧症轉筋霍亂吐瀉絞腸痧乾霍亂急驚風熱等症屢經配用神效非常卽如霍亂轉筋病至垂危無可救藥者一經服下立刻回生屢試屢驗眞有起死回生之力萬勿輕視大人每服八九粒小兒每服四五粒白開水送下忌腥冷三日配方附後

麝香三錢 沉香三錢 川文蛤二兩 飛雄黃三錢
廣木香三錢 甘草五錢 大梅片三分 飛辰砂六錢
千金霜一兩 毛茨菇兩半 檀香三錢 大戟肉兩半
公丁香三錢 六神麯二兩

右藥以六神麯作漿爲丸如菉豆大辰砂爲衣
每服八九丸

萬全堂樂家老鋪在北京崇文門外街西稅課司斜對門有紅字招牌便是

▲ 图 13《周氏回生丹》（雕版刻印，215mm × 270mm，藏于“景和斋”）

商号：万全堂乐家老铺

地址：北京崇文门外街西税课司斜对门

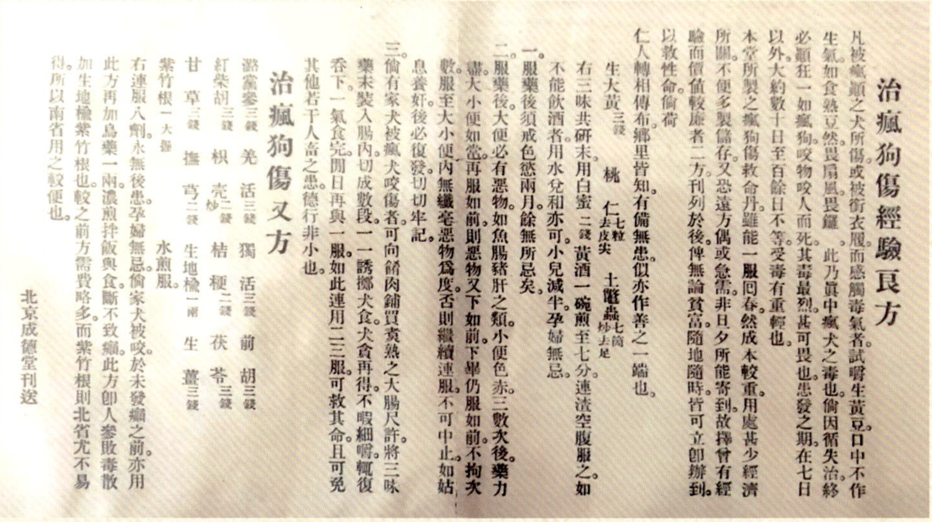

治瘋狗傷經驗良方

凡被瘋癲之犬所傷。或被銜衣履。而感觸毒氣者。試嚼生黃豆。口中不作生氣。如食熟豆然。畏扇風。畏鑼 。此乃眞中瘋犬之毒也。倘因循失治。終必顚狂一如瘋狗。咬物咬人而死。其毒最烈。甚可畏也。患發之期。在七日以外。大約數十日至百餘日不等。受毒有重輕也。

本堂所製之瘋狗傷救命丹。雖能一服回春。然成本較重。用處甚少。經濟所關。不便多製儲存。又恐遠方偶或急需。非旦夕所能寄到。故擇曾有經驗而價值較廉者二方。刊列於後。俾無論貧富。隨地隨時。皆可立卽辦到。以救性命。倘荷

仁人轉相傳布。鄉里皆知。有備無患。似亦作善之一端也。

生大黃三錢 桃仁七粒去皮尖 土鱉蟲七箇炒去足

右三味共研末。用白蜜二錢 黃酒一碗。煎至七分。連渣空腹服之。如不能飲酒者。用水兌和亦可。小兒減半。孕婦無忌。

一。服藥後須戒色慾兩月。餘無所忌矣。

二。服藥後。大便必有惡物。如魚腸豬肝之類。小便色赤。三數次後。藥力盡。大小便如常。再服如前。則惡物又下如前。下畢仍服如前。不拘次數。服至大小便內無纖毫惡物爲度。否則繼續連服。不可中止。如姑息養奸。後必復發。切切牢記。

三。倘有家犬被瘋犬咬傷者。可向豬肉鋪買煮熟之大腸尺許。將三味藥末裝入腸內。切成數段。一一誘擲犬食。犬貪再得。不暇細嚼。輒復吞下。一氣食完。間日再與一服。如此連用二三服。可救其命。且可免其他若干人畜之患。德行非小也。

治瘋狗傷又方

潞黨參三錢 羌活三錢 獨活三錢 前胡三錢
紅柴胡三錢 枳殼二錢炒 桔梗二錢 茯苓三錢
甘草三錢 撫芎二錢 生地榆一兩 生薑三錢
紫竹根一大握 水煎服。

右連服八劑。永無後患。孕婦無忌。倘家犬被咬。於未發癲之前。亦用此方再加烏藥一兩。濃煎拌飯與食。斷不致癲。此方卽人參敗毒散加生地榆紫竹根也。較之前方需費略多。而紫竹根則北省尤不易得。所以南省用之較便也。

北京成德堂刊送

▲ 图 14《治疯狗伤经验良方》（铅印，170mm × 285mm，藏于“景和斋”）

商号：成德堂

地址：未标注

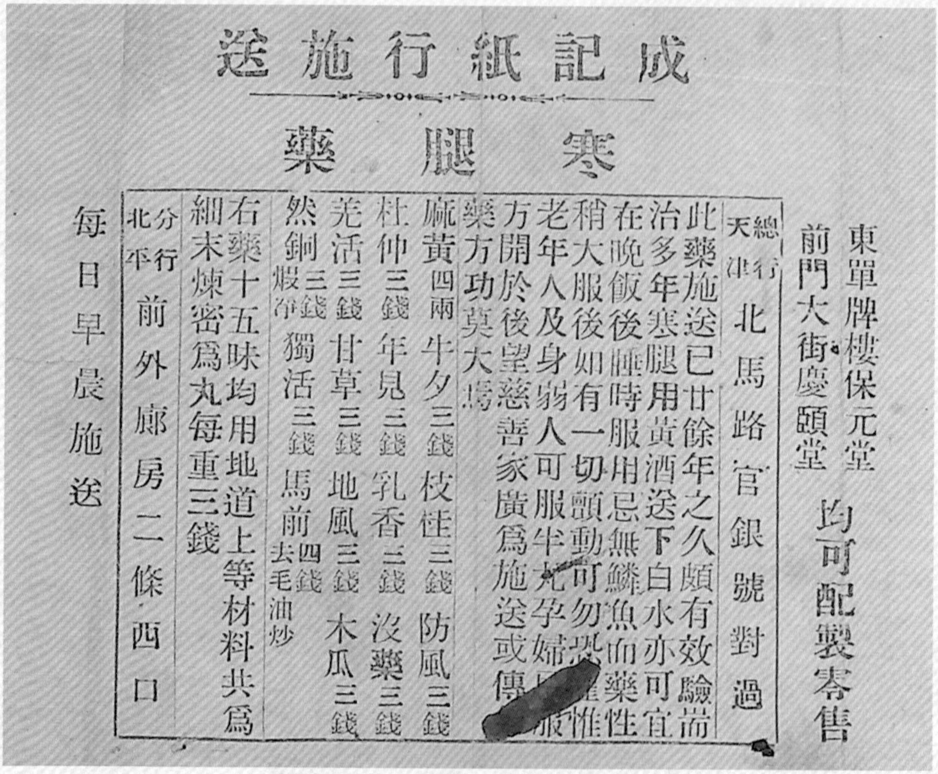
成記紙行施送

寒腿藥

東單牌樓保元堂
前門大街慶頤堂
均可配製零售

總行 天津 北馬路官銀號對過

此藥施送已廿餘年之久頗有效驗普治多年寒腿用黃酒送下白水亦可宜在晚飯後睡時服用忌無鱗魚和藥性稍大服後如有一切顫動可勿恐[illegible]惟老年人及身弱人可服半丸孕婦[illegible]服方開於後望慈善家廣爲施送或傳藥方功莫大焉

麻黃四兩 牛夕三錢 枝桂三錢 防風三錢
杜仲三錢 年見三錢 乳香三錢 沒藥三錢
羌活三錢 甘草三錢 地風三錢 木瓜三錢
然銅煆淬三錢 獨活三錢 馬前去毛油炒四錢

右藥十五味均用地道上等材料共爲細末煉蜜爲丸每重三錢

分行 北平 前外廊房二條西口

每日早晨施送

▲ 图 15《寒腿药》（铅印，120×135mm，藏于“景和斋”）

商号：保元堂 / 庆颐堂（成记纸行施送）

地址：保元堂（东单牌楼）/ 庆颐堂（前门大街）/ 成记纸行（前外廊房二条西口）

第五章　珍籍文萃

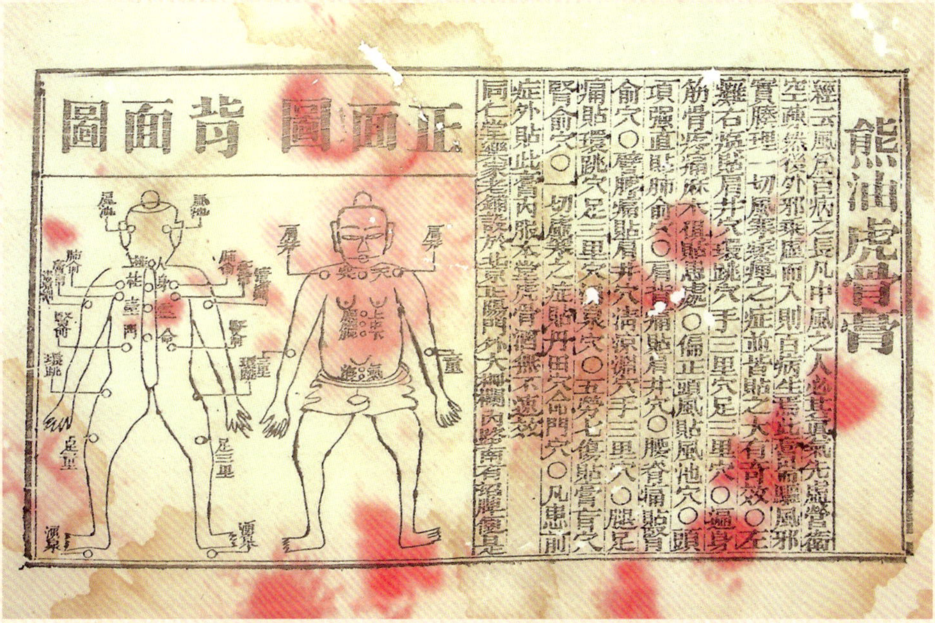

熊油虎骨膏

經云風爲百病之長凡中風之人必其真氣先虛營衛空疎然後外邪乘虛而入則百病生焉此膏祛風邪實腠理一切風寒濕痺之症並皆貼之大有奇效○左癱右瘓貼肩井穴環跳穴手三里穴足三里穴○遍身筋骨疼痛麻木貼患處○偏正頭風貼風池穴○頭項強直貼肺俞穴○肩背痛貼肩井穴○腰脊痛貼腎俞穴○臂膊痛貼肩井穴清涼淵穴手三里穴○腿足痛貼環跳穴足三里穴湧泉穴○五勞七傷貼膏肓穴腎俞穴○一切虛寒之症貼丹田穴命門穴○凡患前症外貼此膏內服本堂虎骨酒無不速效

同仁堂樂家老鋪設於北京正陽門外大柵欄內路南有招牌便是

▲ 图 1《熊油虎骨膏》(刻印，290mm×340mm，藏于“景和斋”)

商号：同仁堂乐家老铺

地址：北京正阳门外大栅栏内路南

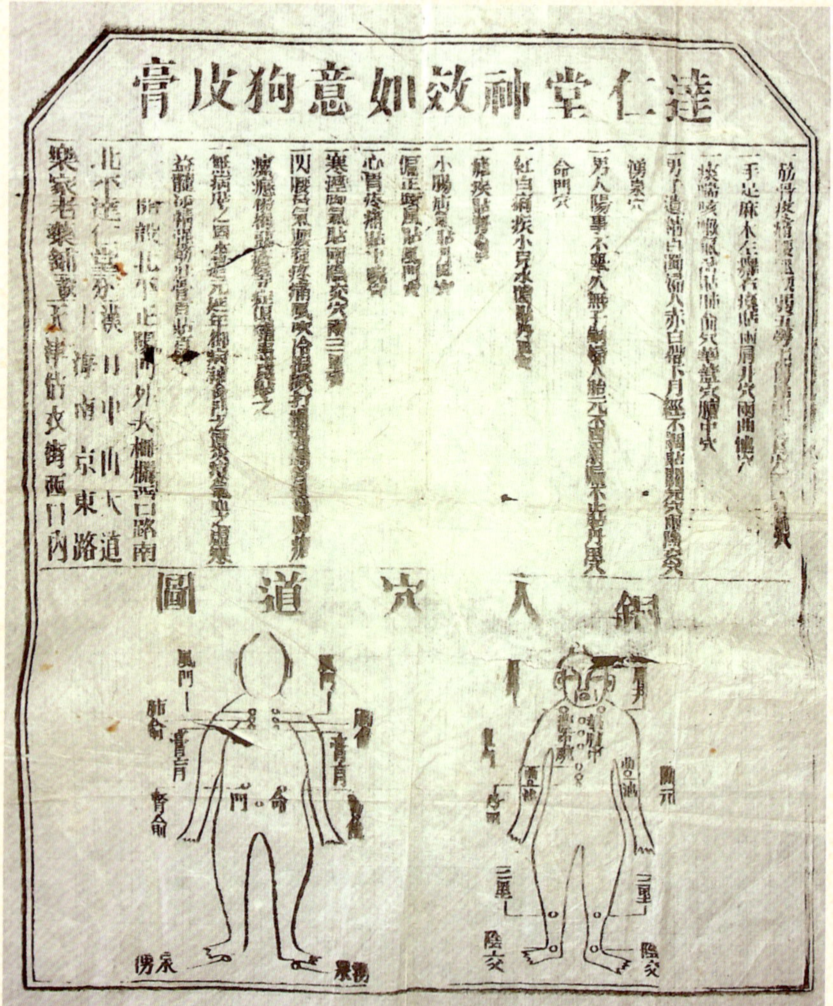

▲ 图 2《达仁堂神效如意狗皮膏》（刻印，298mm × 338mm，藏于“景和斋”）

商号：北平达仁堂乐家老药铺

地址：北平正阳门外大栅栏西口路南

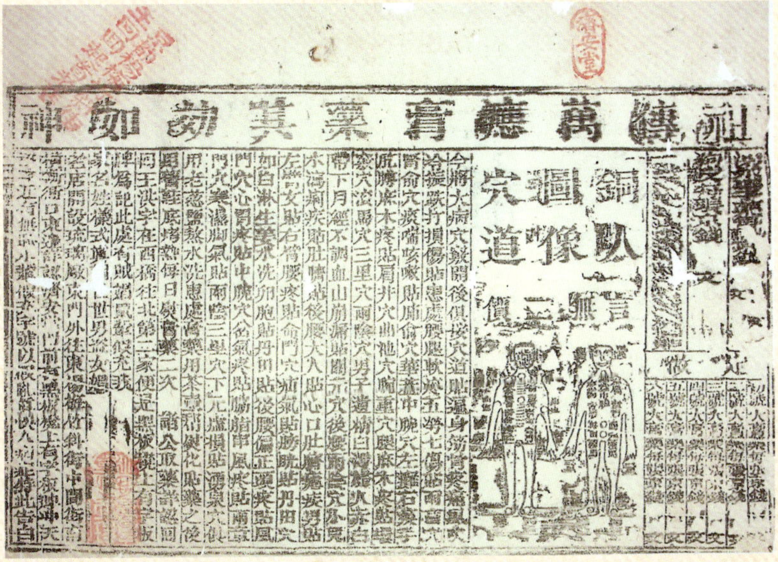

▲ 图 3《祖传万应膏药其效如神》（刻印，230mm × 300mm，藏于“景和斋”）

商号：济安堂

地址：北京琉璃厂东门外往东杨梅竹斜街中间街南横胡同口东边

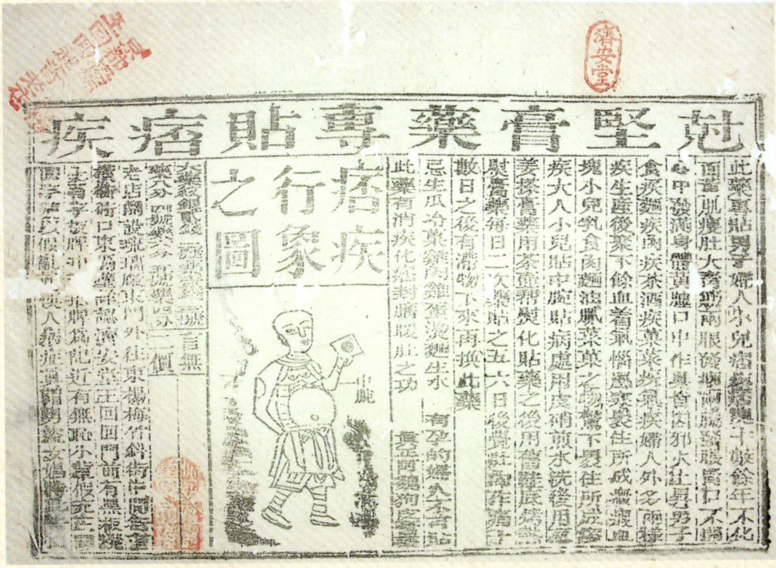

▲ 图 4《克坚膏药专贴痞疾》（石印，235mm × 320mm，藏于“景和斋”）

商号：济安堂

地址：北京琉璃厂东门外往东杨梅竹斜街中间街南横胡同口东边

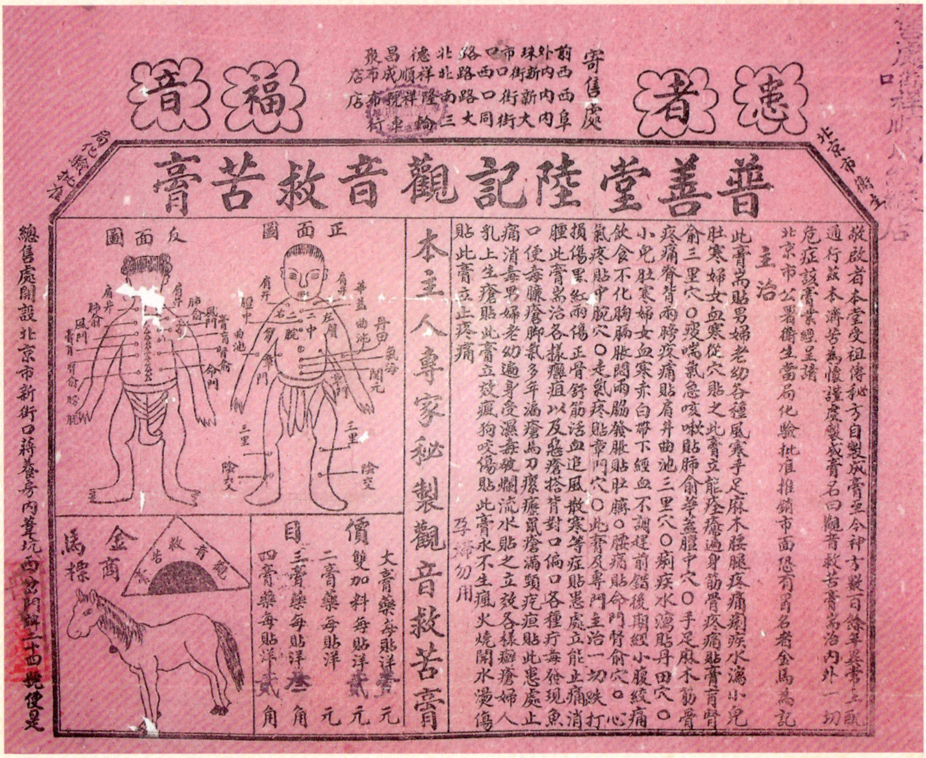

▲ 图 5《普善堂陆记观音救苦膏》（石印，215mm × 280mm，藏于“景和斋”）

商号：未标注

地址：北京市新街口蒋养房内苇坑西岔门牌二十四号

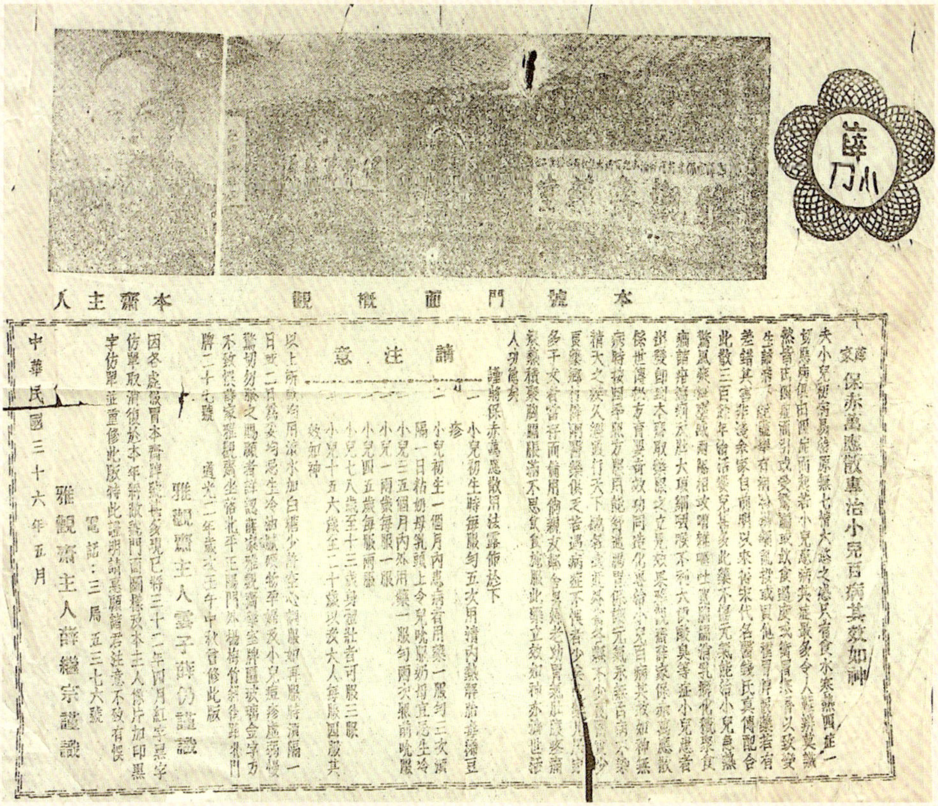

本號門面概觀

本齋主人

薛家保赤萬應散專治小兒百病其效如神

請注意

一 謹將保赤萬應散用法露佈於下

一 小兒初生時每服勻五次用清內熱解胎毒豫痘疹

二 小兒初生一個月內患病者用藥一服勻三次隔一日粘奶母乳頭上令兒吮服奶母宜忌生冷

小兒三五個月內外用藥一服勻兩次服前晚服

小兒一兩歲每服一服

小兒四五歲每服兩服

小兒七八歲至十三歲身體壯者可服三服

小兒十五六歲至二十歲以及大人每服四服其效如神

雅觀齋主人雲子薛仍謹識

中華民國三十六年五月

雅觀齋主人薛繼宗謹識

電話：三局五三七六號

▲ 图 6《薛家保赤万应散专治小儿百病其效如神》

（铅印，215mm × 241mm，藏于“景和斋”）

商号：雅观斋

地址：北平正阳门外杨梅竹斜街路北门牌二十七号

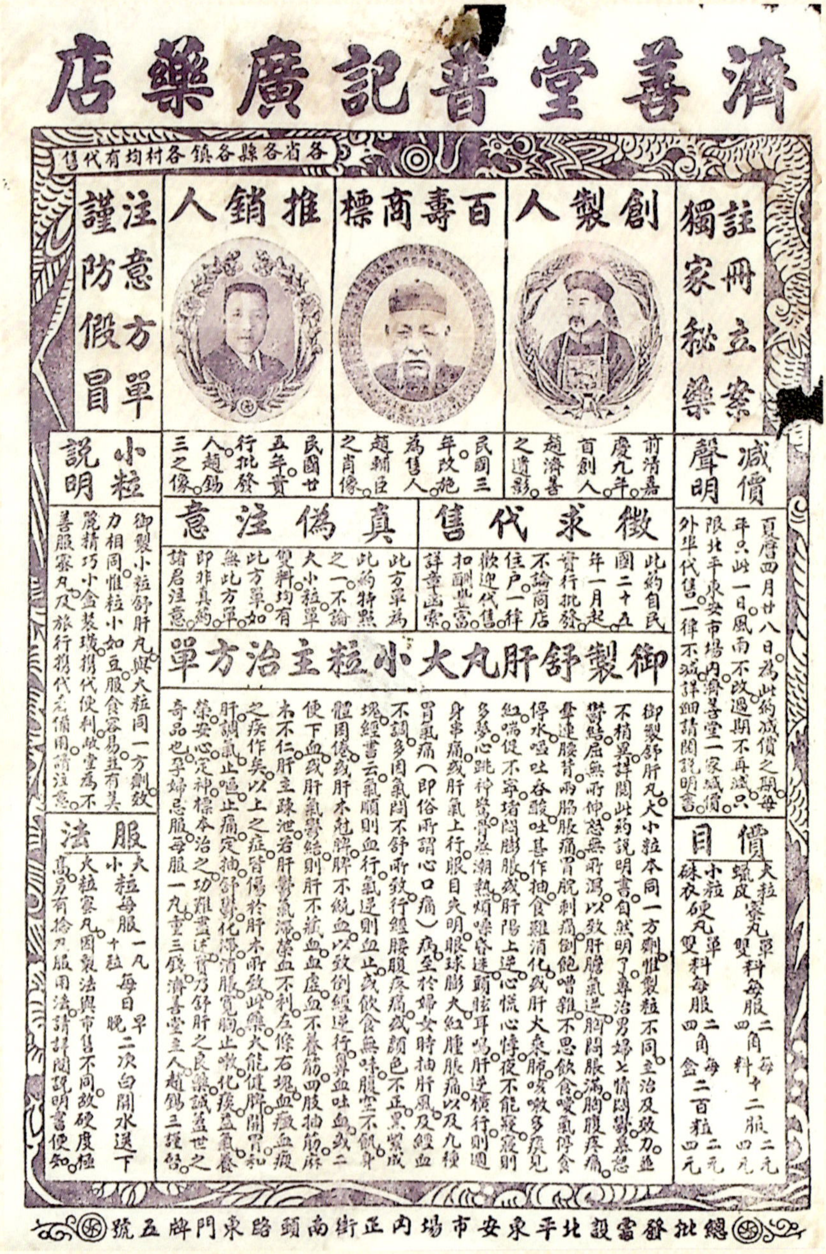

濟善堂普記廣藥店

各省各縣各鎮各村均有代售

註冊立案 獨家秘藥

創製人　前清嘉慶九年首創人趙濟善之遺影。

百壽商標　民國三年改施為售人趙輔臣之肖像。

推銷人　民國廿五年實行批發人趙錫三之像。

注意方單 謹防假冒

減價聲明

夏曆四月廿八日。為此藥減價之期。每年只此一日。風雨不改。過期不再減。只限北平東安市場內濟善堂一家減價。外埠代售。一律不減。詳細請閱說明書。

徵求代售

此藥自民國二十五年一月起。實行批發。不論商店住戶。一律歡迎代售。扣酬豐富。詳章函索。

真偽注意

此方單為此藥特點之一。不論大小粒單雙料均有此方單。如無此方單。即非真藥。諸君注意。

小粒說明

御製小粒舒肝丸。與大粒同一方劑。效力相同。惟粒小如豆。服食容易。並有美麗精巧小盒裝璜。攜代便利。敝堂為不善服蜜丸。及旅行攜代者備用。請注意。

御製舒肝丸大小粒主治方單

御製舒肝丸。大小粒本同一方劑。惟製粒不同。主治及效力。並不稍異。詳閱此藥說明書。自然明了。專治男婦七情悶鬱暴怒鬱結。屈無所伸。怒無所洩。以致肝膽氣逆。胸悶脹滿。胸腹疼痛。叠連腰背。兩脇脹痛。胃脘刺痛。倒飽嘈雜。不思飲食。噯氣停食停水。嘔吐吞酸。吐甚作抽。食難消化。或肝火乘肺。咳嗽多痰見紅。喘促不寧。堵悶膨脹。或肝陽上逆。心慌心悸。夜不能寐。寐則多夢。心跳神驚。骨蒸潮熱。煩噪昏迷。頭眩耳鳴。肝逆橫行。則周身串痛。或肝氣上行。眼目失明。眼球膨大。紅腫脹痛。以及九種胃氣痛（即俗所謂心口痛）病。至於婦女時抽肝風。及經血不調。多因氣悶不舒所致。行經腰腹疼痛。或顏色不正。黑紫成塊。經書云。氣順則血行。氣逆則血止。或飲食無味。腹空不飢。身體困倦。或肝木剋脾。脾不統血。以致倒經逆行。鼻血吐血。或二便下血。或肝氣鬱結。則肝不藏血。血虛血不養筋。四肢抽筋。麻木不仁。肝主疏泄。若肝鬱氣滯。榮血不利。左條右塊。血癥血瘕之疾作矣。以上之症。皆傷於肝木所致。此藥大能健脾開胃。和肝調氣。止嘔止痛。定抽舒鬱。化滯消脹。寬胸止嗽。化痰益氣。養榮安心。定神。標本治之。功難盡述。實乃舒肝之良藥。誠蓋世之奇品也。孕婦忌服。每服一丸重三錢。濟善堂主人趙錫三謹啓。

價目

大粒蜜丸單料每服二角　每十二服二元

蠟皮雙料每服四角　每十二服四元

小粒硬丸單料每服二角　每二百粒二元

硃衣雙料每服四角　每二百粒四元

服法

大小粒每服一丸（十粒）每日早晚二次白開水送下。大粒蜜丸。因製法與市售不同。故硬度極高。另有捻丸服用法。請詳閱說明書便知。

總批發處設北平東安市場內正街南頭路東門牌五號

▲ 图 7《御制疏肝丸》(石印，120mm × 185mm，藏于“景和斋”)

商号：济善堂普记广药店

地址：北平东安市场内正街南头路东门牌五号

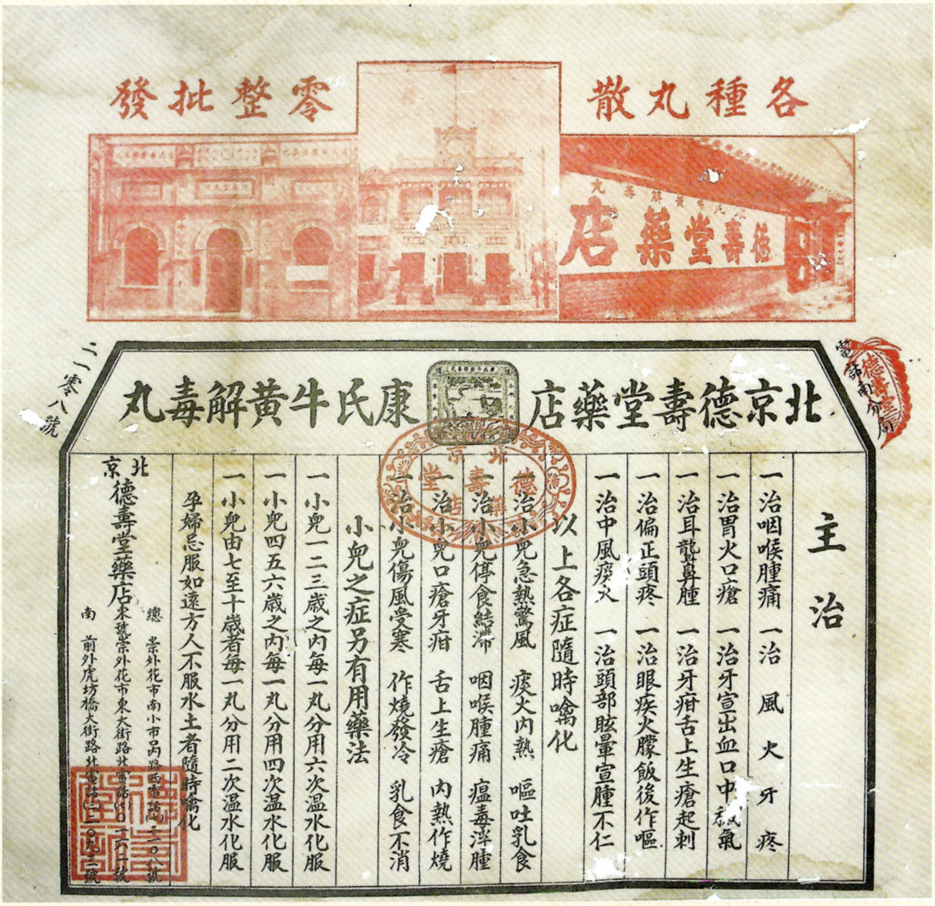

▲ 图 8《康氏牛黄解毒丸》(石印，250mm × 270mm，藏于“景和斋”)

商号：北京德寿堂药店

地址：北京崇外花市南小市口内路西

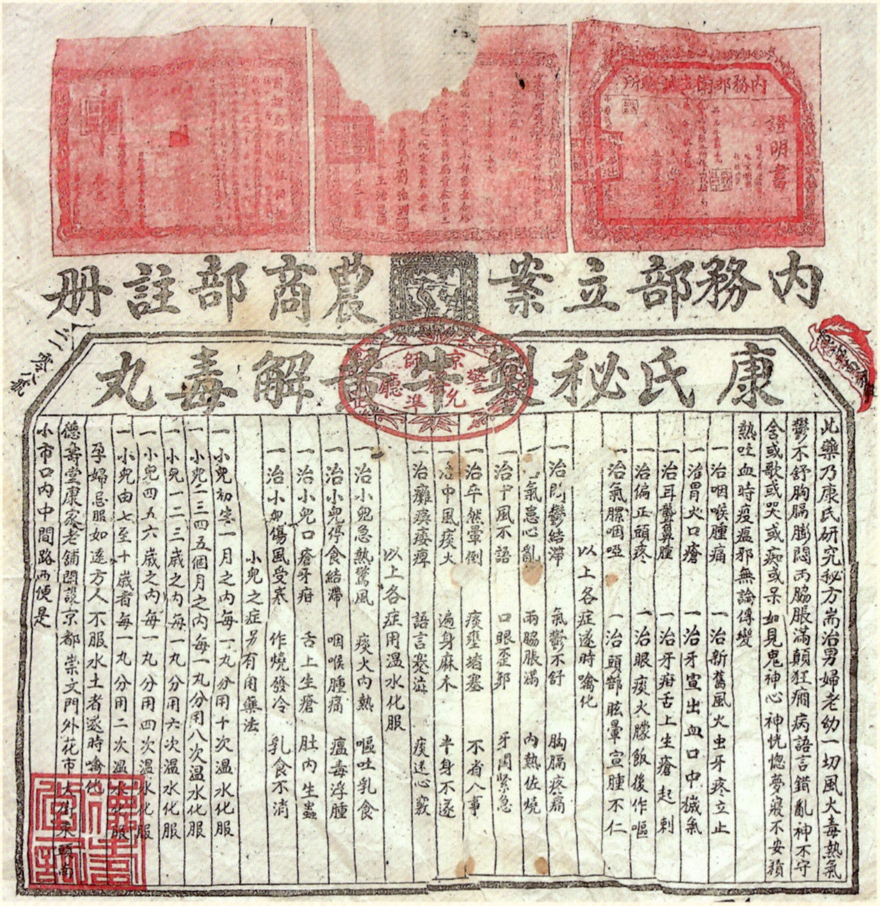
内務部立案 農商部註册

康氏秘製牛黃解毒丸

此藥乃康氏研究秘方専治男婦老幼一切風火毒熱氣鬱不舒胸膈膨悶兩脇脹滿顛狂痫病語言錯亂神不守舍或歌或哭或痴或呆如見鬼神心神恍惚夢寐不安積熱吐血時疫瘟邪無論傳變

一治咽喉腫痛　一治新舊風火虫牙疼立止
一治胃火口瘡　一治牙宣出血口中穢氣
一治耳聾鼻腫　一治牙疳舌上生瘡起刺
一治偏正頭疼　一治眼疾火矇飯後作嘔
一治氣膈咽啞　一治頭部眩暈宣腫不仁
以上各症隨時噙化
一治肝鬱結滞　氣鬱不舒　胸膈疼痛
一治氣悪心亂　兩脇脹滿　内熱作燒
一治中風不語　口眼歪邪　牙關緊急
一治卒然暈倒　痰壅堵塞　不省人事
一治中風痰火　遍身麻木　半身不遂
一治癱瘓痿痺　語言蹇澁　痰迷心竅
以上各症用温水化服
一治小兒急熱驚風　痰火内熱　嘔吐乳食
一治小兒停食結滞　咽喉腫痛　瘟毒浮腫
一治小兒口瘡牙疳　舌上生瘡　肚内生蟲
一治小兒傷風受寒　作燒發冷　乳食不消
小兒之症另有用藥法
一小兒初生一月之内每一丸分用十次温水化服
一小兒二三四五個月之内每一丸分用八次温水化服
一小兒一二三歲之内每一丸分用六次温水化服
一小兒四五六歲之内每一丸分用四次温水化服
一小兒由七至十歲者每一丸分用二次温水化服
一孕婦忌服如遠方人不服水土者隨時噙化
德壽堂康家老鋪開設京都崇文門外花市大街東頭南小市口内中間路西便是

▲ 图 9《康氏秘制牛黄解毒丸》(石印，265mm × 275mm，藏于“景和斋”)

商号：京都德寿堂

地址：京都崇文门外花市大街东头南小市口内中间路西

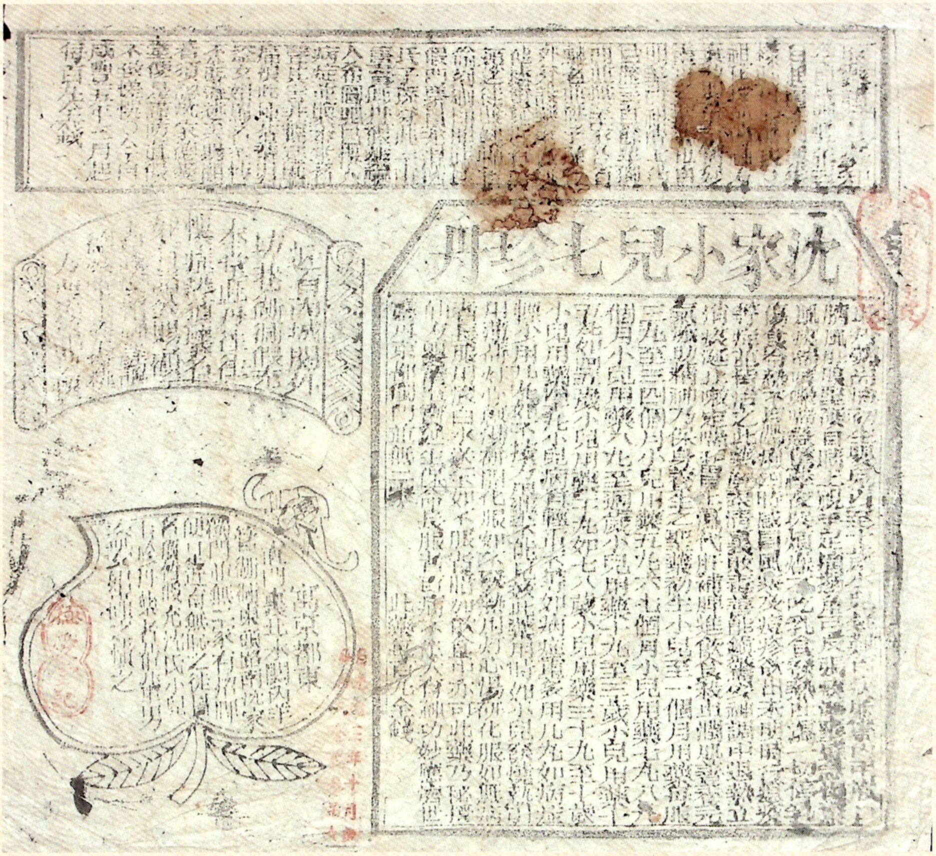

▲ 图 10《沈家小儿七珍丹》（刻印，205mm×215mm，藏于“景和斋”）

商号：德爱堂沈家药铺（咸丰五年）

地址：京都东直门内北水关羊管胡同

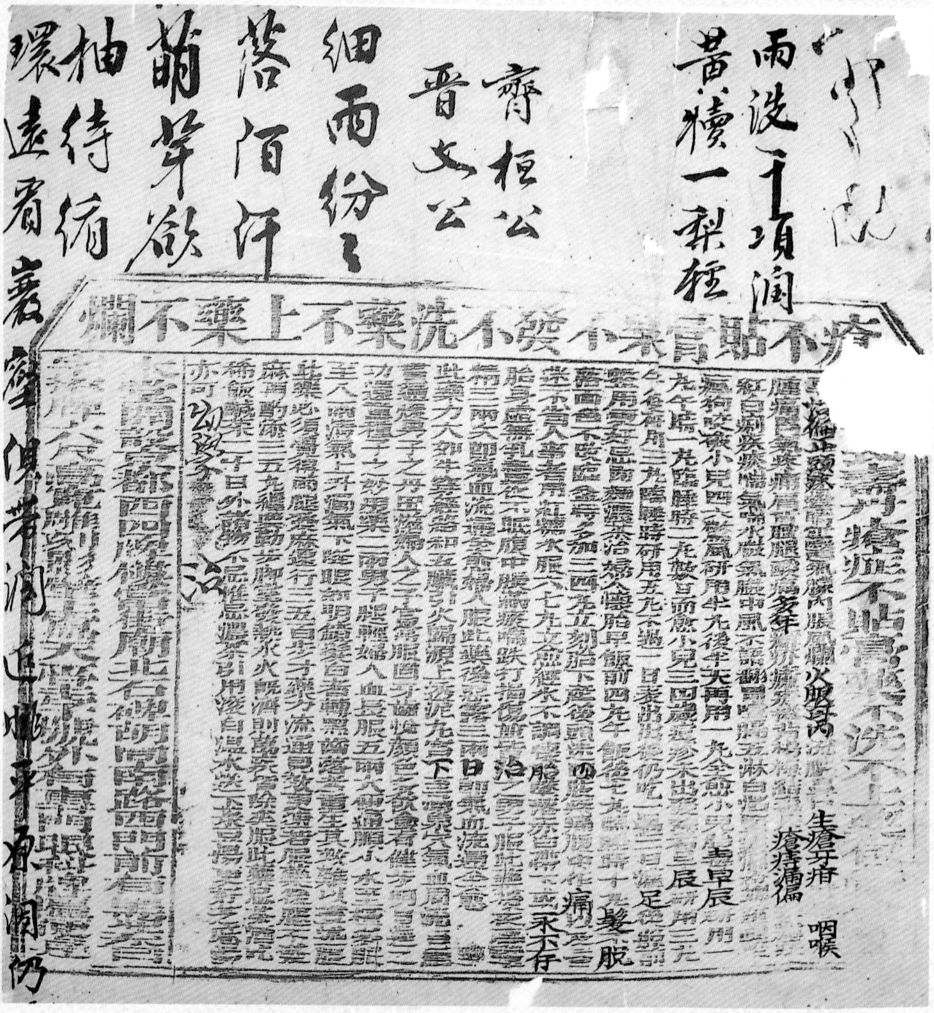

▲ 图 11《疮不贴膏药不发不洗药不上药不烂》

（刻印，225mm×245mm，藏于“景和斋”）

商号：未标注

地址：京都西四牌楼当街庙北石碑胡同南路西门前有黑漆字招牌六尺高宽雕刻影壁上写天堂字号外有专门眼科牌匾

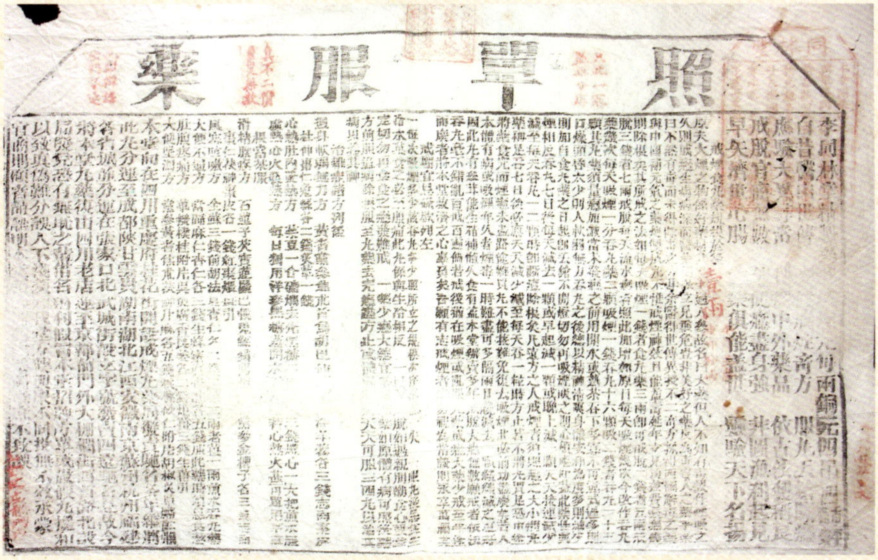

照單服藥

▲ 图 12《李同林堂精制参茸戒烟丸》（刻印，308mm × 559mm，藏于“景和斋”）

商号：同林堂

地址：京都前门外大栅栏街西首路北

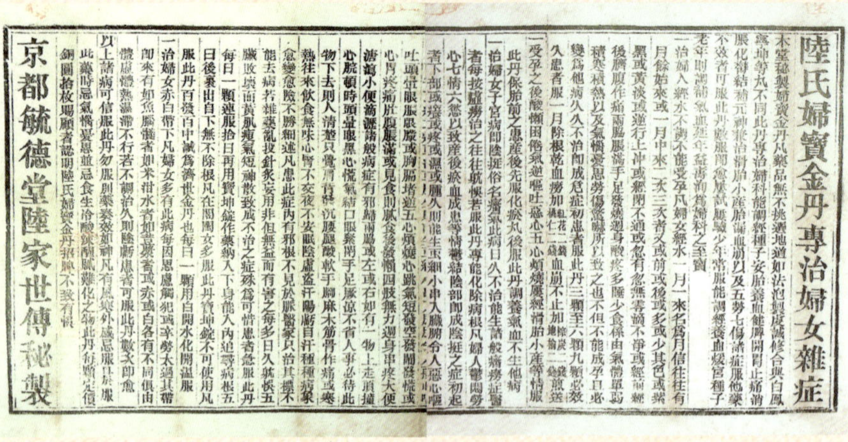

陸氏婦寶金丹專治婦女雜症

本堂穩製婦寶金丹凡藥品無不挑選地道如法泡製虔誠修合與白鳳丸坤寧丸不同此丹專治婦科能調經種子安胎養血健脾開胃止痛消脹化滯結補元神兼治骨胎小產胎漏血崩以及五勞七傷諸症服他藥不效者可服此丹數服即愈屢試屢驗少年常服能調經養血煖宮種子老年則調補氣血延年益壽洵為婦科之至寶

一治婦人經水不調不能受孕凡婦女經水一月一來名為月信往往有月餘始來或一月中來二次三次者又或前或後或多或少其色或紫黑或黃淡或逆行上沖或經閉不通或忽有忽無寒滴不淨或經前經後臍腹作痛兩脇脹滿手足發燒遍身酸疼多睡少食條由氣帶單弱積寒積熱以及氣惱憂思勞傷驚嚇所以致之也不但不能成孕且必變為他病久久不治即成危症初患者服此丹三顆至六顆九顆必效久患者服一月除根乾血癆加紅花二錢桃仁二錢血崩不止加棕炭二錢地榆二錢煎送

一受孕之後酸懶困倦氣逆嘔吐惡心五心煩燒屢經滑胎小產等情服此丹保胎前之患產後先服化瘀丸後服此丹調養氣血不生他病

一治婦女子宮病即陰挺俗名癪氣此病日久不治能生諸般病痨症醫者每按癪痨治之往往躭悞若服此丹專能化除病根凡婦人鬱悶勞心七情六慾以致產後瘀血成患等情鬱結陰部即成陰挺之症初起者下部或癢或疼或濕或腫久則能生重細小串入臟腑令人噁心嘔[illegible]吐頭昏眼脹眼澀或胸膈堵逆五心煩燒心跳氣短發空發悶發慌或心胃疼痛肚腹脹滿或見食則膩食後發懶四肢無力遍身串疼大便溏瀉小便淋瀝諸般病症有邪歸兩脇或左或右如有一物上走頂撞心脘頓時頭昏眼黑心慌氣結口眼緊閉手足厥涼不省人事必待此物下去則人清楚只覺肩背發沉腰腿酸軟手腳麻木筋骨作痛或寒熱往來飲食無味心腎不交夜不安眠陰虛盜汗陽虧自汗種種病象愈變愈險不勝細述凡患此症內有邪根不見於脈醫家只治其標不能去病若雜藥亂投針灸妄用非但無益而有害之每多日久就悞五臟敗壞面黃肌瘦氣短神散致成不治之症殊為可惜患者急服此丹每日一顆連服拾日再用寶坤錠作藥納入下身能入內追尋病根五日後裹出自下無不除根凡在閨閣女多服此丹寶坤錠不可使用凡服此丹百發百中誠為濟世金丹也每日一顆用白開水化開溫服

一治婦女赤白帶下凡婦女多有此病每因思慮偏犯或辛勞太過其帶即來有如魚腦髓者如米泔水者如豆漿者或赤或白各有不同俱由體虛體熱濕滯不行若不調治久則陰虧虛者可服此丹數次即愈

以上諸病可信服此丹勿服則藥奏效如神凡有風寒外感忌服[illegible]服此藥時忌氣惱憂思並忌食生冷酸辣酥膩難化之物此丹每顆定價銅圓拾枚賜顧者認明陸氏婦寶金丹招牌不致有誤

京都毓德堂陸家世傳秘製

▲ 图 13《陆氏妇宝金丹（专治妇女杂症）》

（刻印，318mm × 569mm，藏于“景和斋”）

商号：京都毓德堂

地址：北京正阳门外西河沿中间路南

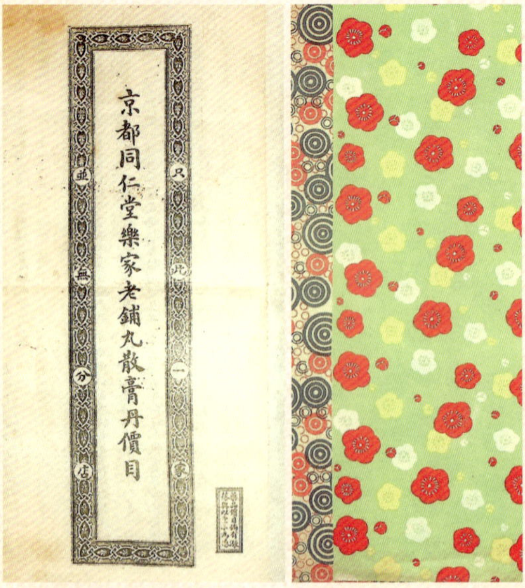

▲ 图 14 京都同仁堂乐家老铺丸散膏丹价目（封面、封底）

（石印，250mm × 3050mm，藏于“景和斋”）

商号：同仁堂乐家老铺

地址：北京正阳门外大栅栏中间路南

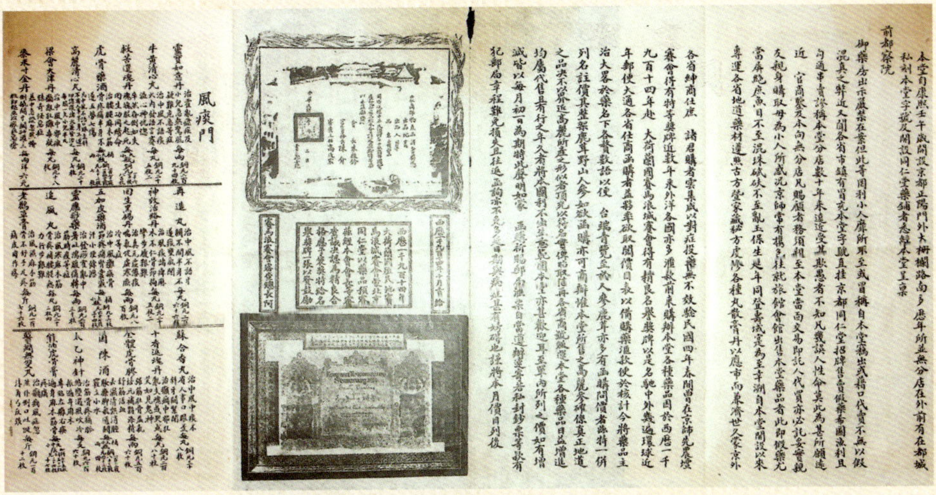

▲ 图 15 京都同仁堂乐家老铺丸散膏丹价目（内页 1）

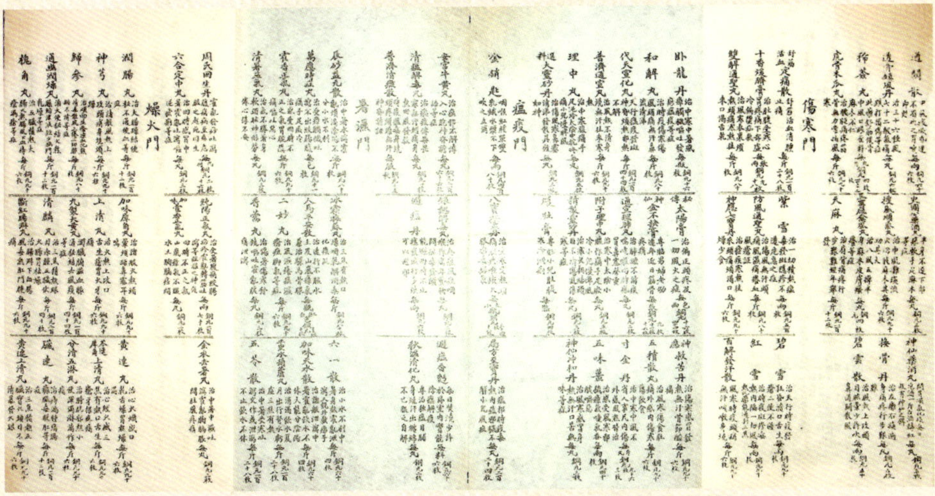

▲ 图 16 京都同仁堂乐家老铺丸散膏丹价目（内页 2）

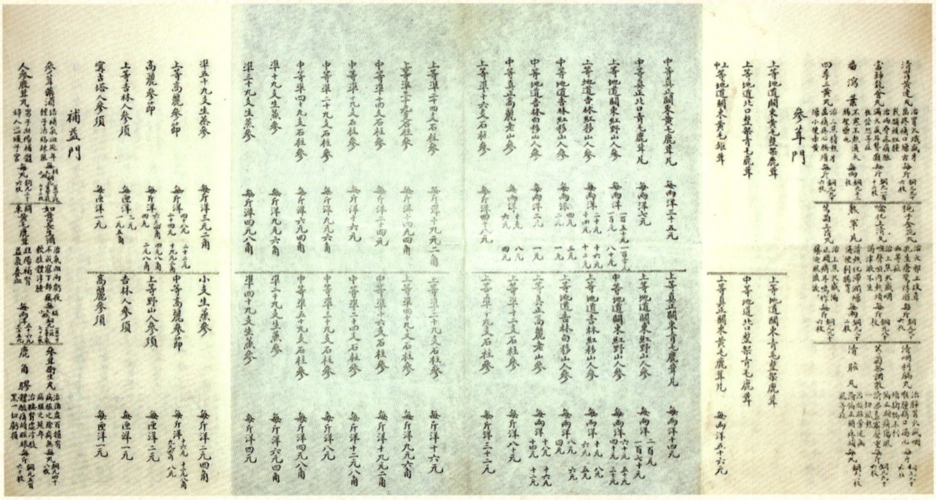

▲ 图 17 京都同仁堂乐家老铺丸散膏丹价目（内页 3）

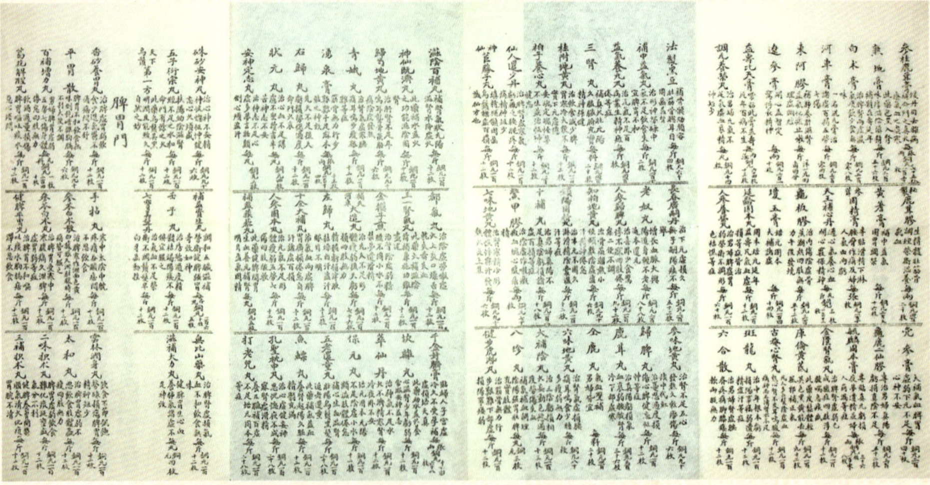

▲ 图 18 京都同仁堂乐家老铺丸散膏丹价目（内页 4）

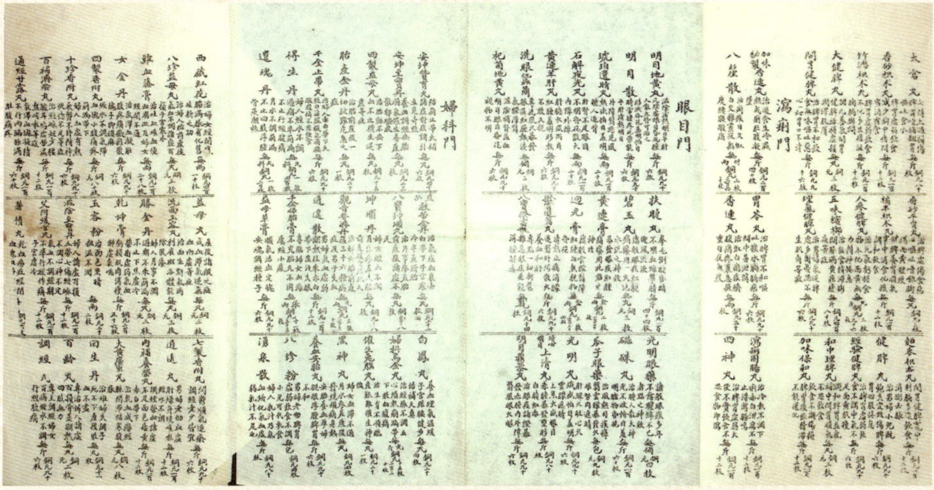

▲ 图 19 京都同仁堂乐家老铺丸散膏丹价目（内页 5）

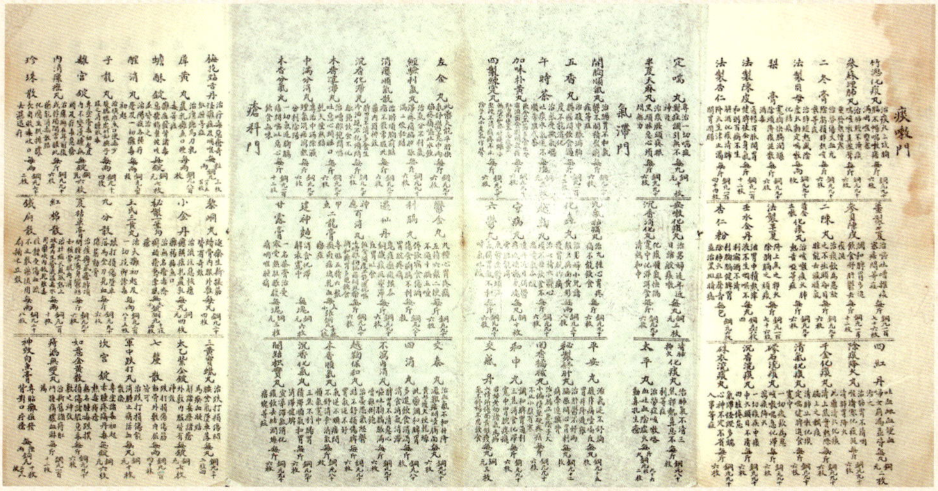

▲ 图 20 京都同仁堂乐家老铺丸散膏丹价目（内页 6）

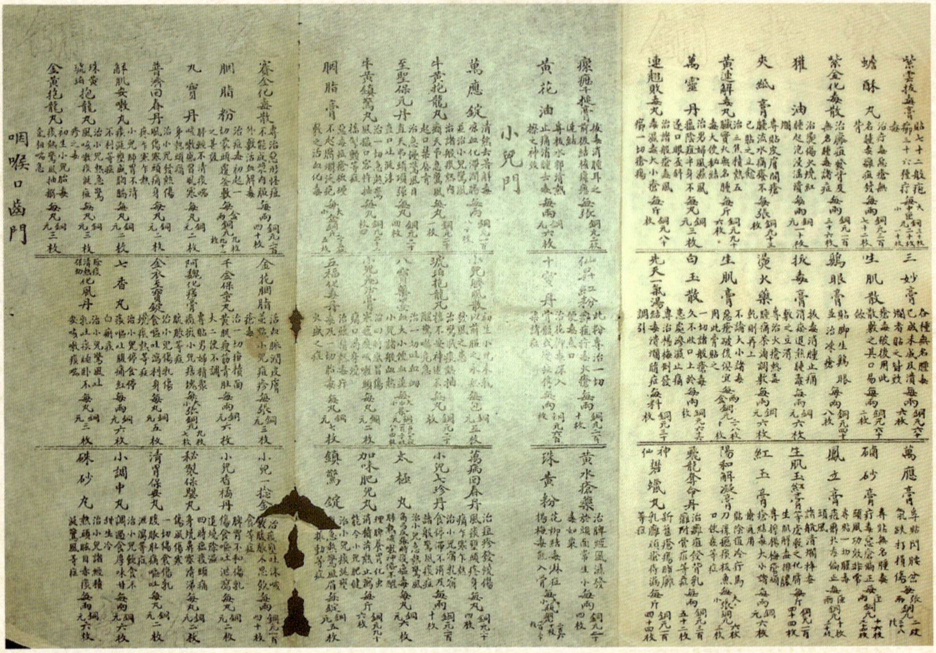
紫雲拔毒膏　蟾酥丸　紫金化毒散　獾油　夾紙膏　黃連解毒丸　萬靈丹　連翹敗毒丸
三妙膏　生肌散　鷄眼膏　拔毒膏　燙火藥　生肌膏　白玉散　先天一氣湯
萬應膏　硇砂膏　鳳立膏　生肌玉紅膏　紅玉膏　陽和解凝膏　飛龍奪命丹
瘰癧千捶膏　黃花油　十寶丹　黃水瘡藥　珠黃粉
小兒門
萬應錠　牛黃抱龍丸　至聖保元丹　牛黃鎮驚丸　胭脂膏
琥珀抱龍丸　五福化毒丹
萬病回春丹　小兒七珍丹　太極丸　加味肥兒丸　鎮驚錠
賽金化毒散　胭脂粉　九寶丹　普濟回春丹　解肌安嗽丸　珠黃琥珀抱龍丸　金黃抱龍丸
金花胭脂　千金保童丸　阿魏化痞膏　金衣至寶錠　七香丸
小兒一捻金　小兒香橘丹　秘製保嬰丸　清胃保安丸　小調中丸　硃砂丸
咽喉口齒門

▲ 图 21　京都同仁堂乐家老铺丸散膏丹价目（内页 7）

第六章　鼎革为新

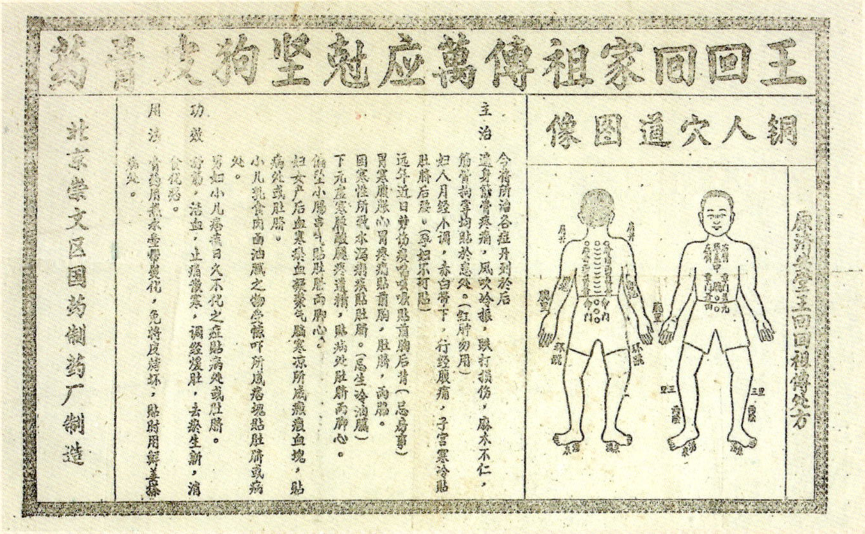

王回回家祖傳萬应克坚狗皮膏药

铜人穴道图像

王回回祖傳處方

主治：今将所治各症开列於后

遍身筋骨疼痛，风吹冷振，跌打损伤，麻木不仁，筋骨拘挛均贴於患处。（红肿勿用）

妇人月经不调，赤白带下，行经腹痛，子宫寒冷贴肚脐后腰。（孕妇不可贴）

远年近日劳伤痰喘咳嗽贴前胸后背（忌房事）

胃寒腹胀心胃疼痛贴前胸，肚脐，两胁。

因寒性所致水泻痢疾贴肚脐。（忌生冷油腻）

下元虚寒肾虚腰疼遗精，贴病处肚脐两脚心。

偏坠小肠疝气贴肚脐两脚心。

妇女产后血寒瘀血积聚气脑寒凉所感癥瘕血块，贴病处或肚脐。

小儿乳食肉面油腻之物吞咽所感痞块贴肚脐或病处。

男妇小儿疮疡日久不化之症贴病处或肚脐。

功效：舒筋，活血，止痛散寒，调经暖肚，去瘀生新，消食化痞。

用法：将药用热水壶烘软化，免将皮烧坏，贴时用鲜姜擦病处。

北京崇文区国药制药厂制造

▲ 图 1《王回回家祖传万应克坚狗皮膏药》(油印，180 mm × 255mm，藏于“景和斋”)

商号：北京崇文区国药制药厂

地址：未标注

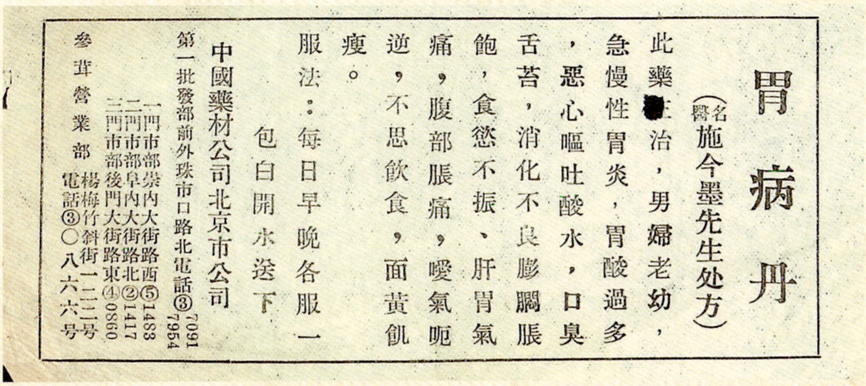

胃病丹

（名醫施今墨先生处方）

此藥主治，男婦老幼，急慢性胃炎，胃酸過多，惡心嘔吐酸水，口臭舌苔，消化不良膨臑脹飽，食慾不振、肝胃氣痛，腹部脹痛，噯氣呃逆，不思飲食，面黃飢瘦。

服法：每日早晚各服一包白開水送下

中國藥材公司北京市公司

第一批發部 前外珠市口路北電話③7091 7954

一門市部崇內大街路西⑤1483
二門市部阜內大街路北②1417
三門市部後門大街路東④0860

參茸營業部 楊梅竹斜街一二二號 電話③〇八六六

▲ 图 2《胃病丹（名医施今墨先生处方）》(铅印，90mm × 190mm，藏于“景和斋”)

商号：中国药材公司北京市公司

地址：北京第一批发部　前门外珠市口路北 / 参茸营业部　杨梅竹斜街一二二号

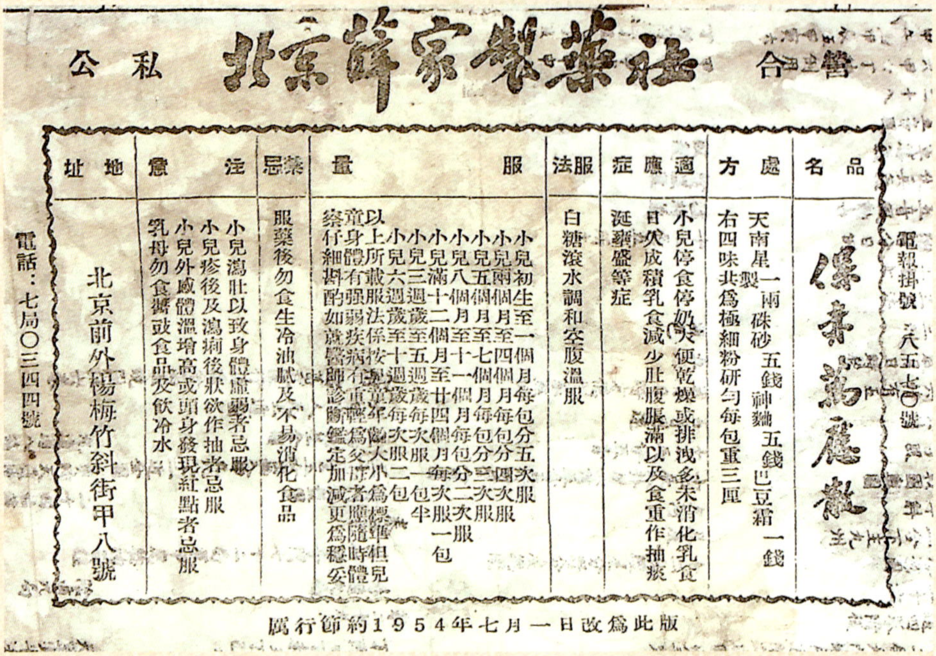

公私合營 北京薛家製藥社

品名	處方	適應症	服法	服量	禁忌	注意	地址
保赤萬應散	天南星製一兩 硃砂五錢 神麯五錢 巴豆霜一錢 右四味共為極細粉研勻每包重三厘	小兒停食停奶大便乾燥或排洩多未消化乳食日久成積乳食減少肚腹脹滿以及食重作抽痰涎壅盛等症	白糖滾水調和空腹溫服	小兒初生至一個月每包分五次服 小兒兩個月至四個月每包分四次服 小兒五個月至七個月每包分三次服 小兒八個月至十一個月每包分二次服 小兒滿十二個月至廿四個月每次服一包 小兒三週歲至五週歲每次服一包半 小兒六週歲至十週歲每次服二包 以上所載服法係按兒童年齡大小為標準但兒童身體有强弱疾病有重輕為爻厝者應隨時體參仔細斟酌如就醫師診斷鑑定加減更為穩妥	服藥後勿食生冷油膩及不易消化食品	小兒瀉肚以致身體虛弱者忌服 小兒疹後及瀉痢後狀欲作抽者忌服 小兒外感體溫增高或頭身發現紅點者忌服 乳母勿食醬豉食品及飲冷水	北京前外楊梅竹斜街甲八號

電報掛號 六五七〇號

電話：七局〇三四四號

厲行節約1954年七月一日改為此版

▲ 图 3《保赤万应散》（铅印，125mm × 175mm，藏于“景和斋”）

商号：北京薛家制药社（公私合营）

地址：北京前外杨梅竹斜街甲八号

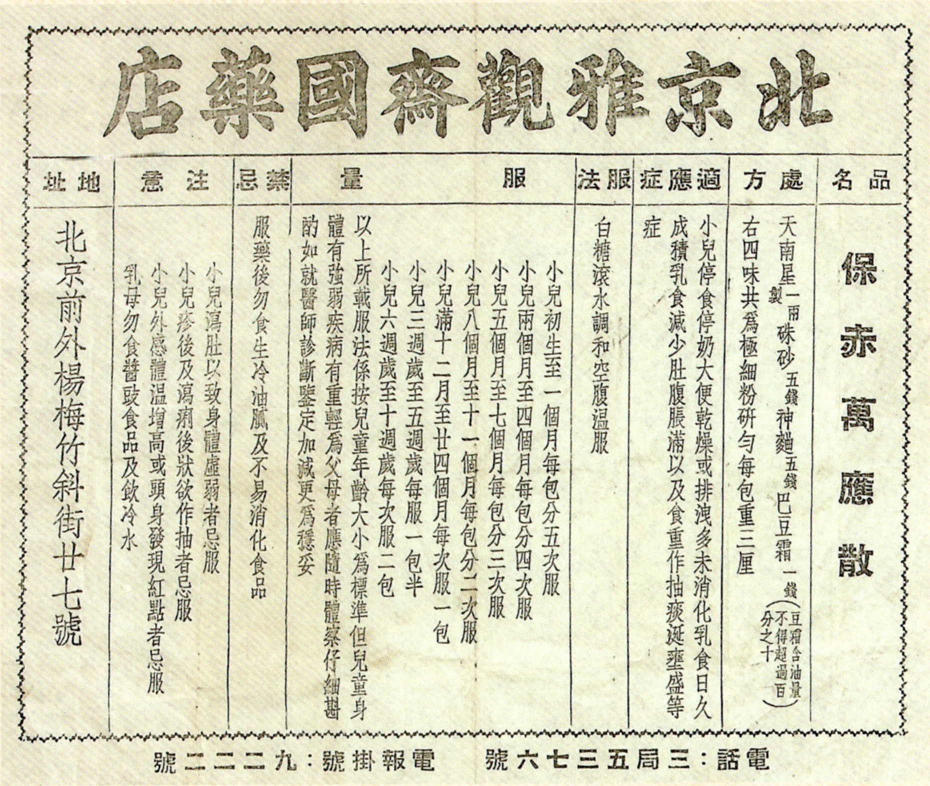

北京雅觀齋國藥店

品名	保赤萬應散
處方	天南星（製）一両　硃砂五錢　神麯五錢　巴豆霜一錢（豆霜含油量不得超過百分之十） 右四味共為極細粉研勻每包重三厘
適應症	小兒停食停奶大便乾燥或排洩多未消化乳食日久成積乳食減少肚腹脹滿以及食重作抽痰涎壅盛等症
服法	白糖滚水調和空腹温服
服量	小兒初生至一個月每包分五次服 小兒兩個月至四個月每包分四次服 小兒五個月至七個月每包分三次服 小兒八個月至十一個月每包分二次服 小兒滿十二月至廿四個月每次服一包 小兒三週歲至五週歲每服一包半 小兒六週歲至十週歲每次服二包 以上所載服法係按兒童年齡大小為標準但兒童身體有強弱疾病有重輕為父母者應隨時體察仔細斟酌如就醫師診斷鑒定加減更為穩妥
禁忌	服藥後勿食生冷油膩及不易消化食品
注意	小兒瀉肚以致身體虛弱者忌服 小兒疹後及瀉痢後狀欲作抽者忌服 小兒外感體温增高或頭身發現紅點者忌服 乳母勿食醬豉食品及飲冷水
地址	北京前外楊梅竹斜街廿七號

電話：三局五三七六號　電報掛號：九二二二號

▲ 图 4《保赤万应散》（铅印，175mm × 192mm，藏于“景和斋”）

商号：北京雅观斋国药店

地址：北京前外杨梅竹斜街廿七号

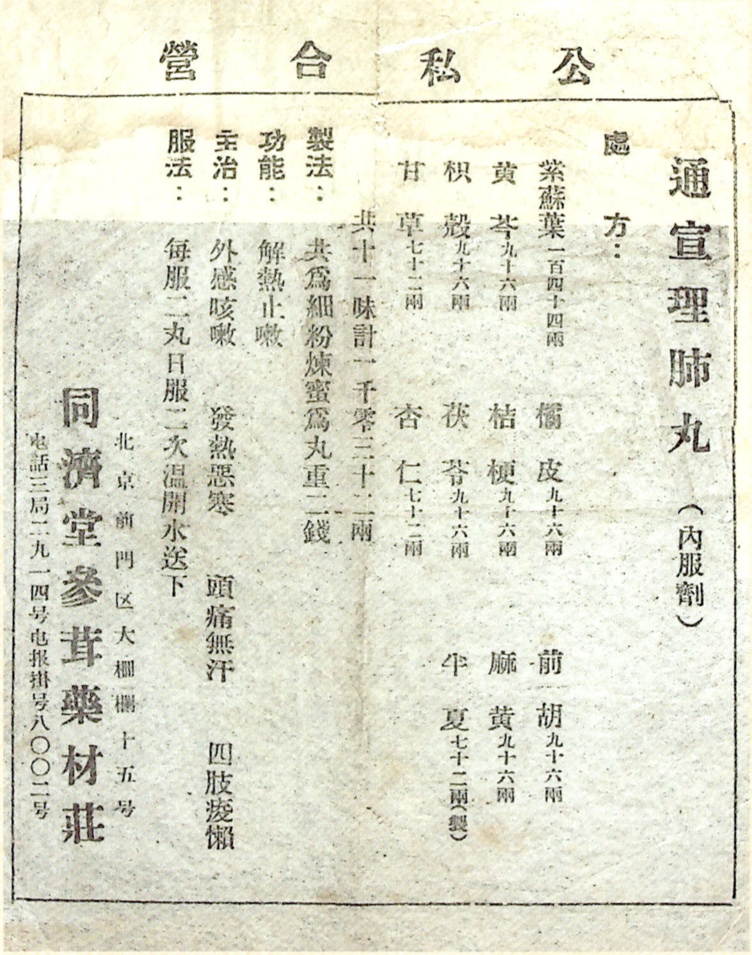

▲ 图 5《通宣理肺丸》(铅印，145mm × 170mm，藏于“景和斋”)

商号：同济堂参茸药材庄（公私合营）

地址：北京前门区大栅栏十五号

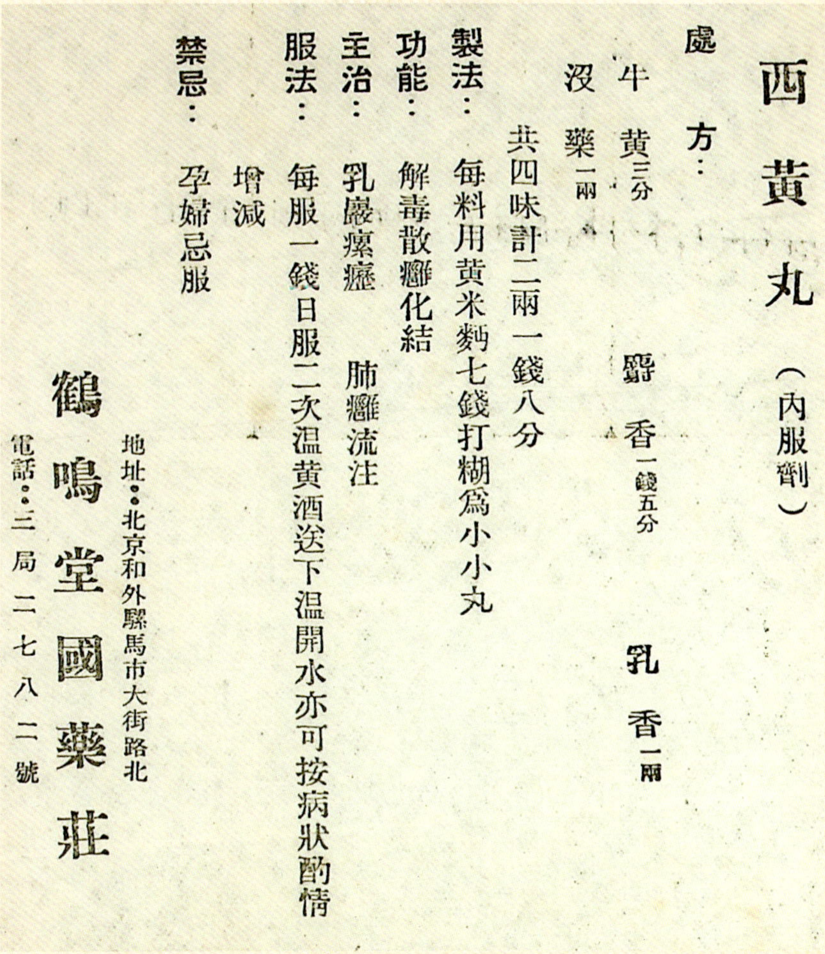

西黃丸（內服劑）

處方：

牛黃三分　麝香一錢五分　乳香一兩

沒藥一兩

共四味計二兩一錢八分

製法：每料用黃米麪七錢打糊爲小小丸

功能：解毒散癰化結

主治：乳巖瘰癧　肺癰流注

服法：每服一錢日服二次温黃酒送下温開水亦可按病狀酌情增減

禁忌：孕婦忌服

鶴鳴堂國藥莊

地址：北京和外騾馬市大街路北

電話：三局二七八二號

▲ 图 6《西黄丸》（铅印，123mm × 138mm，藏于“景和斋”）

商号：鹤鸣堂国药庄

地址：北京和外骡马市大街路北

绿雪

主要成分：水牛角、硃砂、玄参、元明粉、生寒水石、沉香。
功　　能：清热镇惊、除瘟开窍。
主　　治：邪热不解、感冒伤寒、传入心胞引起；神昏谵语、狂燥不安、寒热身热、颈项强直、头晕脑胀、咽痛口渴、面赤腮肿、大便干燥、小便赤黄、小儿疹疹、急热惊风。
服法服量：每服五分至一錢、温开水送下。
禁　　忌：辛辣油腻。孕妇忌服。
貯　　藏：置室内阴凉干燥处。

北京市中药厂

▲ 图 7《绿雪》（蓝色油印，90mm × 102mm，藏于“景和斋”）

商号：北京市中药厂

地址：未标注

中國藥材公司北京市公司

五粒回春丹

處方：荆芥穗二錢　川　連二錢　前　胡二錢　葛　根二錢
豆　豉二錢　羌　活二錢　元　參二錢　桔　梗三錢
牛蒡子三錢　柴　胡二錢　山川柳二錢　天　麻二錢
殭　蠶二錢　升　麻一錢　全　蟲一錢　川　貝一錢
胆南星一錢　薄　荷一錢　甘　草一錢　廣　紅三錢

製法：共爲細粉每三兩七錢細粉兌犀角二分羚羊五分珍珠五分麝香一分冰片一錢牛黄二分琥珀一錢人參二錢硃砂一錢和勻煉蜜爲丸重二分滿金衣每五粒一錢裝蠟皮封固

功能：清熱透表　化毒豁痰

主治：小兒毒熱過盛　隱疹不出　發熱咳嗽　煩躁口渴

服法：每服五粒日服二次鮮蘆根煎水送下溫水亦可小兒三歲以下者酌情遞減

禁忌：忌風寒及一切葷食面食

第一批發部前外珠市口路北電話③ 7091 7954
參茸營業部楊梅竹斜街電話③ 0866
一門市部崇內大街路西⑤ 1483
二門市部阜內大街路北② 1417
三門市部後門大街路東④ 0860

▲ 图 8《五粒回春丹》（铅印，145mm × 155mm，藏于“景和斋”）

商号：中国药材公司北京市公司

地址：北京第一批发部　前门外珠市口路北 / 参茸营业部　杨梅竹斜街

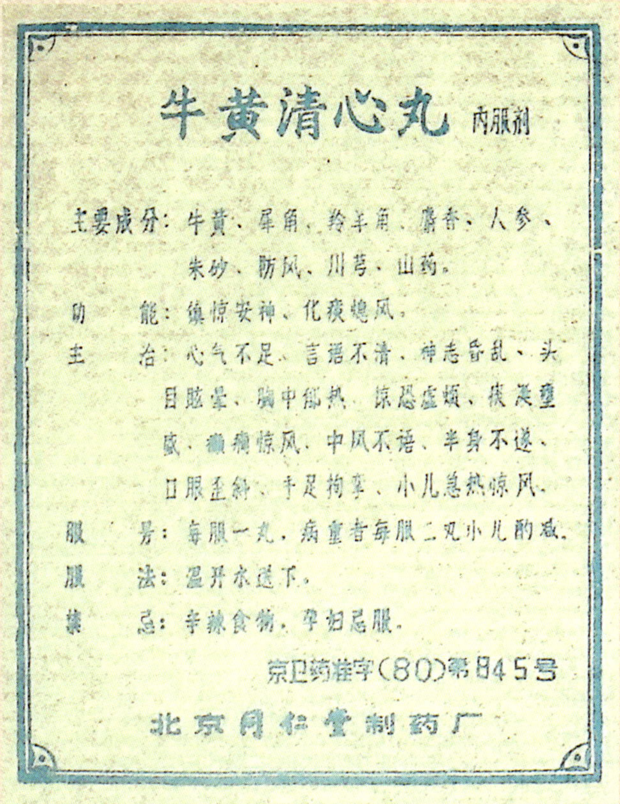

牛黄清心丸 内服剂

主要成分：牛黄、犀角、羚羊角、麝香、人参、朱砂、防风、川芎、山药。

功　　能：镇惊安神、化痰熄风。

主　　治：心气不足、言语不清、神志昏乱、头目眩晕、胸中郁热、惊恐虚烦、痰涎壅盛、癫痫惊风、中风不语、半身不遂、口眼歪斜、手足拘挛、小儿急热惊风。

服　　量：每服一丸，病重者每服二丸小儿酌减。

服　　法：温开水送下。

禁　　忌：辛辣食物，孕妇忌服。

京卫药准字（80）第845号

北京同仁堂制药厂

▲ 图 9《牛黄清心丸》（铅印，94mm × 127mm，藏于“景和斋”）

商号：北京同仁堂制药厂

地址：未标注

附录一　北平地区药行商会一览表

注：此表仅记录店铺名称、地址（简要）、执事姓名[①]。

铺号	地址	执事
保元堂	东单牌楼	张信之
保仁堂	东单牌楼	刘百川
太和堂	东单牌楼	郭雅亭
永安堂	东四牌楼	赵铎
宏仁堂	东四牌楼	乐衍孙
怀仁堂	东四牌楼	乐东屏
继仁堂	东四牌楼	乐鑑秋
体元堂	东四牌楼	李秀峰
天沛堂	东四牌楼	王信芳
万春堂	东四牌楼	郝静山
乾元堂	西单牌楼	李义方
乐仁堂	西单牌楼	乐佑申
宏达堂	西单牌楼	乐绍虞
赞元堂	西单牌楼	周凤鸣
普安堂	西单牌楼	冯秋平
老玉和堂	西四牌楼	尹厚斋
仁和堂	西四牌楼	徐子辉
怀德堂	西四牌楼	刘仲卿
天一堂	西四牌楼北	李明
天一堂	安定门内	杨华峰
天成行	崇文门头条	李万卿

① 张研，孙燕京．民国史料丛刊：793（史地·地理）[M]，郑州：大象出版社，2009：320-323.

续表

铺号	地址	执事
隆盛行	崇文门头条	刘蕴卿
天龄堂	德胜门	安永泰
东安堂	东安门内	徐子恩
内济生堂	东安门外	王润田
外同春堂	广安门内	张子明
一元堂	齐化门外	吴心斋
内同春堂	顺治门	柳运滋
乐舜记	西安门外	王秋轩
同仁堂	大栅栏	乐尊育
宏仁堂	大栅栏	乐笃周
同济堂	大栅栏	刘文英
同泰堂	杨梅竹斜街	宋学文
同和参局	杨梅竹斜街	刘文盛
复泰参局	杨梅竹斜街	刘诚
同昌参局	杨梅竹斜街	刘文英
庆丰参局	杨梅竹斜街	谢伯良
福泉参局	杨梅竹斜街	曹茂亭
达仁堂	杨梅竹斜街	侯树轩
圣济堂	西直门内大街	刘范九
体乾堂	前门大街	崔德寿
育宁堂	前门大街	崔敏修
济生堂	前门大街	王子丰
庆仁堂	崇文门外大街	郭辑五
溥安堂	德胜门大街	段仲坡
广堉堂	东华门丁字街	陆焕斗
永仁堂	王府井大街	乐詠西
恒仁堂	王府井大街	乐元可
宝和参局	新华大街	庞一峰

续表

铺号	地址	执事
庆生堂	兴隆街	严永图
颐龄堂	兴隆街	乐詠西
沛仁堂	兴隆街	乐朴荪
同德堂	兴隆街	石怀璧
和惠堂	兴隆街	王铭高
明德堂	延寿寺街	刘锡九
北太和堂	北小街	曹聚星
内德生堂	北长街	马桐辉
洪德堂	北长街	马宝元
千芝堂	崇外大街	吴受臣
万全堂	崇外大街	贾云甫
永兴和参局	粉房琉璃街	贺德元
广生堂	锦什坊街	崔西庚
万锦堂	锦什坊街	崔西庚
善浩局	李铁拐斜街	侯子平
天顺参局	李铁拐斜街	张鹤卿
居仁堂	骡马市大街	乐东屏
鹤鸣堂	骡马市大街	孟金甫
鸿术堂	南横街	陈兰田
同诚堂	南小街	朱寿彤
仁寿堂	南小街	李野霈
外保元堂	煤市街	刘兰亭
德育堂	陕西巷	于润泉
延寿堂	果子巷	许小亭
保生堂	东交民巷	张玉祥
沛芝堂	北柳巷	张仲秋
乐舜记	锣鼓巷	乐舜慕
同和药庄	草厂九条	徐清脩

续表

铺号	地址	执事
惠丰行	崇外二条	王子和
振兴号	崇外头条	吴霭亭
同春堂	崇外中四条	刘礼堂
颐龄堂	廊房头条	乐詠西
志信参局	廊房二条	李锡九
毓成行	北五老胡同	李诚斋
皮赞公	蔡场胡同	薛雨亭
同丰局	大蒋家胡同	滕云相
义和局	大齐家胡同	宋乐善
德隆局	甘井胡同	刘庆元
宏济胶庄	蒋家胡同	乐警宇
圣术堂	帽儿胡同	武境泉
隆泰兴	施家胡同	徐心斋
仁德堂	石头胡同	王养泉
永盛参局	炭儿胡同	吴平泉
合兴参局	炭儿胡同	张叔久
德润参局	炭儿胡同	谢阶云
天兴参局	炭儿胡同	曹樾楼
诚义堂	堂子胡同	陈本如
复有药局	喜鹊胡同	房士先
义泰局	喜鹊胡同	张玉岑
协盛仁	喜鹊胡同	徐连甲
得有局	喜鹊胡同	房士先
仙芝魁	巡捕厅胡同	胡俊通
济善栈	砖塔胡同	茅鹤田
鹤年堂	菜市口	曹登瀛
体仁堂	菜市口	赵子齐
天和堂	菜市口	曹云

续表

铺号	地址	执事
德安堂	灯市口北路西	杜福堂
南山堂	东珠市口	吴月川
大济生堂	宫门口	邓育和
余庆堂	交道口	张世臣
乾德堂	交道口	张德禄
大龄堂	闹市口	张子厚
南博济堂	鲜鱼口	李友三
太和堂	小市口	臧鹤龄
天德堂	新街口	张荫堂
世德堂	新街口	郑春廷
志善堂	北新桥	马鹤龄
三之堂	北新桥	王英斋
琪卉堂	马市桥	吴霭庭
大和堂	马市桥路北	李升甫
永春堂	三里河北桥湾	张华亭
仁德堂	三转桥	普润
仁术堂	炸子桥	万洁臣
久泰栈	打磨厂	宋傅礼
天汇行	打磨厂	司琅轩
久大行	打磨厂	宋传礼
保全堂	琉璃厂	陈介眉
魁和参局	琉璃厂	郭声廷
恒源参局	琉璃厂	宋月年
福和参局	琉璃厂	王子裕
恒裕参局	琉璃厂	李功圃
宝丰参局	琉璃厂	郝秀峰
广和参局	骡马市	杨子璋
恒和参局	骡马市	黄道生

续表

铺号	地址	执事
广盛参局	骡马市	刘奉臣
大兴堂	南官园	李永泉
恒兴参局	沙土园	贾捷卿
兴隆局	广兴园后	刘子晏
同盛号	天成行内	柳生甫
永泰公	天成行内	左乐堂
方善记	天成行内	方善升
福记	天成行内	康君
仁兴和	天成行内	刘士英
永增号	天汇行内	郝寿臣
协泰号	天汇行内	张绍周
盛兴号	天汇行内	娄绩甫
集成号	惠丰行内	孙受臣
万方号	惠丰行内	郭仲昌
汇记号	隆盛药行内	张子江
三益号	隆盛药行内	丁溪三
广源号	隆盛药行内	王鑫泉
鼎和参局	西河沿	尹杰山
永丰成参局	西河沿	牛善亭
瑞成参局	西河沿	秦赞麟
复顺参局	西河沿	邓心泉
永泰来	兵部洼	张鉴珍
万育堂	兵部洼	秦钰
广生堂	鼓楼后	阎辅臣
西博济堂	观音寺	李万林
锦昌参局	观音寺庙内	曹昆西

附录二　京都百家知名药店首善全图

“京都百家知名药店首善全图”是笔者利用“景和斋”所藏的北平中医药仿单与文告，将一百家近代北京地区中医药商行，在嘉庆年间丰斋刻本《首善全图》（影印件）上逐一标出位置，绘制而成，全景式展示了近代百年间北京中医药商号的位置与传承沿革风貌。

百余家药行多集中在北平城中一些重要的“商圈”街巷，形成了晚清、民国期间特有的北平中医药地理文化圈。因此，在北平的四九城内呈现出了一个具有商业属性的中医药文化圈。这个“圈”与其他的商贸地域结合在一起，却有着自身的独特地理环境，既聚拢，又分散。其中，包括了大栅栏圈、正阳门外圈、东四牌楼、西四牌楼圈等等。

“京都百家知名药店首善全图”融合了舆图《首善全图》的地理框架，绘图“后记”中写道：“京都药肆林立，若繁星悬空，非止百家。今取中医药文告、仿单载录明晰者，逐一标识于京师五城坊巷胡同。遂绘《京都百家知名药店首善全图》，以朱圈示方位，并书堂号。又因同仁堂分号众多，故以朱色圆点加以区别。此图视可及方位，辨可知传承，寻可访名店。一图可晓百年京都药行之风貌，故置图后数语以记之。”